최신판

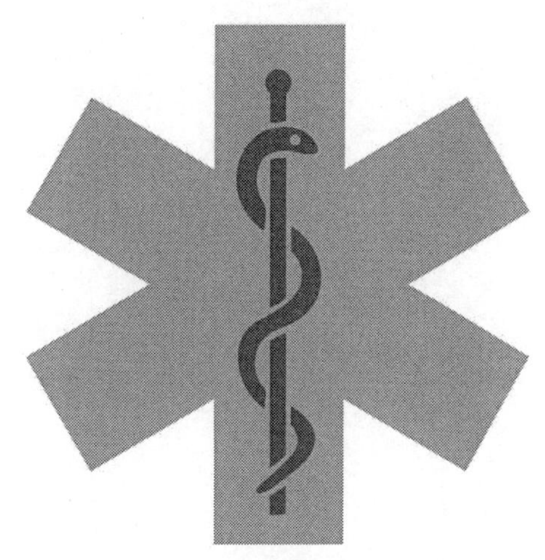

응급구조사

국가시험 문제집 Ⅱ

전문응급처치학 총론, 전문응급처치학 각론
응급환자관리학

응급구조사
국가시험 문제집 Ⅱ

초판 인쇄 2022년 7월 10일
초판 발행 2022년 7월 15일

지은이 편집부
펴낸이 진수진
펴낸곳 메디컬스타

주소 경기도 고양시 일산서구 대산로 53
출판등록 2013년 5월 30일 제2013-000078호
전화 031-911-3416
팩스 031-911-3417

* 본 도서는 무단 복제 및 전재를 법으로 금합니다.
* 가격은 표지 뒷면에 표기되어 있습니다.

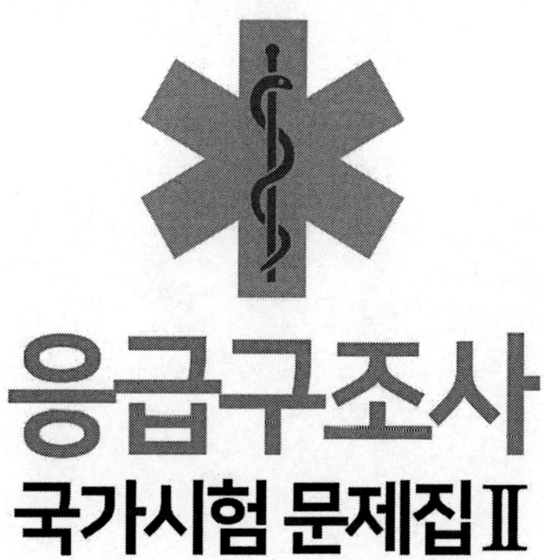

응급구조사

국가시험 문제집 Ⅱ

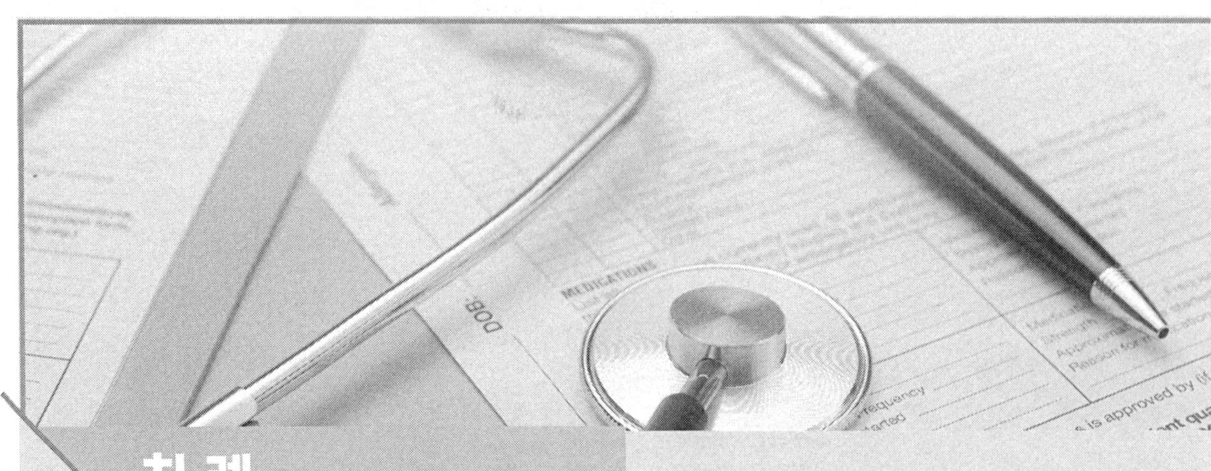

차 례

Contents

01 전문응급처치학

총론

MeMo

핵심문제

0001

윤리에 대한 설명으로 옳지 않은 것은?

① 전문응급구조사의 업무수행을 다루는 원리, 규칙, 표준이다.

② 법이 아니다.

③ 동료와 더 나아가 사회에 대한 전문응급구조사의 관계를 다룬다.

④ "도덕"과 밀접하게 관련되어 있다. - 옳고 그른 인간행동에 관한 주관적인 표준

⑤ 환자, 대중, 또는 재정적 사항들에 대한 고려 이전에 개인적인 심사숙고를 요구한다.

0002

전문가와 전문가 기질에 관한 진술로 옳지 않은 것은?

① 자신의 일에 대한 금전적인 보상을 받는 개인만이 법적으로 "전문직"으로 간주된다.

② 전문직은 특수 분야에 있어서 특별한 지식과 기술을 갖는다.

③ 전문직은 특수 분야의 지식 내에서 업무관리와 수행에 대한 표준을 따른다.

④ 전문가적 기질은 좀 더 양질의 환자처치를 제공하고 개인적 자긍심을 증진하며 다른 팀원들에 대한 존경심을 갖게 한다.

⑤ 전문직은 개인적 자아와의 연관성 이전에 환자에 대해 관련성이 있다.

0003

전문응급구조사로서의 역할과 책임으로 옳지 않은 것은?

① 프로토콜과 의료지도하에 병원 전 응급처치를 시작, 지속 그리고 적절한 침습적, 비침습적 치료를 제공한다.

② 지역사회 교육의 참여, 훈련 및 기본인명구조술을 배우는 일반시민을 돕고 아동의 안전좌석 사용 등을 돕는다.

③ 적절하게 훈련된 구조대원이 없을 때 당신이 비록 완전하게 훈련이 안된 상태일지라도 생명을 위협하는 상황에서 즉시 환자구조를 시도한다.

④ 응급장비와 물품의 유지, 준비, 그리고 비축

⑤ 각종 사고와 응급환자 처치에 관한 자세한 기록

정답 1 ⑤ 2 ① 3 ③

0004

정부나 협회가 특수 활동수행에 대해 자격에 부합한 승인을 개인에게 부여하는 것으로 옳은 것은?

① 상호의존 ② 증명서 ③ 면허
④ 상호의존, 증명서 ⑤ 상호의존, 증명서, 면허

0005

개인의 직업적 역량 정도를 결정하는 데 대해 정부는 그 직업에 참여하기 위한 참여허가서를 부여한다. 이러한 참여허가서로 옳은 것은?

① 상호의존 ② 증명서 ③ 면허
④ 상호의존, 증명서 ⑤ 상호의존, 증명서, 면허

0006

정부나 다른 지역으로부터 타당성을 입증 받은 똑같은 자격이나 면허를 현재 갖고 있기 때문에 개인이 유사한 자격이나 면허를 자동적으로 수여받을 수 있는 것으로 옳은 것은?

① 상호의존 ② 협력증명서 ③ 협력 면허
④ 협력증명서, 협력 면허 ⑤ 상호의존, 협력증명서, 협력 면허

0007

프로토콜은 응급의료체계 내에서 행해지는 모든 개인에 대한 수행정책과 수행과정이다. 프로토콜의 정의로 옳은 것은?

① 변형되거나 벗어나지 말아야 할 조작법
② 특이한 환경에서 요구되는 것으로서 일상적 접근, 즉흥적이거나 적응에 관련된 문제에 대한 가이드라인
③ 응급의료서비스 제공자에 의해 수행되는 유일한 행동을 특성화하는 조작규칙
④ 오로지 애매한 제안만 있고 어떠한 상황 속에서 요구하는 행동을 구성하지 않음
⑤ 변형되거나 벗어나지 말아야 할 조작법이며, 응급의료서비스 제공자에 의해 수행되는 유일한 행동을 특성화하는 조작규칙

정답 4 ② 5 ③ 6 ① 7 ②

MeMo

핵심문제

0008

프로토콜에 포함된 응급의료체계의 구성요소로 옳은 것은?

① 환자 치료 ② 환자 이송과 전원 ③ 환자중증도 분류
④ 환자 치료, 환자 이송과 전원 ⑤ 환자 치료, 환자 이송과 전원, 환자중증도 분류

0009

응급의료체계의 요소로 옳은 것은?

① 시민을 우선으로 하는 처치
② 응급분야에서 받는 처치
③ 전기와 가스회사 등의 공공사업
④ 시민을 우선으로 하는 처치, 응급분야에서 받는 처치
⑤ 시민을 우선으로 하는 처치, 응급분야에서 받는 처치, 전기와 가스회사 등의 공공사업

0010

의료지도 접촉 없이 의사의 명백한 일상적 지침에 따른 환자처치 과정으로 옳은 것은?

① 직접의료지도 ② 간접의료지도
③ 직접 또는 간접의료지도 개입 ④ 직접과 간접의료지도
⑤ 지침서

0011

환자처치 수행 이전에 언어적 치료지시를 받기 위해 라디오나 전화를 이용하는 의료지도로 옳은 것은?

① 직접의료지도 ② 간접의료지도
③ 직접 또는 간접의료지도 개입 ④ 직접과 간접의료지도
⑤ 지침서

정답 8 ⑤ 9 ⑤ 10 ② 11 ①

0012

청취, 동료검토, 그리고 응급상황 처치에 대한 질(quality) 확인과정을 하는 의료지도로 옳은 것은?

① 직접의료지도 ② 간접의료지도
③ 직접 또는 간접의료지도 개입 ④ 직접과 간접의료지도
⑤ 지침서

0013

응급상황에서 응급의료에 관한 책임자로 옳은 것은?

① 개인의 응급의료서비스 순위나 최종적으로 도착한 사람들의 순위에 상관없이 최초반응자
② 어떠한 형태든 유자격 의사
③ 응급의료서비스 순위에 관계없이 병원 전 응급처치 수행에 있어 최고의 지식과 경험을 가진 응급의료 건강제공자
④ 최고 순위의 응급의료서비스 임원
⑤ 법 집행자

0014

한 개인에 의해 약속된 계약상의 오류가 다른 사람에게 피해를 주었을 때 적용될 수 있는 법으로 옳은 것은?

① 형사법 ② 소송 ③ 민법
④ 형사법, 소송, 민법 ⑤ 경제법

0015

한 개인에 의해 약속된 오류가 사회에 피해를 주었을 때 관련된 처벌과 죄를 적용할 수 있는 법으로 옳은 것은?

① 형사법 ② 소송 ③ 민법
④ 형사법, 소송, 민법 ⑤ 경제법

정답 12 ② 13 ③ 14 ③ 15 ①

0016

의학적 업무과실이나 태만 때문에 적용할 수 있는 법으로 옳은 것은?

① 형사법　② 소송　③ 민법

④ 형사법, 소송, 민법　⑤ 경제법

0017

응급환자에게 출동한 후, 환자정보를 제공하면서 의료지도를 요청한다. 의사가 투약지시를 내렸으나 지역 응급의료 지침상이나 표준에 맞지 않고 투여 용량 또한 부적절하였다. 지시된 용량이 왜 부적절한지를 설명하고 옳다고 생각되는 용량을 요청했지만, 의사는 아무런 설명이 없이 당신이 제안한 용량을 부인한다. 그리고 그 부적절한 지시를 다시 내린다면?

① 지시된 수행 거절을 의료지도의사에게 보고하고 환자를 적절하게 다룰 다른 대안을 생각한다.

② 의사가 지시를 했고 발생할 수 있는 법적 책임이 없기 때문에 부적절성에 대한 당신의 생각과 무관하게 의사의 지시를 따른다.

③ 전화나 마이크폰을 바닥에 치면서 전파장애라고 불평하며 의사와의 접촉을 중지한다. 그리고 지시를 무시한다.

④ 지시와 관련한 모든 투약을 파기하고 후에 그 지시를 따르는데 대한 당신의 무능력을 문서화한다.

⑤ 환자의 개인의사를 부르고 의료지도에 대한 2차적인 의견을 얻는다.

0018

AIDS나 결핵같이 개인적 편견이나 식별 때문에 적절한 처치를 제공하지 않았을 때 받을 수 있는 법적 문제로 옳은 것은?

① 처치에 대한 책임 정책의 하부 요소들

② 시민 권리의 침해

③ 법안 실패에 대한 의무

④ 처치에 대한 책임 정책의 하부 요소들과 법안 실패에 대한 의무

⑤ 법적 책임이 없음

정답　16 ③　17 ①　18 ②

0019

선한 사마리안법에 대한 설명으로 옳은 것은?

① 주마다 다르며 일부 주에서는 임금을 받는 봉사자라도 병원 전 처치 제공자를 보호하지 않는다.

② 응급상황에서 처치를 제공한 사람들을 보호한다. 그러나 그 처치를 제공한 개인이 처치에 대한 보수를 받지 않는 경우만 해당된다.

③ 응급상황에서 아주 충실하게 활동했다고 보여지는 한 태만했더라도 처치를 제공한 모든 사람(보수를 받거나 받지 않거나)들을 보호한다.

④ 모든 주가 처치 제공자를 보호한다.

⑤ 모두 주가 태만이 없는 한 처치자를 보호한다.

0020

대부분의 주에서 전문응급구조사는 수반되는 모든 의심사항들에 대한 보고의무를 갖는다. 보고하지 않아도 되는 사항으로 옳은 것은?

① 아동이나 노인의 학대나 방치 ② 성폭행

③ 총상과 자상 ④ 알코올이나 약물남용

⑤ 동물에게 물림

0021

인공호흡으로 발생하는 합병증은?

① 기흉 ② 대동맥 손상 ③ 심장압전

④ 폐흡인 ⑤ 폐좌상

정답 19 ① 20 ④ 21 ④

0022

현장출동을 했는데, 부인은 '남편이 말기 암이고 그가 사망 시 소생술 시도를 하지 말라는 법적 문서에 서명을 했다' 고 말했다. 부인이 설명하고 있는 문서의 법적 효력으로 옳은 것은?

① 전문화된 지시 문서　② 유서, 존엄사 희망의 유언
③ 심폐소생술 금지 지시　④ 전문화된 지시 문서, 유서, 존엄사 희망의 유언
⑤ 전문화된 지시 문서, 유서, 존엄사 희망의 유언, 심폐소생술 금지 지시

0023

[22번 문항의 시나리오 계속] 부인이 서명한 서류를 찾을 수 없다. 그러나 서류들은 남편이 서명을 하고 남편의 변호사에 의해 쓰여졌으며, 공증이 된 것으로 확신된다. 환자는 거실에 있는 침대에 누워있으며, 당신은 무호흡과 무맥박, 따뜻하고 건조함, 황달기와 쇠약감이 있는 환자를 평가한다. 환자의 바램을 명확하게 확인할 법적 문서가 없는 상황에서 당신이 취해야 할 행동으로 옳은 것은?

① 말기상태에서 환자는 명백하게 고통 받고 있음을 인식하고 소생술을 하지 말라는 그의바램을 존중한다. 그리고 처치거절과 같은 그녀의 서명을 이송일지에 받는다.
② 어떠한 방법의 소생시도에 앞서 그 서류를 찾기 위한 15분 이상의 시간을 허용한다.
③ 부인이 환자의 변호사를 부를 때까지 소생술을 지연하고 환자 관계자 1/3로부터 환자의 바람에 대한 전화확인을 받는다.
④ 당신은 의료지도 접촉과 대안적 지시를 받을 때까지 기본소생술이나 기도삽관이 없는 처치를 수행한다.
⑤ 전문심장소생술을 적극적으로 시작하고 의료지도를 요청한다. 그리고 환자 이송을 준비하는 동안 발견사항들을 토의한다.

0024

전문응급구조사의 처치기준에서 벗어나거나 적절한 처치에 실패한데 대한 법적 용어로 옳은 것은?

① 고의적 불복종　② 태만　③ 부주의하게 위험에 빠뜨림
④ 고의적 불복종과 태만　⑤ 태만과 부주의하게 위험에 빠뜨림

정답　22 ⑤ 23 ⑤ 24 ②

0025

법정에서 전문응급구조사의 직무상 과실에 대한 죄를 찾아내기 위해 입증되어져야 하는 요소로 옳지 않은 것은?

① 환자가 전문응급구조사에게 도움요청
② 전문응급구조사가 행위의 의무를 갖는다.
③ 의무행동 위반 발생
④ 손상이 의무위반의 결과
⑤ 전문응급구조사의 행위(행위결여)는 발생한 손상에 대한 직접적인 원인이다.

0026

전문응급구조사가 무호흡, 무맥박 환자에게 기도삽관을 했다. 즉시 삽관튜브를 고정했고 환기를 시작했다. 그리고 나서 응급상황과 환자 이송 중에 해당되는 표준화된 ACLS 프로토콜을 따르기 시작했다. 환자는 소생되지 않았다. 응급실 검사 상 응급구조사가 삽입한 ET tube는 식도에 있었다. 그는 기도삽관 후 폐와 위를 청진하는 것과 식도로 삽관된 것을 발견하지 못했고 적절한 수행도 하지 못했다. 이때 응급구조사에게 적용되는 법적 책임으로 옳은 것은?

① 불법행위　② 과실　③ 의무불이행
④ 불법행위와 의무불이행　⑤ 과실과 의무불이행

0027

무의식 환자로부터 받을 수 있는 동의로 옳은 것은?

① 사전 동의서　② 구두 동의　③ 묵시적 동의
④ 사전 동의서 또는 구두 동의　⑤ 구두 동의 또는 묵시적 동의

정답　25 ①　26 ②　27 ③

0028

사람, 장소, 시간에 대한 지남력이 있고 의식이 명료한 성인 환자로부터 받을 수 있는 동의로 옳은 것은?

① 사전 동의와 구두 동의 ② 구두 동의 ③ 묵시적 동의
④ 사전 동의와 구두 동의 또는 묵시적 동의 ⑤ 구두 동의나 묵시적 동의

0029

요양원에 있는 환자를 비응급상태의 비뇨기계 감염평가를 위해 응급실로 이송하였다. 병원에 도착하자 dispatcher는 119 call waiting 할 것을 보고했다. 응급실 간호사들이 바빠서 당신은 환자 인계를 받는 간호사에게 보고할 것이라는 약속을 한 업무과 직원에게 구두보고서와 서면보고서를 건냈다. 그 직원의 도움으로 당신은 환자를 응급실의 빈 침대로 이송했고 emergency call에 대응했다. 이 상황과 관련된 아래의 진술문으로 옳은 것은?

① 환자를 돌보는 책임 중, 응급실로의 이송은 업무과 직원이 환자를 받았을 때 법적으로 성립된다.
② 환자를 돌보는 책임 중, 응급실로의 이송은 응급실의 빈 침상으로 이동되었을 때 법적으로 성립된다.
③ 당신은 환자를 방치했고 그래서 업무상 과실이나 태만에 대한 책임이 있을 수 있다.
④ 업무과 직원이 EMT-basic 자격을 갖추었을 때만 비응급환자를 법적으로 받을 수 있다.
⑤ 업무과 직원이 EMT-intermediate 자격을 갖추었을 때만 비응급환자를 법적으로 받을 수 있다.

0030

치료거부에 관한 진술로 옳은 것은?

① 지남력이 있는 명료한 성인은 거부에 대한 잠재적 결과에 대해 전반적인 설명을 들은 이후에만 치료를 거부할 수 있다. 그리고 그 사람은 그 결과에 대해 확실히 이해했음을 설명했다.
② 명백하게 치료를 요하는 어떤 환자라도 거절의 시도와 관계없이 치료를 받아야 한다. 비자발적인 치료 지시는 당신이 요청한 법 집행관에 의해 생성될 수 있다.
③ 부모나 법적 후견인이 없을 때 조차도 의식이 명료하고 지남력이 있는 미성년자는 치료를 거부할 수 있으나 단지 "책임이 없음"이라는 서명을 한 이후에만 가능하다.
④ 일단 환자가 "책임이 없음"이라는 서명을 한 이후에 전문응급구조사의 입장에서는 더이상의 행위도 요구되지 않는다.
⑤ 의식수준이 변화된 환자는 18세 이상 그리고 "책임이 없음"이라는 서명을 한 이후에만 치료를 거부할 수 있다.

정답 28 ① 29 ③ 30 ①

0031

동의서 없이 환자의 신체를 세게 가격했을 때의 법적 용어로 옳은 것은?

① 폭행 ② 구타 ③ 근거 없는 감금
④ 폭행과 구타 및 감금 ⑤ 폭행과 구타

0032

신체에 해를 가하는 포박의 법적 용어로 옳은 것은?

① 폭행 ② 구타 ③ 근거 없는 감금
④ 폭행과 구타 및 감금 ⑤ 폭행과 구타

0033

의도적이고 잘못된 방법의 기술적인 억류에 대한 법적 용어로 옳은 것은?

① 폭행 ② 구타 ③ 근거 없는 감금
④ 폭행과 구타 및 감금 ⑤ 폭행과 구타

0034

환자의 직접치료와 연관이 없는 사람에게 환자접촉에 대한 자세한 사항들을 토의하면서 환자의 기밀을 누설한 경우의 법적 책임으로 옳은 것은?

① 사생활 침해 ② 명예훼손 ③ 비방
④ 사생활 침해와 비방 ⑤ 사생활 침해, 명예훼손, 비방

정답 31 ② 32 ① 33 ③ 34 ⑤

0035

과실에 대한 소송을 제기 당했을 때 전문응급구조사를 보호할 수 있는 방안으로 옳은 것은?

① 뛰어난 응급의료관련 변호사
② 완벽하고 정확한 환자처치에 대한 서면기록
③ 생생한 기억
④ '기억이 없다' 라고 반복적으로 주장함
⑤ 경찰의 증언

0036

심폐소생술을 시작하지 않아도 되는 경우는?

보기

가. 임신 23주 미만인 경우
나. 신생아의 체중이 400g 미만
다. 대량재해 시 심정지가 발생한 환자
라. 환자발생 장소에 구조자의 위험요소가 있는 경우

① 가, 나, 다
② 가, 다
③ 나, 라
④ 라
⑤ 가, 나, 다, 라

0037

스트레스를 일으키는 자극이나 상황으로 옳은 것은?

① 공격자
② 악화
③ 스트레스원
④ 공격자와 악화
⑤ 공격자, 악화 및 스트레스원

0038

스트레스를 경험하게 되는 요소로 옳은 것은?

① 좌절과 실망
② 기쁜 상태나 성공
③ 비 건강이나 영양 결핍
④ 좌절과 실망 및 비 건강이나 영양 결핍
⑤ 좌절과 실망, 기쁜 상태나 성공, 비 건강이나 영양 결핍

정답 35 ② 36 ⑤ 37 ③ 38 ⑤

0039

스트레스에 대한 생리적 효과로 옳지 않은 것은?

① 교감신경계 호르몬 생산의 감소나 방해 ② 부신겉질의 비대
③ 흉선과 다른 림프구조의 위축 ④ 위와 장의 궤양 진행
⑤ 신체의 항상성 변화

0040

스트레스에 대한 반응에서 시상하부는 교감신경계와 내분비계를 자극하는 부신겉질자극 호르몬방출인자(corticotropin-releasing factor, CRF)를 생산한다. CRF자극에 의해 분비되는 호르몬으로 옳지 않은 것은?

① 노에피네프린과 에피네프린 ② 성장호르몬과 프로락틴 ③ 코티졸
④ 델타 엔돌핀 ⑤ 베타 엔돌핀

0041

스트레스에 의한 면역관련 질환으로 옳지 않은 것은?

① 관상동맥질환, 고혈압, 뇌졸중, 비정상적 리듬 ② 류머티스 관절염
③ 천식과 고초열 ④ 가사(질식)
⑤ 발기부전, 습진, 여드름

0042

개인이 적응(대처)하기 시작하고 생리적지표가 정상으로 되는 스트레스반응 중 '적응'이란?

① 경고단계 ② 저항단계 ③ 부정단계
④ 적대단계 ⑤ 고갈단계

정답 39 ① 40 ④ 41 ④ 42 ②

0043

스트레스원에 장기간 지속적으로 노출되는 반응 단계로 옳은 것은?

① 경고단계　② 저항단계　③ 부정단계
④ 적대단계　⑤ 고갈단계

0044

생리적, 정서적 스트레스반응이 가장 큰 단계로 옳은 것은?

① 경고단계　② 저항단계　③ 부정단계
④ 적대단계　⑤ 고갈단계

0045

과도한 스트레스를 받는 개인에게 나타나는 신체적 증상과 징후로 옳지 않은 것은?

① 의기양양함(다행감)　② 수면장애　③ 오심과 구토
④ 설사　⑤ 시력장애

0046

과도한 스트레스를 받는 개인에게 나타나는 인지적 증상과 징후로 옳지 않은 것은?

① 혼돈과 혼란　② 기억장애　③ 증가된 주의력 범위
④ 집중이나 의사결정에 대한 장애　⑤ 악몽이나 괴로운 꿈

0047

과도한 스트레스를 받는 개인에게 나타나는 정서적 증상과 징후로 옳지 않은 것은?

① 의기양양함(다행감)이나 안전감　② 불안, 공포, 공황
③ 절망이나 자살생각　④ 압박감, 포기, 상실감　⑤ 분노, 적대감

정답　43 ⑤　44 ①　45 ①　46 ③　47 ①

0048

과도한 스트레스를 받는 개인에게 나타나는 행동적 증상과 징후로 옳지 않은 것은?

① 특별한 행동(과장된 유머) ② 과다행동 또는 과소행동 ③ 알코올이나 약물남용
④ 식욕상실 ⑤ 항상 정상인 것처럼 보이는 가면증상

0049

수면박탈에 대한 설명으로 옳지 않은 것은?

① 매 24시간마다 반복적으로 돌아오는 생물학적 사이클
② 호르몬과 체온변화에 대한 생물학적 사이클
③ 식욕과 피로에 영향을 주는 생물학적 사이클
④ 모두 해당
⑤ 정답 없음

0050

폭풍손상과 관련된 외상기전에 대한 설명으로 옳지 않은 것은?

① 밤에 일을 하는 응급의료체계에서 일반적으로 나타난다.
② 구급대원의 운전차를 포함해서 자동차 사고의 위험을 증가시킨다.
③ 잠깐 잠을 자기 전에 힘차게 운동하는 것이 가장 효과적이다.
④ 종종 1일 주기리듬의 혼란을 수반한다.
⑤ 스트레스에 의해 야기될 수 있고 그 자체적으로 스트레스 징후와 증상을 만든다.

0051

응급의료체계 교대근무는 종종 낮에 수면을 취할 것을 요구한다. 낮 수면 스트레스를 최소화할 수 있는 내용으로 옳지 않은 것은?

① 전화기를 끄거나 응답기의 소리를 "0"으로 조절한다.
② 수면 전 운동을 열심히 한다.
③ 당신의 수면환경을 밤에 자는 환경으로 조절하여 적용을 하라. -창문으로부터의 빛을 모두 차단하고 열을 줄이는 등.
④ 비번인 날과 근무 날의 수면시간에 있어 같은 시간대에 잠을 자라.
⑤ 수면 전 과식을 하지 말라.

정답 48 ⑤ 49 ④ 50 ③ 51 ②

0052

위기상황 스트레스 해소(Critical Incident Stress Debriefing, CISD)에 대한 설명으로 옳은 것은?

① 최근 널리 알려졌기 때문에 CISD는 남용되고 있다.

② CISD는 해소를 받고 있는 동료를 포함하여 훈련된 팀뿐 아니라 정신건강 전문가 등에 의해 적절하게 진행이 되어져야 한다.

③ CISD는 해소를 받고 있는 개인, 동료, 협조자들에 의해 가장 잘 수행된다.

④ CISD는 스트레스 사건에서 치러진 집중의 양을 최소화하기 위해 가능한 바로 그 사건으로부터 일정 거리를 두기 위해 가담된 개인을 허용하면서 단 한번만의 모임으로 제한되어져야 한다.

⑤ 외부인은 CISD에 포함되지 않아야 한다.

0053

구급대원들은 가끔 환자와의 효과적 의사소통에 실패하곤 한다. 의사소통 실패요인으로 옳지 않은 것은?

① 구급대원 입장에서의 개인적 판단은 특수환자나 환자의 특수질환이나 외상과 관련이 있다.

② 환자 프라이버시 보장 실패(정보노출을 원치 않는 환자가 있는 상태에서 질문)

③ 대화동안 인내심과 융통성을 가지고 연습(어떤 정보, 얼마만큼의 정보가 누출되어도 되는지 결정하도록 자율성 부여)

④ TV 소음, 교통, 군중, EMS 라디오와 같은 외부적인 산만함

⑤ 구급대원의 입장에서 내적인 산만함(환자의 반응에 대한 경청보다는 다음 질문에 대해 예측된 생각)

0054

초고주파수(UHF)에 대한 설명으로 옳은 것은?

① ultrahigh frequency에 대한 기준이다.

② 초저주파수보다 더 많이 그리고 상당히 다양한 범위로 이동하고 시 정책보다는 주 정책에 의해 더 자주 이용된다.

③ UHF는 초저단파수보다 콘크리트나 철에 더 잘 침투한다.

④ ultrahigh frequency에 대한 기준으로, 초저주파수보다 더 많이 그리고 상당히 다양한 범위로 이동하고 시 정책보다는 주 정책에 의해 더 자주 이용된다.

⑤ ultrahigh frequency에 대한 기준으로, 초저단파수보다 콘크리트나 철에 더 잘 침투한다.

정답 52 ② 53 ③ 54 ⑤

0055

응급의료전화상담원(EMD)의 책임으로 옳지 않은 것은?

① 대중의 첫 번째 접촉이 되는 응급의료체계의 전문적 상징

② 정확한 현장으로 구급차가 가도록 지시

③ 장난전화를 인식하고 즉시 실제 응급상황 라인에 연결되지 않도록 조치를 취한다.

④ 신고자의 설명으로 응급상황에 대한 기본적인 양상을 인식하고 구급대가 도착하기 전까지 적절하게 응급처치 하는 방법을 신고자에게 설명한다.

⑤ 서면과 응급신고에 대한 통화기록을 유지하고 대응한다.

0056

구급대 도착 전 취해야 할 환자정보로 옳지 않은 것은?

① 응급-대응단위(emergency-response unit)는 이름, 번호, 그리고 파라메딕의 이름을 요구한다.

② 환자의 이름과 주소

③ 환자의 연령과 성별

④ 환자의 대략적 체중

⑤ 환자의 주호소와 관련 증상들

0057

전문응급구조사가 통신에 의해 지시를 받을 때 해야 할 일이 아닌 것은?

① 의사에 의해 내려진 지시를 항상 반복

② 당신에게 명백하지 않은 지시를 항상 질문

③ 환자상태에 적절하지 않아 보이는 지시를 항상 질문

④ 이송거부를 하면서 환자가 사인을 안 한다면 항상 의사와 접촉

⑤ 어떤 과정을 취해야 할지 불명확할 때 의사에게 항상 상담

정답 55 ③ 56 ② 57 ④

0058

환자처치에 대한 처치보고서(Patient-care reports, PCRs)의 설명으로 옳지 않은 것은?

① 환자의 최초상태, 전문응급구조사들에게 제공한 정보를 서면으로 설명한 것을 포함해야 한다.

② 병원 전 응급상황에서 환자에게 제공된 처치에 대한 법적 기록이다.

③ 처치나 이송거부 시 양식에 동의 사인을 받기 때문에 직무유기에 대한 소송 시 절대적인 방어를 제공한다.

④ 종종 의료감사, 질 관리(quality control), 자료수집에 이용된다.

⑤ 완전하고 읽기 쉬워야하며 작성자가 서명해야 한다.

0059

밤 11시에 출동 연락을 받고 환자를 응급실에 이송하였다. 다음 날 오전 4시에 당신은 다른 호출을 받고 그 환자를 같은 응급실로 이송하였다. 그곳에 있는 동안 처음에 이송한 환자가 입원해 있음을 주목했다. 갑자기 첫 환자의 처치보고서(PCRs)상에 주목해야 할 무언가를 잊었다는 것을 알았다. 당신이 취할 행동으로 옳은 것은?

① 어느 행동도 불필요하다. 일단 환자가 입원했으면 당신이 추가할 어떤 것도 환자처치에 차이를 가져오지 않는다.

② 환자기록지 사본상에 있는 정보란에 call이 원래 발생한 시점이 마치 포함된 것처럼 기록한다. 병원 사본은 변경하지 않는다. -당신은 어쨌든 그에 대한 평가를 더 이상 하지 않을 것이다.

③ 환자기록지 사본상에 있는 정보란에 call이 원래 발생한 시점이 마치 포함된 것처럼 기록한다. 환자기록지의 병원 사본을 찾아 같은 내용을 추가한다.

④ 처음 것과 똑같은 시간과 날짜를 사용하지만 첫 환자에서 주목해야 할 잊은 정보를 포함하여 새로운 PCR을 전체적으로 작성한다. 당신 것과 병원 사본 모두를 대체하고 처음 작성한 사본 모두를 폐기한다.

⑤ 다른 PCR form을 사용하여 환자, 응급출동 확인 정보를 확인하고 잊었던 정보를 주목하면서 첫 보고서에 대한 '수정' 이라고 쓴다. PCR 수정을 쓴 실제 날짜와 시간을 확실하게 한다. 수정된 PCR 사본을 병원 측과 당신 소속의 소방서에 제출한다.

정답 58 ③ 59 ⑤

0060

처치보고서(PCR) 작성 중 무언가의 진술을 하는데 실수를 했다. 당신이 취해야 할 행동으로 옳은 것은?

① 밑에 있는 carbon 카피종이까지 꾹꾹 눌러쓰는 것을 확인하면서 잘못된 부분을 전체적으로 검게 지운다. 그리고 나서 바른 정보를 쓴다.

② 더 이상의 어떤 실수를 안 한다는 것을 명심하면서 잘못된 PCR을 폐기하고 새로 쓴다. 만약 작성하는 동안 어떤 정정이 된다면 PCR을 제출하지 않을 수 있다.

③ 줄을 그은 문장은 여전히 읽을 수 있고 오류부분에 단선을 긋고 당신의 이니셜을 줄 옆이나 위에 표기하라. 그리고 나서 바른 정보를 써라.

④ PCR을 폐기하고 포함되어야 할 바른 정보를 받아 쓸 파트너를 갖는다.

⑤ 아래 카본 카피종이까지 꾹꾹 눌러쓰는 것을 명심하면서 잘못된 설명에 줄을 긋는다. 줄 그은 위나 옆에 당신의 이니셜을 쓰고 올바른 정보를 쓴다.

0061

OPQRST-ASPN 현 병력조사에서 첫 번째 문자 P의 의미로 옳은 것은?

① 유발요인(무엇이 악화되게 하는가?) ② 완화요인(무엇이 낫게 하는가?)

③ 병력 ④ 유발과 완화요인

⑤ 유발요인과 병력

0062

OPQRST-ASPN 현 병력조사에서 P와 N 문자의 의미는?

① 명백하게 알고 있는(이전부터 갖고 있던 문제)

② 적절한 부정(호소부정)

③ 과거의 주목사항(이전의 건강정보)

④ 이전부터 갖고 있던 문제로 호소를 부정

⑤ 이전부터 갖고 있던 문제로 과거의 주목사항

정답 60 ③ 61 ④ 62 ②

0063

항쇼크바지(PASG)를 착용하는 저혈압 환자 치료에 있어 발생 가능한 합병증이 아닌 것은?

① 증가된 뇌내압
② 감소된 횡격막의 이동(호흡방해)
③ 증가된 폐 울혈
④ 심인성 쇽의 악화
⑤ 총상을 입은 흉부 외상의 경우에서 이용 시 사망률 증가

0064

헬리콥터를 이용한 응급환자 이송에 대한 설명으로 옳지 않은 것은?

① 헬리콥터 이송에 대한 감소된 대기압은 천식이나 만성폐쇄성 폐질환(COPD) 응급의 심각성을 증가시킨다.
② 헬리콥터 이송에 대한 감소된 대기압은 의심되는 기흉이나 긴장성 기흉이 있는 상태를 개선시킬 수 있다.
③ 빠른 고도변화는 PASG의 공기압에 영향을 줄 것이다.
④ 빠른 고도변화는 기간 내 큐브 커프의 공기압에 영향을 줄 것이다.
⑤ 빠른 고도변화는 공기부목의 공기압에 영향을 줄 것이다.

0065

외상 환자에 대해 쇼크의 예상을 우선적으로 고려해야 할 시기로 옳은 것은?

① Scene Size-Up 동안
② 전반적 외관(인상) 평가 이후
③ 초기평가 이후
④ 신속한 외상 사정 동안
⑤ 정밀 신체검진 동안

정답 63 ① 64 ② 65 ①

0066

셀릭 수기에 대한 설명으로 옳지 않은 것은?

① 소아환자에게는 금기이다.

② 구토와 위 팽만을 방지할 수 있다.

③ 후두를 더 잘 보이게 함으로써 삽관을 도울 수 있다.

④ 시행할 때 부드럽게 압력이 주어져야 한다.

⑤ 단 한번의 셀릭 수기 시행 후 역류가 빈번하게 따르므로, 구토물의 흡인으로부터 환자가 보호될 때까지 셀릭 수기는 지속되어야 한다.

0067

구인두기에 대한 설명으로 옳지 않은 것은?

① 혀가 후(posterior) 구인두를 막는 것을 방지하기 위한 의도이다.

② 일단 환자가 구강으로 삽관이 되면, 구인두기는 기관내삽관의 막힘을 방지하기 위해 교합 저지기(bite-block)로 이용될 수 있다.

③ 구토물의 흡인을 예방하는데 도움이 될 것이다.

④ 기도를 막을 수 있다.

⑤ 구역질 반사가 있는 환자에서 적당한 크기의 구인두기 사용은 구토물의 흡인이 따르는 역류를 자극할 수 있다.

0068

비인두기에 대한 설명으로 옳지 않은 것은?

① 구강 외상이 있을 때 비인두기의 사용에 금기가 되지 않는다.

② 심각한 비 출혈을 야기할 수 있다.

③ 환자의 이들이 꽉 다물어졌을 때 사용될 수 있다.

④ 혀를 우회해서 환자의 기도를 더 용이하게 할 의도를 가진다.

⑤ 구역질 반사가 있는 환자에게 적당한 크기의 비인두기 사용은 역류를 자극할 수 있다. 그 결과 구토물의 흡인이 따른다.

정답 66 ① 67 ③ 68 ⑤

0069

기관내삽관 튜브의 말단부에 있는 커프안의 공기량으로 옳은 것은?

① 0~5ml ② 5~10ml ③ 20~25ml

④ 25~30ml ⑤ 30~35ml

0070

기관내삽관 튜브를 통해 투여될 수 있는 약으로 옳은 것은?

보기

가. 날록손 나. 에피네프린 1 : 10,000

다. 아트로핀 설페이트 라. 디아제팜

① 가, 나, 다 ② 가, 다 ③ 나, 라

④ 라 ⑤ 가, 나, 다, 라

0071

기관내삽관 튜브를 통해 투여될 수 있는 약으로 옳은 것은?

보기

가. 날록손 나. 리도카인

다. 아트로핀 설페이트 라. 바소프레신

① 가, 나, 다 ② 가, 다 ③ 나. 라

④ 라 ⑤ 가, 나, 다, 라

0072

직선형 후두경 날은 Wisconsin, Flagg 또는 ( )날로 불린다.

① Macintosh ② Maclean ③ Miller

④ Monroe ⑤ Magill

정답 69 ② 70 ① 71 ③ 72 ③

0073

곡선형 후두경 날의 명명으로 옳은 것은?

① Macintosh ② Maclean ③ Miller
④ Monroe ⑤ Magill

0074

기도로부터 눈에 보이는 이물을 제거하기 위한 forcep으로 옳은 것은?

① Macintosh ② Maclean ③ Miller
④ Monroe ⑤ Magill

0075

직선형 후두경 날이 성대관찰에 용이한 이유로 옳은 것은?

① 혀가 시야를 가리는 것을 방지함으로써
② 혀와 그리고 (간접적으로) 후두개를 올림으로써
③ 직접적으로 후두개를 올림으로써
④ 혀가 시야를 가리는 것을 방지하고 혀와 간접적으로 후두개를 올림으로써
⑤ 혀가 시야를 가리는 것을 방지하고 직접적으로 후두개를 올림으로써

0076

곡선형의 후두경 날이 성대관찰에 용이한 이유로 옳은 것은?

① 혀가 시야를 가리는 것을 방지함으로써
② 혀와 그리고 (간접적으로) 후두개를 올림으로써
③ 직접적으로 후두개를 올림으로써
④ 혀가 시야를 가리는 것을 방지하고 혀와 간접적으로 후두개를 올림으로써
⑤ 혀가 시야를 가리는 것을 방지하고 직접적으로 후두개를 올림으로써

정답 73 ① 74 ⑤ 75 ⑤ 76 ④

MeMo

핵심문제

0077

곡선형 후두경 날의 위치로 옳은 것은?

① 곡(와) 안쪽　② 후두개 아래　③ 후두개 속
④ 후두개 아래　⑤ 연구개 아래

0078

직선형 후두경 날의 위치로 옳은 것은?

① 곡(와) 안쪽　② 후두개 아래　③ 후두개 속
④ 후두개 아래　⑤ 연구개 아래

0079

후두경 날 선택에 관한 설명으로 옳지 않은 것은?

① 곡선형 후두경 날은 영아 삽관에 선호된다.
② 성인 삽관에 있어서, 삽관하는 사람의 선택은 사용할 최고의 후두경 날을 말한다.
③ 곡선형 날은 성인 후두의 손상을 덜 하게하거나 구역반사를 덜 자극한다.
④ 환자의 해부학적 다양성은 어떤 유형의 후두경 날을 사용하는 데 있어 숙련된 기술을 요한다.
⑤ 직선형 후두경 날은 혀가 큰 환자에게 적합하다.

0080

8세 이하의 아동에 대한 삽관으로 옳은 것은?

① 병원 전 환경에서 삽관하지 말아야 한다.
② 커프가 없는 기관내관으로 삽관되어야 한다.
③ 삽관으로 인해 유발되는 미주신경의 반응 때문에 빈맥 발생의 위험이 더 크다.
④ 병원 전 환경에서 삽관하지 말아야 하며, 삽관으로 인해 유발되는 미주신경의 반응 때문에 빈맥 발생의 위험이 더 크다.
⑤ 커프가 없는 기관내관으로 삽관되어야 하며, 삽관으로 인해 유발되는 미주신경의 반응 때문에 빈맥 발생의 위험이 더 크다.

정답　77 ①　78 ②　79 ①　80 ②

0081

100% 산소의 과환기 수행으로 옳은 것은?

① 적어도 5-10초 동안 모든 삽관시도(또는 어떠한 반복시도)에 선행되어야 한다.

② 삽관을 다 한 후의 COPD환자에 대해서만 수행되어진다.

③ 두부손상 환자(호흡성 알칼리증을 촉진시킬 수 있는)에게는 결코 수행하지 말아야 한다.

④ 적어도 5-10초 동안 모든 삽관시도에 선행되어야 하고, 삽관을 다 한 후의 COPD환자에 대해서만 수행하여야한다.

⑤ 삽관을 다 한 후의 COPD환자에 대해서만 수행하고 두부손상 환자(호흡성 알칼리증을 촉진시킬 수 있는)에게는 결코 수행하지 말아야 한다.

0082

2005 AHA ACLS 권고에 의한 기관내삽관법으로 옳은 것은?

① 삽관하는 구급대원이 경험이 없다면 적정 기도관리 방법으로 더 이상 고려되지 말아야 한다.

② 삽관시도가 지연되거나 오류가 있다는 것을 알지 못할수록 저산소혈증이 발생한다.

③ 삽관경험이 거의 없는 전문응급구조사에 의해 수행될 때 수용 불가능한 CPR의 중단을 야기할 수 있다.

④ 삽관시도가 지연되거나 오류가 있다는 것을 알지 못 할수록 저산소혈증이 발생하며 삽관 경험이 거의 없는 전문응급구조사에 의해 수행될 때 수용 불가능한 CPR의 중단을 야기할 수 있다.

⑤ 삽관하는 구급대원이 경험이 없다면 적정 기도관리 방법으로 더 이상 고려되지 말아야 하며, 삽관시도가 지연되거나 오류가 있다는 것을 알지 못 할수록 저산소혈증이 발생한다. 또한, 삽관경험이 거의 없는 전문응급구조사에 의해 수행될 때 수용 불가능한 CPR의 중단을 야기할 수 있다.

0083

식도삽관에 대한 설명으로 옳지 않은 것은?

① 잘못된 식도삽관은 심각한 저산소증, 뇌손상, 뇌사의 결과를 가져올 수 있다.

② 토물의 흡인은 식도삽관에 의해 촉진된다.

③ 기관내관에서 발견되는 분무응축은 식도삽관을 의미한다.

④ 상복부에서 들리는 꼴깍꼴깍 소리는 식도삽관을 의미한다.

⑤ 식도삽관이 약간이라도 의심되면 즉시 발관한다.

정답 81 ① 82 ⑤ 83 ③

0084

기관지내 삽관을 확인할 수 있는 방법으로 옳은 것은?

① 우측 흉부를 청진할 때 환기 시 호흡음이 없음

② 좌측 흉부를 청진할 때 환기 시 호흡음이 없음

③ 흉부 청진을 할 때 환기 시 양측성으로 호흡음이 없음

④ 상복부 청진 시, 환기동안 꼴깍꼴깍 소리가 남

⑤ 4~5회의 환기이후 복부 팽만의 관찰

0085

기관지내 삽관이 의심될 때 전문응급구조사가 할 일로 옳은 것은?

① 올바로 봉하기 위해 기관내관의 말단 커프를 과도 팽창시키고 환기량을 증가시킨다.

② 발관하나 튜브 주위의 공기흐름을 허용하고 환기량을 증가시키기 위해 기관내관 말단커프의 공기를 완전하게 뺀다.

③ 즉시 발관한다.

④ 호흡음이 양측성으로 있고 양측이 동일할 때까지 기관내관의 말단 커프의 공기를 제거하고 기관내관을 뺀다.

⑤ 호흡음이 양측성으로 있고 동일할 때까지 팽만된(발관을 방지하는 고정역할을 하는) 기관내관 말단의 커프를 그대로 두고 기관내관을 뺀다.

0086

기관내삽관이 성공적으로 시행되었음을 알 수 있는 것은?

① 전(anterior) 흉벽의 오르내림 관찰

② 동등한 양측성 호흡음 청진

③ 환기상 들리는 위(gastric) 소음이 없음

④ 종말 이산화탄소 측정기나 식도삽관 탐지기에 의한 확인

⑤ 성대 사이를 지나가는 기관내관의 직접적 관찰

정답 84 ② 85 ④ 86 ④

0087

구강 기관 삽관에 대한 설명으로 옳지 않은 것은?

① 처치자가 왼손잡이든 오른손잡이든 후두경은 왼손으로 잡는다.

② 처치자가 왼손잡이든 오른손잡이든 후두경은 환자 입의 오른쪽으로 처음에 넣는다.

③ 치아나 치아의 일부 조각들은 구인두의 모양을 유지하고 성대가 잘 보이게 하기위해 그 자리에 남겨져야 한다.

④ 환자의 윗니가 지렛대로 이용되지 않도록 후두경의 손잡이를 위쪽과 전방으로 들어 올린다.

⑤ 처치자가 왼손잡이든 오른손잡이든 기관내관은 오른손 안에 쥐어진다.

0088

Blind 비강기관삽관(blind nasotracheal intubation)에 관한 설명으로 옳지 않은 것은?

① 의심되는 척수손상은 blind nasotracheal intubation에 대한 강력한 적응증이 된다.

② blind nasotracheal intubation은 어떠한 무호흡환자에서라도 수행된다.

③ 후두경은 blind nasotracheal intubation을 수행하는 데 필요하지 않다.

④ blind nasotracheal intubation은 구강을 통한 기관삽관(orotracheal intubation)보다 폐감염의 위험성이 더 크다.

⑤ blind nasotracheal intubation은 orotracheal intubation보다 잠재적으로 더 손상을 일으킬 수 있다.

0089

nasotracheal intubation의 적용으로 옳지 않은 것은?

① 과환기를 요하는 비골절과 두개 기저부 골절을 입은 무의식 환자

② 천식, 아나필락틱 쇼크, 또는 흡입 상해에 부수적인 호흡정지에 가까운 의식 있는 환자

③ 심각한 구강 외상과 의심되는 척수손상이 있는 의식 있는 환자

④ 턱 골절을 입은 무의식환자

⑤ 이를 꽉 깨물거나 심한 구역반사가 있는 무의식 환자

정답 87 ③ 88 ② 89 ①

0090

성문이 열렸을 때 nasotracheal intubation의 삽입 시기로 옳은 것은?

① 환자의 호기/흡기노력 사이의 순간
② 환자의 다음 호기
③ 환자의 다음 흡기
④ 환자가 삼키는 다음의 순간
⑤ 환자가 기침을 하는 다음의 순간

0091

목의 전면부에서 윤상연골의 위치로 옳은 것은?

① 첫 융기가 느껴지는 부위
② 두 번째 융기가 느껴지는 부위
③ 세 번째 융기가 느껴지는 부위
④ 첫 번째와 두 번째 돌출구조 사이
⑤ 두 번째와 세 번째 돌출구조 사이

0092

목의 전면부에서 갑상연골의 위치로 옳은 것은?

① 첫 융기가 느껴지는 부위
② 두 번째 융기가 느껴지는 부위
③ 세 번째 융기가 느껴지는 부위
④ 첫 번째와 두 번째 돌출구조 사이
⑤ 두 번째와 세 번째 돌출구조 사이

0093

목의 전면부에서 윤상갑상막의 위치로 옳은 것은?

① 첫 융기가 느껴지는 부위
② 두 번째 융기가 느껴지는 부위
③ 세 번째 융기가 느껴지는 부위
④ 첫 번째와 두 번째 돌출구조 사이
⑤ 두 번째와 세 번째 돌출구조 사이

정답 90 ③ 91 ② 92 ① 93 ④

0094

바늘을 이용한 윤상갑상 절개술과 기도를 통한 제트 환기(transtracheal jet insufflation)에 대한 설명으로 옳은 것은?

① 바늘과 카테터는 윤상 연골내로 삽입된다.

② 바늘의 제거에 대해, 안전한 카테터는 환기와 분비물 흡인 둘 다를 허용한다.

③ 15mm 어댑터로 연결하는 것은 백밸브 환기를 허용한다.

④ 바늘을 이용한 윤상갑상 절개술은 완전한 상기도 폐쇄가 있을 때는 금기이다.

⑤ 과환기가 발생하지 않도록 분당 10회의 느린 환기만을 공급해라.

0095

과환기나 너무 고압의 환기로 인해 발생한 흉부손상으로 옳은 것은?

① 피하기종　② 원통형 가슴(barrel chest)　③ 환기

④ 외상성 질식(가사)　⑤ 압력손상(barotrauma)

0096

개방된 윤상갑상 절개술에 관한 설명으로 옳은 것은?

① 외과적 절개는 윤상연골에서 이루어진다.

② 커프가 있는 기관내관이나 기관절개술 튜브의 삽입은 백밸브 마스크 환기를 허용한다.

③ 12세 미만의 아동에 대해, 충분한 크기의 절개는 5.0 기관내관(가장 작은 커프달린 기관내관)에 적응(조절)하기 위해 시행되어야 한다.

④ 첫 피부절개는 수평으로 해야 한다.

⑤ 윤상연골을 통한 두 번째 절개는 수평으로 해야 한다.

정답　94 ④　95 ⑤　96 ②

0097

분비물 흡인에 관한 설명으로 옳은 것은?

① 휘슬팁 흡인 도구는 각 타임 당 30초 이상 사용될 수 있다. 그것의 더 작은 구멍은 톤실팁 흡인도구보다 산소를 덜 고갈시키기 때문이다.

② 톤실 팁 흡인도구는 휘슬팁 흡인 도구보다 더 큰 입자를 제거하지만 더 적은양의 액체(분비물)를 제거한다.

③ 양커텁 흡인기는 콧구멍, 구인두, 후두, 식도 흡인에 이용될 수 있다.

④ 휘슬팁 흡인기는 콧구멍, 구인두, 비인두, 또는 기관내관의 흡인에 사용될 수 있다.

⑤ 도구가 삽입됨으로써 흡인이 되고 도구가 제거됨으로써 흡인이 정지된다.

0098

흡인의 합병증으로 옳지 않은 것은?

① 저산소증

② 흡인으로 심해질 수 있는 미주신경 반응으로 인한 저혈압

③ 흡인으로 심해질 수 있는 미주신경 반응으로 인한 빈맥

④ 감소된 심근의 산소공급으로부터의 심부정맥

⑤ 흡인으로 심해질 수 있는 기침반응으로 인한 증가된 뇌내압

0099

비강캐뉼라를 통한 산소투여의 분당 리터 유속 범위로 옳은 것은?

① 4 LPM(liters per minute) ② 6 LPM ③ 8 LPM

④ 10 LPM ⑤ 12 LPM

정답 97 ④ 98 ③ 99 ②

0100

6 LPM에 세팅했을 때 비강캐뉼라의 산소농도로 옳은 것은?

① LPM rate는 적정보다 더 적으므로 단지 25%

② 40%

③ LPM은 적정수준으로 간주되므로 60%와 같다.

④ LPM은 적정수준으로 간주되므로 80%와 같다.

⑤ LPM rate은 비강캐뉼라에 대해 과도하기 때문에 단지 20%

0101

단순 안면마스크를 통한 산소공급의 LPM 유속으로 옳은 것은?

① 15LPM ② 1~6LPM ③ 8~15LPM

④ 6~10LPM ⑤ 10~15LPM

0102

10 LPM에서 세팅했을 때 단순 안면마스크의 산소농도로 옳은 것은?

① 분당 유속은 단순안면 마스크에 대해 불충분하므로 단지 26-54%

② 36~54% ③ 40~60% ④ 60~80% ⑤ 80~95%

0103

비재호흡 마스크를 통한 산소공급의 LPM 유속으로 옳은 것은?

① 15LPM ② 1~6LPM ③ 4~15LPM

④ 6~10LPM ⑤ 8~15LPM

정답 100 ② 101 ④ 102 ③ 103 ①

핵심문제

Q104

15 LPM에서 세팅했을 때 비재호흡 마스크의 산소농도로 옳은 것은?

① 100% ② 36~54% ③ 40~60% ④ 60~80% ⑤ 80~95%

Q105

벤츄리 마스크 착용 환자로 옳은 것은?

① 소아환자 ② 노인환자 ③ COPD 환자
④ 암환자 ⑤ 에이즈 환자

Q106

벤츄리 마스크로 제공 할 수 있는 산소농도로 옳은 것은?

① 4%, 6%, 20%, 또는 40% ② 20%, 30%, 40%, 또는 50%
③ 24%, 28%, 35%, 또는 40% ④ 28%, 44%, 58%, 또는 80%
⑤ 40%, 48%, 58%, 또는 84%

Q107

구강대 구강, 구강대 비강, 구강대 개구부(숨구멍) 환기의 한계로 옳지 않은 것은?

① 불충분한 환기량이 제공됨 ② 17% 산소만이 제공됨
③ 질병전파에 대한 방어결여 ④ 환자흡인에 대한 방어결여
⑤ 구조자의 과환기 없이 환자를 과환기 시키려는 무능력

정답 104 ⑤ 105 ③ 106 ③ 107 ①

0108

구강대 구강 환기에 대한 설명으로 옳지 않은 것은?

① 산소저장밸브로 10LPM 유속으로 산소를 공급할 때 구강대 마스크 환기는 약 50%의 산소를 환자에게 제공할 것이다.

② 구강대 마스크 환기는 불충분한 1회량을 제공한다.

③ 일방향 밸브 사용 시 환자의 분비물과 호기된 공기와의 접촉위험이 최소화 된다.

④ 안전한 환기는 구강대 마스크 환기로 가능하지 않다.

⑤ 환자 폐의 과팽창은 구강대 마스크 환기의 가능한 합병증이다.

0109

추가적인 산소공급 없이, 백밸브 마스크 기구는?

① 사용되지 말아야 한다.
② 21% 이상의 산소를 제공할 것이다.
③ 50% 이상의 산소를 제공할 것이다.
④ 60-70%의 산소를 제공할 것이다.
⑤ 90-95%의 산소를 제공할 것이다.

0110

15LPM의 유속이나 저장주머니가 부착되지 않은 경우 백밸브 마스크의 산소공급률로 옳은 것은?

① 21~50%
② 50~60%
③ 60~70%
④ 80~90%
⑤ 90~95%

0111

저장주머니가 부착되어있고 15LPM 유속으로 산소가 흐를 때 백밸브 마스크의 산소공급률로 옳은 것은?

① 21~50%
② 50~60%
③ 60~70%
④ 80~90%
⑤ 90~95%

정답 108 ② 109 ② 110 ③ 111 ⑤

핵심문제

0112

백밸브 마스크에서 공기가 저장되는 부위로 옳은 것은?

① 환자에게 환기를 제공하기 위해 압박되는 백밸브 마스크의 부분

② BVM 압박부분의 말단을 말하는 주머니

③ BVM 압박부분의 말단으로부터 확장되는 물결모양의 관

④ 환자에게 환기를 제공하기 위해 압박되는 백밸브 마스크의 부분과 BVM 압박부분의 말단주머니이며 상업적 모델에 좌우됨

⑤ BVM 압박부분의 말단주머니로 BVM 압박부분의 말단으로부터 확장되는 물결모양의 관이며 상업적 모델에 좌우됨

0113

수요밸브환기에 대한 설명으로 옳은 것은?

① 마스크, 식도삽관 기구, 또는 기관내관에 연결되어질 수 있다.

② 40LPM으로 조절시 100% 산소를 제공한다.

③ 최근의 생명에 지장이 없는 기도폐쇄를 환기할 수 있다.

④ 모두 정답

⑤ 정답 없음

0114

수요밸브환기에 대한 설명으로 옳지 않은 것은?

① 폐의 탄성은 수요환기를 할 때 감지할 수 없다.

② 과 확장된 폐 손상의 위험성 때문에 16세 이하 환자에게는 금기이다.

③ 폐 파열의 잠재성은 삽관환자나 흉부 외상 환자에게 수요밸브 환기를 할 때 증가된다.

④ 위 팽만은 비삽관 환자에게 환기를 하기위해 수요밸브환기를 할 때 가장 빈번하게 나타나는 부작용이다.

⑤ 최근의 수요밸브에서 요구되는 상대적으로 낮은 산소 유속 때문에 수요밸브 환기는 시간적으로 지연되는 제공을 할 수 있다.

정답 112 ⑤ 113 ④ 114 ⑤

Q115

114번에서 위(stomach)의 팽만이 발생할 수 있는 경우로 옳은 것은?

① 충분한 기도유지를 하지 않고 환기를 수행할 때

② 환기량이 과도하다면 삽관환자에게서 발생할 수 있다.

③ 흡인의 위험이 증가하고 폐의 환기 용량이 유의하게 감소할 것이다.

④ 충분한 기도유지를 하지 않고 환기를 수행할 때이며 흡인의 위험이 증가하고 폐의 환기 용량이 유의하게 감소할 것이다.

⑤ 충분한 기도유지를 하지 않고 환기를 수행할 때이며 환기량이 과도하다면 삽관환자에게서 발생할 수 있다. 그리고 흡인의 위험이 증가하고 폐의 환기 용량이 유의하게 감소할 것이다.

Q116

이산화탄소 측정법에 대한 설명으로 옳지 않은 것은?

① 호기말 이산화탄소 측정($ETCO_2$)은 CPR 동안 심박출에 대한 안전하고 효과적인 비침습적 지표가 된다.

② 호기말 이산화탄소 측정($ETCO_2$)은 CPR 동안 삽관환자의 자발적 순환의 귀환에 대한 초기지표가 된다.

③ 기관내관이 성대를 통과하는 것이 잘 보인다면, 튜브 위치에 대한 $ETCO_2$ 측정 확인은 불필요하다. 그리고 $ETCO_2$와 연결하기 위해 과환기가 중지되어서는 안 된다.

④ 호기말 이산화탄소의 감지는 기관내관 위치 확인을 위한 확실한 수단이 된다. 특히 심정지 동안.

⑤ 만약 환기가 CPR동안 적당하게 시행된다면, 호기말 이산화탄소 농축 변화는 심박출의 변화를 반영한다.

정답 115 ⑤ 116 ③ 117 ⑤

MeMo

핵심문제

0117

호기말 이산화탄소 측정($ETCO_2$ monitoring)에 대한 설명으로 옳지 않은 것은?

① 호기 이산화탄소가 CPR 동안 감지되었다면, 그것은 대개 기관내 ET tube 위치에 대한 신뢰성 있는 지표가 된다.

② 가양성 이산화탄소 결과는 환자가 심정지 전에 많은 양의 탄산음료를 마셨거나 기관내관이 식도에 있을 때 나타난다.

③ 만약 색도계 $ETCO_2$ 감지기가 위 내용물로 오염되었다면, 호흡대 호흡의 색 변화보다 오히려 일정한 색을 나타낼 것이다.

④ 만약 색도계 $ETCO_2$ 감지기가 산성약물(예; 에피네프린 투여)로 오염되었다면, 호흡대 호흡의 색 변화보다 오히려 일정한 색을 나타낼 것이다.

⑤ CPR 동안 에피네프린의 IV bolus 투여는 $ETCO_2$의 배출과 감지에 효과적이지 않을 것이다.

0118

환자가 체온이 상승하고 있을 때 호기말 이산화탄소 측정기 상태로 옳은 것은?

① $ETCO_2$에 있어 느리고 점차적인 증가 ② $ETCO_2$에 있어 갑작스런 증가

③ $ETCO_2$에 있어 느리고 점차적인 감소 ④ $ETCO_2$에 있어 빠르고 점차적인 감소

⑤ $ETCO_2$의 0으로의 갑작스런 하강

0119

막혔던 폐 부분이 갑자기 터졌을 때 호기말 이산화탄소 측정기 상태로 옳은 것은?

① $ETCO_2$에 있어 느리고 점차적인 증가 ② $ETCO_2$에 있어 갑작스런 증가

③ $ETCO_2$에 있어 느리고 점차적인 감소 ④ $ETCO_2$에 있어 빠르고 점차적인 감소

⑤ $ETCO_2$의 0으로의 갑작스런 하강

정답 117 ⑤ 118 ① 119 ②

0120

환자가 움직였고 기관내관이 식도로 들어간 경우의 호기말 이산화탄소 측정기 상태로 옳은 것은?

① $ETCO_2$에 있어 느리고 점차적인 증가
② $ETCO_2$에 있어 갑작스런 증가
③ $ETCO_2$에 있어 느리고 점차적인 감소
④ $ETCO_2$에 있어 빠르고 점차적인 감소
⑤ $ETCO_2$의 0으로의 갑작스런 하강

0121

과도한 과환기일 때 호기말 이산화탄소 측정기 상태로 옳은 것은?

① $ETCO_2$에 있어 느리고 점차적인 증가
② $ETCO_2$에 있어 갑작스런 증가
③ $ETCO_2$에 있어 느리고 점차적인 감소
④ $ETCO_2$에 있어 빠르고 점차적인 감소
⑤ $ETCO_2$의 0으로의 갑작스런 하강

0122

갑작스런 혈압 상실 때 호기말 이산화탄소 측정기 상태로 옳은 것은?

① $ETCO_2$에 있어 느리고 점차적인 증가
② $ETCO_2$에 있어 갑작스런 증가
③ $ETCO_2$에 있어 느리고 점차적인 감소
④ $ETCO_2$에 있어 빠르고 점차적인 감소
⑤ $ETCO_2$의 0으로의 갑작스런 하강

0123

환자가 체온이 떨어지고 있을때의 호기말 이산화탄소 측정기 상태로 옳은 것은?

① $ETCO_2$에 있어 느리고 점차적인 증가
② $ETCO_2$에 있어 갑작스런 증가
③ $ETCO_2$에 있어 느리고 점차적인 감소
④ $ETCO_2$에 있어 빠르고 점차적인 감소
⑤ $ETCO_2$의 0으로의 갑작스런 하강

정답 120 ⑤ 121 ④ 122 ④ 123 ③

MeMo

핵심문제

0124

부분적인 기도폐쇄가 진행되었을 때 호기말 이산화탄소측정기 상태로 옳은 것은?

① $ETCO_2$에 있어 느리고 점차적인 증가
② $ETCO_2$에 있어 갑작스런 증가
③ $ETCO_2$에 있어 느리고 점차적인 감소
④ $ETCO_2$에 있어 빠르고 점차적인 감소
⑤ $ETCO_2$의 0으로의 갑작스런 하강

0125

폐 색전증 발생 시 호기말 이산화탄소 측정기 상태로 옳은 것은?

① $ETCO_2$에 있어 느리고 점차적인 증가
② $ETCO_2$에 있어 갑작스런 증가
③ $ETCO_2$에 있어 느리고 점차적인 감소
④ $ETCO_2$에 있어 빠르고 점차적인 감소
⑤ $ETCO_2$의 0으로의 갑작스런 하강

0126

환자의 혈압이 갑작스럽게 오르기 시작할 때의 호기말 이산화탄소 측정기 상태로 옳은 것은?

① $ETCO_2$에 있어 느리고 점차적인 증가
② $ETCO_2$에 있어 갑작스런 증가
③ $ETCO_2$에 있어 느리고 점차적인 감소
④ $ETCO_2$에 있어 빠르고 점차적인 감소
⑤ $ETCO_2$의 0으로의 갑작스런 하강

0127

견인부목의 적절한 사용으로 옳은 것은?

① 단지 독립적인 대퇴 중간부의 골절만
② 단지 독립적인 경골 중간부의 골절만
③ 단지 슬개골(무릎뼈)의 골절만
④ 대퇴중간부의 골절 또는 경골이나 비골골절, 그러나 관절의 손상(무릎이나 발목)은 없을 때만
⑤ 같은 사지에서 추가적으로 연관된 손상과 상관없이 대퇴골절 어느 것이나

정답 124 ⑤ 125 ⑤ 126 ② 127 ①

0128

구급차 사고가 가장 많이 발생하는 장소는?

① 해가 진 직후　② 도시 도로 가　③ 고속도로
④ 주차장　⑤ 교차로

0129

심정지 환자가 발생한 현장으로 출동하는 도중에 학교버스가 적색등을 깜박이며 앞에서 학생들을 내려주고 있었다. 구급차의 대처방법으로 옳은 것은?

① 학생들이 버스에서 내리는 것이 끝나면 주의를 하면서 버스 앞으로 지나간다.
② 비상등을 켜고 비상경고음은 끄고 조심스럽게 버스 앞으로 지나간다.
③ 버스 운전기사가 손으로 지시할 때까지 기다린다.
④ 버스 운전기사가 적색등을 끌 때까지 기다린다.
⑤ 지나가는 사람이 없으면 버스 앞으로 지나간다.

0130

비상등과 비상경고음 사용에 관해 옳은 것은?

① 음량을 50%까지만 사용한다.
② 사고현장 가까이에 있는 차량들에게 속도를 줄이라는 의미이다.
③ 차량들에게 차선을 양보하라고 점차적으로 소리를 높인다.
④ 비상경고음은 응급차량으로 이송하고 있다는 의미이므로 환자의 불안감을 감소시킨다.
⑤ 비상경고음을 계속 사용할 경우 응급구조사의 불안감이 상승된다.

정답　128 ⑤　129 ④　130 ⑤

핵심문제

0131

경찰의 안내가 필요한 경우로 옳은 것은?

① 교통량이 혼잡한 출퇴근 시간
② 심폐소생술이 필요한 환자의 경우
③ 출동해야 될 장소가 지도에 없을 경우
④ 교통량이 혼잡한 출퇴근 시간이나 출동해야 될 장소가 지도에 없을 경우
⑤ 교통량이 혼잡한 출퇴근 시간이나 심폐소생술이 필요한 환자의 경우, 또는 출동해야 될 장소가 지도에 없을 경우

0132

시내에서 경찰이 구급차를 안내할 경우 올바른 주행은?

① 구급차와 경찰차의 경고음이 서로 혼란스러울 수 있으므로 구급차 경보음을 끈다.
② 경찰의 경고음과 동일하게 사용한다.
③ 경찰차의 한 블록 뒤에 따라간다.
④ 가능한 경찰차 바로 뒤에 따라간다.
⑤ 위험한 지역에서는 경찰차를 바로따라가지만 일반적인 상황에서는 평소와 같은 거리를 유지한다.

0133

교차로에서 구급차의 운행으로 옳은 것은?

① 조심스럽게 정지된 차의 운전자 쪽으로 지나간다.(왼쪽)
② 조심스럽게 정지된 차의 통행인 쪽으로 지나간다.(오른쪽)
③ 다른 운전자의 상황을 무시하고 지나간다.
④ 조심스럽게 정지된 차의 운전자 쪽이나 정지된 차의 통행인 쪽으로 지나간다.
⑤ 조심스럽게 정지된 차의 운전자 쪽이나 다른 운전자의 상황을 무시하고 지나간다.

정답 131 ③ 132 ⑤ 133 ①

0134

대량 교통사고가 발생한 고속도로에 출동하였다. 현장 중간에 있는 사고 차량에서 연기가 나는 것을 발견하였을 때 구급차 대기 장소로 적절한 위치는?

① 접근할 수 있는 첫 번째 사고차량 앞
② 가장 멀리 있는 차량의 바로 뒤
③ 사고 난 고속도로의 건너편 각진 곳
④ 연기가 나는 사고차량의 바로 옆
⑤ 사고차량에서 300m 떨어져 바람이 부는 방향을 보면서

0135

외상센터에서 20분 정도 떨어진 거리에서 교통사고가 발생하였다. 응급구조사의 역할로 옳은 것은?

① 헬기 이송 요청 전에 환자의 의식수준을 평가한다.
② 헬기 이송 요청 전에 환자의 초기평가와 치료를 완전히 수행한다.
③ 헬기 이송이 불필요하더라도 환자의 의식수준을 평가하면서 헬기를 대기시킨다.
④ 대량사고라는 것을 알고 나서 즉시 헬기 이송에 관한 요청을 하고 환자평가와 처치를 시작한다.
⑤ 병원과 차량으로 20분 거리이므로 구급차로 이송한다.

0136

의식이 없고 다발성 손상을 입은 환자의 기관내삽관을 시행하였을 때 헬기가 현장에 도착하였다. 헬리콥터 이송 준비로 옳은 것은?

① 기관내삽관 튜브의 발룬에 공기보다는 증류수를 사용한다.
② PASG를 먼저 착용시킨다.
③ 수액에 압력백을 사용한다.
④ 기관내삽관 튜브의 발룬에 공기보다는 증류수를 사용하고 수액에 압력백을 사용한다.
⑤ 기관내삽관 튜브의 발룬에 공기보다는 증류수를 사용하고 PASG를 먼저 착용시키며 수액에 압력백을 사용한다.

정답 134 ⑤ 135 ④ 136 ④

MeMo

핵심문제

0137

환자와 함께 헬리콥터로 접근할 때 유의해야 할 사항으로 옳은 것은?

① 환자를 싸고 있는 담요를 느슨하게 한다.

② 헬기 승무원의 지시가 있을 때 까지 기다린다.

③ 구급차용 들것을 높인다.

④ 환자를 싸고 있는 담요를 느슨하게 하고 구급차용 들것을 높인다.

⑤ 구급차용 들것을 높이고 환자를 싸고 있는 담요를 느슨하게 한다.

0138

초원의 사고현장으로 헬리콥터 지원을 나갔다. 헬기는 경사진 안전한 공간에 착륙하였다. 헬기로 접근하는 방법으로 옳은 것은?

① 언덕 아래로부터 날개정면

② 언덕 위에서 날개정면

③ 언덕 아래부터 날개꼬리

④ 언덕 위로부터 날개꼬리

⑤ 언덕 위로부터 날개 중앙으로

0139

대량재해사고(MCI)에 관한 설명으로 옳은 것은?

① 많은 환자가 발생된다.

② 택시를 이용하여 지역 응급실로 이송한다.

③ 한 가지 또는 그 이상의 심각한 현장처치가 필요하다.

④ 많은 환자가 발생되며 1가지 또는 그 이상의 심각한 현장처치가 필요하다.

⑤ 많은 환자가 발생하여 택시를 이용하여 지역 응급실로 이송하기도 하며 한 가지 또는 그 이상의 심각한 현장처치가 필요하다.

정답 137 ② 138 ① 139 ⑤

0140

대부분의 MCI에서 START시스템이 사용되고 있다. START의 의미로 옳은 것은?

① 안전한 처치 이송
② 안전한 분류와 평가 및 치료
③ 단순처치 분류
④ 단순 분류와 빠른 이송
⑤ 현장 치료와 빠른 이송

> [대량재해(MCI) 시나리오]
> 쇼핑몰에서 폭발사고가 발생하였다. 응급의료체계가 혼란스러웠고 의심되는 용의자는 없었으며 수많은 사람들이 복도에 있었다.

0141

START분류 시스템을 시작할 때 가장 먼저 수행해야 할 것은?

① '누구든지 상처를 입을 수 있다. 다들 물러서야 해요.'
② '우리는 당신에게 다시 올 것입니다.'
③ '누구든지 팔을 잡고 전화요청을 해야 합니다.'
④ '당신이 상처를 입지 않았다면 여기를 떠나야 해요.'
⑤ '당신이 걸을 수 있다면 일어나서 나오세요.'

0142

START분류 시스템을 시작할 때 무의식 무호흡환자에게 가장 먼저 수행해야 할 것은?

① 검정표를 부착하고 움직일 수 있는 환자 찾기
② 적색표를 부착하고 움직일 수 있는 환자 찾기
③ 녹색표를 부착하고 움직일 수 있는 환자 찾기
④ 표시를 부착하기 전 맥박확인
⑤ 기도유지와 자가호흡 확인

정답 140 ④ 141 ⑤ 142 ⑤

MeMo

핵심문제

0143

의식이 없으며 맥박은 급하고 약하며, 호흡은 30회/분인 환자에게 수행할 처치로 옳은 것은?

① 가까운 구급차에서 중요한 치료
② 경추고정 후 도와 줄 사람을 기다린다.
③ 녹색표를 붙이고 다음 환자를 치료한다.
④ 모든 적절한 치료를 제공한다.
⑤ 적색표를 붙이고 다음 환자를 치료한다.

0144

의식은 있으나 맥박은 급하고 약하며, 호흡은 28회/분인 환자에게 수행할 처치로 옳은 것은?

① 경추가 다쳤는지 물어본다
② 흉추가 다쳤는지 물어본다
③ 검정표를 부착하고 다음 환자 옆으로 이동
④ 이름을 묻는다
⑤ 양손을 잡아보게 한다

0145

START분류 방법에 의한 '심각한 빠른 외상 평가와 응급차량 이송'을 나타내는 색으로 옳은 것은?

① 검정 ② 파랑 ③ 노랑 ④ 녹색 ⑤ 적색

0146

START분류 방법에 의한 '치료가 필요하지만 응급이송은 필요하지 않는 경우'를 나타내는 색으로 옳은 것은?

① 검정 ② 파랑 ③ 노랑 ④ 녹색 ⑤ 적색

정답 143 ⑤ 144 ⑤ 145 ⑤ 146 ④

0147

위기 사건 스트레스 관리위원회가 응급의료 종사자에게 제공하는 위기관리 방법으로 옳은 것은?

> 보기
> 가. 영아와 어린이의 사고와 사망　　나. 몇몇의 사망자
> 다. 비정상적인 미디어 관심　　라. 응급의료종사자의 사고와 자살

① 가, 나, 다, 라　② 가, 다　③ 나, 라
④ 라　⑤ 가, 나, 다, 라

0148

위기 사건 스트레스 관리위원회는 브리핑, 비형식적인 모임, 사고 후 2~4시간이내 모임과 같은 몇 개의 부문으로 구성되어있다. 이것은 응급의료종사자에게 사고 후 그들의 감정을 환기시킬 수 있는 기회를 제공한다. 이런 기능을 무엇이라 하는가?

① 긴장완화 모임　② 부동모임　③ 위기스트레스 관리 디브리핑
④ 개인 상담　⑤ 추후 관리

0149

사고 후 24~72시간 이내에 위기스트레스 관리위원들이 행하는 계획적이고 형식적인 중재를 무엇이라 하는가?

① 긴장완화 모임　② 부동모임　③ 위기스트레스 관리 디브리핑
④ 개인 상담　⑤ 추후 관리

정답　147 ⑤　148 ①　149 ③

MeMo

핵심문제

0150

모든 응급구조사가 받아야 하는 훈련으로 옳은 것은?

① 구강기도유지기 사용법

② 독성물질의 가능성이 있는 상황에서 전문가를 요청하는 방법

③ 스쿠바 사용방법(SCBA)

④ 구강기도유지기 사용법과 독성물질의 가능성이 있는 상황에서 전문가를 요청하는 방법

⑤ 구강기도유지기 사용법과 독성물질의 가능성이 있는 상황에서 전문가를 요청하는 방법 그리고 스쿠바 사용방법

0151

환자 구조 단계에서 현장안전을 유지하는 동안 응급구조사의 역할로 옳은 것은?

① 현장의 위험이 없을 때 구조현장에 적절한 사람을 보낸다.

② 현장내 환자수가 몇 명인지 확인한다.

③ 가능하면 환자에게 근접하여 치료한다.

④ 현장의 위험이 없을 때 구조현장에 적절한 사람을 보내고 현장내 환자수가 몇 명인지 확인한다.

⑤ 현장의 위험이 없을 때 구조현장에 적절한 사람을 보내고 현장내 환자수가 몇 명인지 확인한다. 그리고 가능하면 환자에게 근접하여 치료한다.

0152

구조현장에 도착 직후 수행해야 할 일로 옳은 것은?

① 환자근접 치료

② 환자 이송 준비

③ 환자 분류

④ 현장에 들어가기 전 위험물 관리자에 의해 위험물이 안전한지 확인한다.

⑤ 헬기 요청

정답 150 ② 151 ④ 152 ④

0153

자동차가 전기설비 맨홀에 빠졌고 그 위에 전선이 불꽃을 내며 걸쳐있다. 운전자는 의식이 없으며 그렁거리는 호흡소리가 들렸다. 이 상황에서 응급구조사의 역할로 옳은 것은?

① 경추고정 후 기도유지를 한다.
② 철제로 된 부분을 만지지 않고 환자를 조심스럽게 꺼낸다.
③ 전기회사에 연락하고 전문가를 기다린다.
④ 철제로 된 부분을 만지지 않고 환자를 조심스럽게 일으켜 세운다.
⑤ 고무장갑을 끼고 전선을 걷어치운다.

0154

위험에 처한 환자에게 접근 후 처치를 하기 위한 방법으로 옳은 것은?

① 가능하면 환자에게 근접하여 치료한다.
② 다른 환자들의 요구사항과 처치
③ 환자의 의식상태 확인
④ 가능하면 환자에게 근접하여 치료하고 다른 환자들의 요구사항과 처치를 시행
⑤ 가능하면 환자에게 근접하여 치료하고 다른 환자들의 요구사항과 처치를 시행하며 환자의 의식상태 확인

0155

고속도로 빙판에서 자동차가 미끄러졌다. 운전자는 전복된 차 때문에 위험한 상황에 빠지게 되었다. 구급대원은 '당신의 차량은 안전하지만 당신을 구조하기 위해서는 여러 방법을 취하고, 턱을 잡고서 절단을 해야 한다'고 설명을 하였다. 이때 수행할 사항으로 옳지 않은 것은?

① 의사를 부르고 환자의 사지를 제거하기 위해 허락을 받아야 하며 신속히 처리하기 위해 환자의 의식이 없어야 한다.
② 환자의 눈을 보호하기 위해 유연한 밴드가 부착되고 숨 쉬는 구멍이 있는 고글을 착용시켜야 한다.
③ 환자의 귀 보호를 위해 귀마개를 착용시켜줘야 한다.
④ 환자를 따뜻하게 하기 위해 온몸 전체를 담요로 덮어줘야 한다.
⑤ 환자의 머리와 얼굴을 주기적으로 덮을 수 있는 담요를 준비해야 한다.

정답 153 ③ 154 ④ 155 ①

0156

응급상황에서 환자를 신속히 안전한 곳으로 이동해야 하는 경우로 옳지 않은 것은?

① 구조자가 부상의 위험이 있고(게다가 환자의 부상위험이 증가한다. 그 위험성이 줄어들지 않으면 즉시 이동하기 전까지 환자의 안정성이 늦춰질 것 같을 때

② 환자를 신속히 이동시킬시 현재의 부상이 악화된다면(경추손상이) 그 환자는 이동시키지 말고 적절히 고정시키기 전까지 주위 상황을 살핀다.

③ 환자에게서 빠르게 고름이 나온다면 그들이 척추부위를 고정시키기 전에 고름이 나오는 부위에 물을 부어 구출할 수 있다.

④ 환자가 차량안에 있다면 갑작스럽게 불길이 생길 수 있기 때문에 척추부위를 고정시키기 전에 신속히 이동해야 한다.

⑤ 환자가 빌딩안에 있다면 빌딩이 무너질 수 있기 때문에 척추부위를 고정시키기 전에 신속히 이동해야 한다.

0157

25살 남성이 열려있는 맨홀 속에 빠졌다. 그는 뭔가에 머리를 부딪혔고 의식을 잃었으며 얼마나 빠져있었는지 기억을 못한다고 말했다. 자신의 허리통증을 믿지 못했다. 이런 상황으로 보아 이 환자를 맨홀 속에서 구출할 때 적절한 장비는?

① 긴척추고정판　② KED　③ Sked 기구
④ 하네스 기구와 로프　⑤ 고정된 의자

0158

물속에서 사고가 나면 가장 위험한 상황은?

① 물의 깊이　② 흐르는 물　③ 차가운 물
④ 뜨거운 물　⑤ 고여있는 물

정답　156 ②　157 ③　158 ②

MeMo

0159

위의 상황 중에서 자기 자신을 보호하는 기술로 옳지 않은 것은?

① 흐르는 물에서 당신의 배와 발은 상류쪽으로 방향을 잡고 당신의 머리를 들고 내려오는 방해물을 보며 그것들을 피해야 한다.

② 찬물에서는 머리를 물 밖으로 내놓고 당신의 몸의 열을 유지해야 한다.

③ 유속이 빠른 물에서 서 있으려고 시도하지 말고 깊이에 연연하지 마라.

④ 비록 당신이 수상안전구조교육을 받았을지라도 물속에 들어갈 때에는 수상장비를 착용해야 한다.

⑤ 당신이 다른 사람들과 함께 찬물에 빠졌을 때 함께 붙들고 있으면 저체온증을 늦출 수 있다.

0160

제한된 공간에서 하는 상황으로 옳지 않은 것은?

① 많은 독가스가 내포된 제한된 공간은 구조자의 질식을 유발시킨다.

② 구조자에게 가장 위험한 상황은 구조자의 머리부상이 우려되는 시야가 제한된 좁은 공간이다.

③ 산소가 부족한 장소는 구조자가 사망할 수 있다.

④ 먼지가 많이 있는 곡물저장고는 폭발을 일으킬 위험이 있다.

⑤ 좁은 공간에서 전기기구는 에너지가 저장될 수 있고 전기적 폭발이 일어날 수 있기 때문에 두꺼비집 스위치를 내려야 한다.

0161

위험물과 관련된 고속도로 응급의료팀의 통제요소로 옳은 것은?

① 화염이 발생할 수 있는 엎지러진 연료

② 교통 흐름

③ 날카로운 유리, 금속, 강도 높은 유리, 파편조각에 의한 열상

④ 차량 폭발

⑤ 쓰러진 전신주

정답 159 ① 160 ② 161 ②

MeMo

핵심문제

0162

고속도로 응급의료팀의 통제사항으로 옳은 것은?

① 당신의 차량을 주차한 후, 라이트를 다 켜놓았으면 오토바이 차량이 교통사고의 위험이 있다.

② 완전히 다친 운전자는 사실 전방향 긴급지시등을 켜야 한다.

③ 당신의 차량이 사고현장에 처음으로 도착했다면 그 부서진 차량 주변 블록 안전지역에다 주차해야 한다.

④ 사고현장에서 불꽃 원뿔기둥을 사용하면 안된다. 이것은 법에 처촉되고 특별한 경찰들이 사용하는 것이다 .

⑤ 목격자들이 사고현장에서 적합하지 않은 불꽃을 사용한다면 그것을 끄게 한다.

0163

고속도로에서 일하는 중이거나 오토바이 사고현장에서 잠재적인 위험물로 취급하는 것은?

① 터지지 않은 에어백

② 천연가스 에너지 나 전기적 에너지로 작동하는 차량

③ 에너지 흡수식 범퍼

④ 터지지 않은 에어백과 천연가스 에너지나 전기적 에너지로 작동하는 차량

⑤ 터지지 않은 에어백과 천연가스 에너지나 전기적 에너지로 작동하는 차량 그리고 에너지 흡수식 범퍼

0164

사고 차량에 연결된 배터리를 제거하는 방법으로 옳은 것은?

① 배터리를 제거하기 전 차량의 모든 전원을 끈다.

② 배터리를 제거할 경우 차량소유자에게 허락을 얻고 시행한다.

③ 배터리를 제거할 필요는 없다.

④ 배터리를 제거하기 전 차량의 유해물질을 제거한다.

⑤ 배터리 케이블을 제거하는 것은 터지지 않은 에어백을 터지게 하는 원인이 된다.

정답 162 ② 163 ⑤ 164 ①

0165

자동차의 유리에 관한 설명으로 옳은 것은?

① 2중창으로 된 안전유리

② 파손되었을 때 끝이 둔하여 열상의 가능성은 없다.

③ 파손시 작은 조각이 생겨 날카로운 유리조각이 된다.

④ 파손시 유리 먼지를 유발시켜 환자의 눈코 입에 손상을 준다.

⑤ 파손시 긴 유리조각이 되어 열상을 유발시킨다.

0166

교통사고 현장에 출동하였다. 차량의 불빛은 켜져있었고 환자는 차안에서 무의식 상태로 있었으며 문은 잠겨 있었다. 이때 여러분이 할 일로 옳은 것은?

① 응급의료시스템에 신고한다.

② 윈도우 펀치를 사용하여 환자와 가장 먼 곳 유리를 깬다.

③ 윈도우 펀치를 사용하여 환자와 앞 유리를 깬다.

④ 윈도우 펀치를 사용하여 환자와 뒷 유리를 깬다

⑤ 운전자쪽 문을 열기위해 크로우바를 이용한다.

0167

위험이 있는 사고현장에서 움직이지 못하는 환자를 위한 가장 적합한 구조장비는?

① long spine board　② KED

③ Sked® device　④ Stokes (or similar basket-type) stretcher

⑤ stair chair

정답　165 ②　166 ②　167 ④

0168

Stokes or basket-type stretchers 에 관한 설명으로 옳지 않은 것은?

① "military style" basket stretchers 은 긴척추고정판이 아니다.

② KED 는 basket stretcher 형태이다.

③ Plastic basket stretchers는 wire-mesh보다 긴 것이다.

④ basket stretcher는 부가적인 도구없이 척추를 고정할 수 있다.

⑤ basket stretchers의 가장 발달된 모양은 plastic bottoms과 steel frames이다.

0169

열차가 전복된 사고현장으로 가고 있다. 멀리서 전복된 열차차량에서 녹색 연기가 나는 것을 보았다. 응급구조사가 수행할 일로 옳은 것은?

① 안전한 장소에 구급차를 세우기 전까지는 접근하지 않는다.

② 희생자들을 구조한다.

③ 위험물 전문가를 요청한다.

④ 응급의료상담자에게 열차가 전복된 것을 알리도록 한다.

⑤ 현장을 빠른 속도로 지나가면서 환자가 몇 명인지 파악한다.

0170

169번 문제에서 다음으로 수행해야 할 일로 옳은 것은?

① 안전한 장소에 구급차를 세우기 전까지는 접근하지 않는다.

② 희생자들을 구조한다.

③ 위험물 전문가를 요청한다.

④ 응급의료상담자에게 열차 전복된 것을 알리도록 한다.

⑤ 현장을 빠른 속도로 지나가면서 환자가 몇 명인지 파악한다.

정답 168 ③ 169 ① 170 ③

0171

위험물 사고에서 'open'의 정의로 옳은 것은?

① 잠재적으로 더 많은 환자가 존재할 수 있다.

② 위험물질이 들어있는 통을 열어본다.

③ 위험물을 멀리에서 확인할 수 없다.

④ 사고현장에서 위험물질이 이동할 수 있다.

⑤ 위험물질이 완전히 제거되지 않았다.

0172

위험물 사고에서 'closed'의 정의로 옳은 것은?

① 사고현장에서 이송이 끝난 후 환자가 더 이상 없는 것을 기대한다.

② 위험물질이 들어있는 통을 열어본다.

③ 위험물을 멀리에서 확인할 수 없다.

④ 사고현장에서 위험물질이 이동할 수 있다.

⑤ 위험물질이 완전히 제거되지 않았다.

0173

위험물 사고현장에서 구급차의 주차장소로 옳은 것은?

① 현장에서 역풍(바람을 안고)

② 현장의 위쪽

③ 환자 가까이

④ 현장에서 역풍(바람을 안고)이나 현장의 위쪽

⑤ 현장에서 역풍(바람을 안고)이나 현장의 위쪽 또는 환자 가까이

정답 171 ① 172 ① 173 ④

0174

고속도로에서 탱크로리가 전복되어 액체 물질이 유출되었다. 이물질이 무엇인지 알기 위한 방법으로 옳은 것은?

① 운전자에게 물어본다.
② 차량의 문서를 조사한다.
③ 망원경으로 멀리서 어떤 물질인지 조사한다.
④ 응급상담자에게 트럭회사에 전화해서 알아보라고 지시한다.
⑤ 위험물 전문가를 기다린다.

0175

응급의료종사자들은 예산부족으로 개인보호장비를 완전히 구비하지 못하는 경우가 있다. 응급의료차량이 구비해야 할 장비가 아닌 것은?

① 망원경 ② 가이드북 ③ 개인보호장비
④ SCBA 장비 ⑤ 확성기

0176

응급의료팀이 위험물 현장에 도착했을 때 가장 위험한 지역을 의미하는 표시로 옳은 것은?

① 'hot' (black) zone ② 'hot' (red) zone ③ 'cold' (black) zone
④ 'cold' (red) zone ⑤ 'cold' (blue) zone

0177

위험물질이 있는 현장에서 응급의료팀은 적절한 개인보호를 해야 한다. 적절한 거리를 두는 방법으로 옳은 것은?

① 트럭운전자, 열차 운전자, 공장관리자에게 요구한다.
② 3m 이상 떨어져 있다.
③ the North American Emergency Response Guidebook과 위험물전문가에게 상담한다.
④ 즉시 바람의 방향을 결정하여 즉시 위험지역을 정한다.
⑤ 지도의사에게 상의한다.

정답 174 ③ 175 ④ 176 ② 177 ③

0178

당신은 총격이 있는 주택에 출동하였다. 현장 접근에서 당신의 안전을 위한 방안으로 옳은 것은?

① 집결지에서 경찰의 호위를 받으며 현장이 안정될 때까지 기다린다.

② 차를 멈추고 현장에서 피의자가 감금되거나 제거되고 경찰이 현장이 안전하다고 할 때까지 접근을 기다린다.

③ 피의자가 떠나기에 충분한 시간을 주며 천천히 사이렌을 울리며 현장에 접근한다.

④ 당신의 빛과 사이렌을 멈추고 조용하게 현장에 접근한다. 그래야만 목표물이 되지 않는다.

⑤ 멈추기보다는 현장을 주시하고 경찰관이 안정하다고 보고할 때까지 현장의 활동들을 주의하며 관찰하고 그곳에서 기다려라.

0179

출동 중 목표지점이 어두워 지나쳤을 때의 적절한 주차방법으로 옳은 것은?

① 즉시 집 앞에서 전화해야 한다. 만약 당신이 현장에서 도망가는 것이 필요하다고 느끼면 당신은 재빠르게 도망쳐라.

② 지나치고 개인가정의 시야 밖에서 전화해라.

③ 한두 집을 지나쳐서 당신은 전화를 해라.

④ 길 한 중앙에서 만약 당신이 달아나야 할 현장이라면 달아나라.

⑤ 후진하여 주택을 가라. 달아날 필요가 있다면 재빠르게 앞으로 달아나라.

0180

암흑한 현장에 접근할 때 당신이 해야 할 것은?

① 주택에 가장 가까이 앰뷸런스의 조명을 비추고 조명으로 당신의 접근을 알려라. 퍼지는 빛을 사용하는 대신에 목표를 향해 비춘다.

② 어깨너머로의 당신의 밝은 빛을 머물게 하여 안정하며 당신들이 목표가 될 수 있는 가능성을 줄여줄 수 있다.

③ 당신과 동료들을 비추는 밝은 빛이 바깥으로 새어나가지 않도록 막는다.

④ 개인의 선택에 따라 ① 또는 ②

⑤ 개인의 선택에 따라 ① 또는 ③

정답 178 ② 179 ③ 180 ③

0181

어두운 가정에 안전하게 접근하는 방법 중 옳지 않은 것은?

① 시야 밖으로 걷는 것과 문 앞을 향해 건물의 경계선이나 잔디를 지나 접근하는 것을 피하라.

② 창 안을 들여다보는 것은 피하라.

③ 당신이 접근할 때 탈출할 수 있는 은폐물을 찾아 놓아라.

④ 불빛을 밝게 비추는 것은 피하며 당신의 동료는 뒤를 따르게 한다.

⑤ 노킹할 때 문 앞에 바로 서 있는 것을 피한다.

0182

'Kevlar® vests' 보호 장비에 대한 설명으로 옳지 않은 것은?

① 얼음조각, 작은 권총 탄환, 칼 같은 무기를 막아주는 데 최상의 조끼이다.

② 대부분의 조끼는 고속의 라이플 탄환을 막지 못한다.

③ 클레어 조끼는 날카로운 탄환이 장갑을 뚫는 것을 막지 못한다.

④ 조끼를 입었을 때 두부. 겨드랑이, 서혜부, 대퇴부는 보호 받지 못한다.

⑤ 조끼를 입으면 무딘 손상으로부터 몸통 부위를 보호해준다.

0183

은폐하는 것과 같이 보호해줄 수 있는 물체로 옳은 것은?

① 캔 쓰레기　　② 덤불　　③ 둘레가 큰 나무

④ 자동차 문　　⑤ 큰 관목

0184

은폐하는 것과 같이 보호해줄 수 있는 물체로 옳지 않은 것은?

① 벽돌담　　② 큰 사용덤프

③ 다른 자동차 또는 앰뷸런스의 엔진블럭　　④ 자동차 문, 특히 앰뷸런스의 칸막이문

⑤ 큰 바위

정답　181 ②　182 ①　183 ③　184 ④

0185

동료와 함께 50세 여성에게 CPR을 실시하는데 그녀의 남편이 총을 겨누며 중지하라고 할때 취해야 할 행동으로 옳은 것은?

① 처치를 중단하면 처벌 받을 수 있으므로 동료에게 CPR을 계속하라고 하며 남편을 안정시킨다.

② 지원팀이 올 시간 동안 장비를 천천히 챙긴다.

③ 장비를 옮기고 두려움을 가라앉힌다.

④ 동료에게 남편을 압도해서 제압하자고 귀띔한다.

⑤ 치료를 멈추거나 손상시키면 책임져야 하므로 동료가 치료를 계속하는 동안 남편을 안정시키려고 노력한다.

0186

현장에서 다른 범죄를 막기 위해 사용되는 무기를 찾았을 때의 행동으로 옳은 것은?

① 경찰이 올 때까지 제자리에 내버려둔다.

② 경찰이 올 때까지 담요나 베개 위에 놓고 앉는다.

③ 어떠한 부분의 접촉 없이 수거하여 통으로 넣어 경찰이 올 때까지 구급차에서 보호한다.

④ 연필이나 펜으로 수거하여 통안에 넣고 어느 부분의 접촉도 하지 않고 경찰이 올 때까지 구급차에서 보호한다.

⑤ 손으로 움켜지면서 수거하여 경찰이 올 때까지 구급차에서 보호한다.

0187

일요일 오후 당뇨성 혼수라는 신고를 받고 시외의 한 가정에 도착했다. 베란다 위에 고양이가 있고, 집 안에는 고양이의 소변이 있다. 문을 열었을 때 부엌 바닥에 한 여성이 쓰러져 있었다. 들어가자마자 식탁 위에 이상한 유리조각이 있음을 알고 처치를 시작하는데 가스폭발의 위험도 있었다. 이때 취해야 할 행동으로 옳지 않은 것은?

① 버너를 끈다　　② 경찰 신고　　③ 즉시 건물을 떠남

④ 차를 타고 빌딩을 떠남　　⑤ 집과 가까운 대피소로 피난

정답　185 ③　186 ⑤　187 ①

핵심문제

0188

폭력이 많이 발생하는 장소로 옳은 것은?

① 주택 ② 학교 ③ 차
④ 사무실 건물 ⑤ 길거리

0189

폭력배 활동에 관한 설명으로 옳지 않은 것은?

① 당신이 경찰과 관련된 복장을 하고 있을 때 폭력배 조직원들에게 위험이 증가된다.
② 폭력배 조직원들이 눈치채지 못하게 수화를 사용한다.
③ 폭력배들은 약을 팔아 자금을 공급한다.
④ 폭력배의 의류는 평범한 색상이 섞인 것을 사용한다.
⑤ 폭력배 활동은 큰 도시와 가까운 교외로 제한된다.

0190

위험으로부터의 도피 기술로 옳지 않은 것은?

① 가장 빠르게 즉시 당신의 앰뷸런스를 향해 달린다.
② 당신을 따라오는 사람에게 장비를 던질 것을 고려한다.
③ 당신이 달리고 있는 다른 방향으로 장비를 던질 것을 고려한다.
④ 추적자가 따라오는 길 위에 물건을 뒤집는다.
⑤ 파트너와 다른 방향으로 달려간다.

0191

범죄 현장의 증거로 옳지 않은 것은?

① 환자의 몸이나 옷에 묻은 용액 ② 당신의 파트너에 의한 현장 설명
③ 환자의 옷에서 찾은 참고물 ④ 가구 위에 튀겨진 혈액
⑤ 계단 위에 떨어진 혈액

정답 188 ⑤ 189 ⑤ 190 ① 191 ②

MeMo

0192

반듯이 누워있는 환자의 티셔츠 오른쪽 앞쪽의 두 구멍으로부터 출혈이 있다. 이 환자의 현장 보존 방법으로 옳은 것은?

① 환자의 한쪽 방향으로 통나무굴리기 하여, 티셔츠의 등 중간 부분을 잘라내고 환자의 등을 평가하고 밖으로 나온 상처가 있는지 조사한다. 다시 긴척추고정판에 통나무굴리기 하고, 환자의 몸에서 티셔츠를 제거하고 경찰에게 넘겨준다

② 셔츠에 대한 더 이상의 손상을 피하고 주변을 치료한다. 이것 또한 환자에게 남아있는 셔츠이기 때문에 '증거물'로 보존한다.

③ 티셔츠 중앙을 잘라 환자를 치료한 후 셔츠를 완전히 제거한다.

④ 구멍을 통하여 셔츠를 자르고 환자를 치료한 후 셔츠를 완전히 제거한다.

⑤ 티셔츠의 구멍이 있는 부분을 잘라 놓고 그것을 경찰에게 준다.

0193

응급실로 가는 도중 자상환자의 피로 젖은 신발을 벗겼다. 신발을 증거로 보존할 수 있는 방법으로 옳은 것은?

① 환자가 그것을 가질 수 있도록 환자의 발아래 놓는다.

② 종이가방 안에 넣고 환자의 이름을 테이프에 적어 붙인다.

③ "hazmat" 또는 비슷한 비닐봉지에 넣고 환자의 이름을 테이프에 적어 붙인다.

④ ① 또는 ②, 응급실의 프로토콜에 따른다.

⑤ ① 또는 ③, 응급실의 프로토콜에 따른다.

0194

범죄 현장을 걸을 때의 설명으로 옳지 않은 것은?

① 딱딱한 바닥에 어떤 축축한 물질이라도 밟는 것을 피한다.

② 카펫 위에 마른 어떤 축축한 물질이라도 밟는 것을 피한다.

③ 딱딱한 바닥이나 카펫 위에 어떤 마른 물질이라도 밟는 것을 피한다.

④ 경찰에 의해 통제되는 현장에 들어가는 것을 허락받았다면 가능한 빠르게 환자에게 다가간다.

⑤ 당신이 만질 필요가 전혀 없는 것들은 만지지 마라.

정답 192 ① 193 ② 194 ④

핵심문제

195

거리에서 총상을 입은 환자가 구급차로 왔다. 안전과 증거 보존에 관한 설명으로 옳지 않은 것은?

① 환자의 옷에 날카로운 물건이 있을 것에 대해 주의한다.

② 피로 옷의 많은 부분을 젖게 하는 체액의 증거를 보호한다. 가능한 안쪽이 평평한 큰 종이가방에 옷의 부분을 감아 넣는다. 그리고 이중으로 된 종이가방으로 마무리를 한다.

③ 옷은 한 개씩 별도의 가방에 담는다.

④ 주머니의 내용물들을 따로 가방에 담는다.

⑤ 옷의 작은 부분들을 한 비닐봉지에 모두 넣고 환자의 이름을 붙인다. 같은 방법으로 모든 소유물을 한 개의 비닐봉지에 모두 넣는다.

196

경찰의 범죄기록에서 중요하지 않은 것은?

① 범죄 형태는 구경꾼들의 설명과 관계가 있다

② 당신이 환자를 돌보는 동안 주었던 약물들

③ 당신이 도착했을 때 환자의 상태

④ 당신이 도착했을 때 환자의 위치

⑤ 범죄에 관한 환자의 설명

197

당신이 돌보던 자상환자가 응급실에 도착하자마자 사망했다고 한다. 범죄에 희생당한 환자 치료에 대한 기록으로 옳은 것은?

① 현장에서 가해자의 방향과 목격자 설명 등을 상세하게 기록한다. 목격자 설명은 인용부호를 사용한다.

② 현장에서 거론된 모든 개인의 이름을 기록한다.

③ 현장에서 보았던 개인의 수를 기록하고 피부색을 참고한다. 만약 폭력배라면 의심해 본다.

④ 관찰내용과 건강상태, 의학적인 우려만을 상세하게 기록한다.

⑤ 듣고 보았던 모든 것을 상세하게 기록한다.

정답 195 ⑤ 196 ② 197 ④

0198

구조호흡 또는 인공환기의 방법으로 옳은 것은?

① 1번 길고 깊고 강한 환기(2초에서 4초 동안) 폐를 충분히 부풀려라.

② 2회 환기, 1초에 1회 실시

③ 4회 빠른 환기, 이전보다 길게, 호흡과 심장이 환자의 폐를 충분히 부풀려라.

④ ①, ②, 지역 지침에 따른다.

⑤ ①, ③, 지역 지침에 따른다.

0199

구강 대 구강 또는 구강 대 마스크, 백밸브 마스크 수행에 관한 설명으로 옳지 않은 것은?

① 구강 대 마스크 또는 BVM환기는 최소 1초 동안 해야 한다.

② 구강 대 마스크 또는 BVM환기는 흉곽이 팽창한 것이 확실히 보일 때 해야 한다.

③ 흉곽이 팽창한 것이 보일 때 구강 대 마스크 환기가 일어나지 않으면 환자의 기도는 다시 확보되어야 하고 환기를 즉시 해야 한다.

④ 흉곽이 팽창한 것이 보일 때 BVM환기가 일어나지 않으면 환자의 기도는 다시 확보되어야하고 마스크를 다시 고쳐서 씌우고 즉시 환기를 해야 한다.

⑤ 산소가 15LPM으로 제공되고 있고 BVM이 산소 부유가 갖추어졌을 때 BVM은 산소가 없는 구강 대 마스크 환기보다 훨씬 많은 양을 제공할 수 있다. 따라서 BVM환기 기간의 산소제공시간이 약 2분의 1이 짧아질 수 있기 때문에 추천되어 진다.

0200

기관내삽관(ET튜브, Combi튜브, PtL, LMA)을 실시하기 전에 BVM에 관한 내용으로 옳지 않은 것은?

① 구조자의 손 크기, 힘, 경험과 관계없이 1인 BVM 환기는 2명의 BVM 환기보다 효과적이지 못하다.

② BVM은 기관내삽관 장치를 부착했을 때 실질적인 양압환기를 일으키게 하기 때문에 분당 8회~10회 환기는 흉부압박 중단 없이 전달할 수 있다.

③ 흉부압박 1주기가 끝나기 전 흉부압박자는 2회 BVM환기를 2초 동안 실시해야한다.

④ 입인두기도기 삽입은 BVM 환기를 효과적으로 전달할 수 있게 해준다는 점에서 중요하다.

⑤ 구인두기도기 삽입은 BVM 환기를 효과적으로 전달할 수 있게 해준다는 점에서 중요하다.

정답 198 ② 199 ⑤ 200 ②

0201

기관내삽관(ET튜브, Combi튜브, Ptl, LMA)을 실시하기 전에 BVM에 관한 내용으로 옳은 것은?

① 기관내 장치 부착 후에 1인 BVM 환기는 2명의 BVM 환기보다 효과적이지 못하다.
② 기관내삽관 장치를 연결했을 때 분당 8~10회 BVM 환기는 흉부압박 변화와 관계없이 전달될 수 있다.
③ 적절한 폐 환기를 할 때 압박하는 사람은 흉부압박 주기가 끝날 때 1초 동안 변화를 보고 2회 환기를 한다.
④ 적절한 폐 환기를 할 때 압박하는 사람은 흉부압박 주기가 끝날 때 2초 동안 변화를 보고 2회 환기를 한다.
⑤ 적절한 폐 환기를 할 때 압박하는 사람은 흉부압박 주기가 끝날 때 1~4초 동안 변화를 보고 1회 과환기를 한다.

0202

심한 호흡곤란을 호소하며 핑크빛 거품이 섞인 가래를 뱉는 환자가 있다. 이 환자를 응급센터로 이송할 때 가장 적절한 자세는?

① 반좌위 ② 바로누운자세 ③ 엎드린자세
④ 옆으로 누운자세 ⑤ 다리를 구부리는 자세

0203

항공 이송시 발생될 수 있는 생리적 영향에 대처하는 내용이다. 옳은 것은?

보기
가. 고도로 인한 산소분압의 감소로 보조적인 산소 공급이 필요하게 된다.
나. 위장관내 공기가 팽창하여 구토나 흡인을 유발할 수 있다.
다. 삽관용 커프는 공기 대신 물이나 식염수를 채워 일정한 압력을 유지해야 한다.
라. 기흉이 있는 환자는 흉관을 제거해야 한다.

① 가, 나, 다 ② 가, 다 ③ 나, 라
④ 라 ⑤ 가, 나, 다, 라

정답 201 ② 202 ① 203 ①

0204

환자 이송법에 관한 설명이다. 옳은 것은?

보기

가. 운반도구를 이용하여 환자를 들어 옮길 때 운반하는 사람의 수는 짝수인 것이 좋다.
나. 환자를 들어올릴 때는 가능한 허리를 구부려 물체를 몸 가까이 유지한다.
다. 가능하다면 당기는 것보다 미는 것이 좋다.
라. 몸 앞으로 뻗어야하는 경우는 50cm 이상 최대로 뻗어야 한다.

① 가, 나, 다　② 가, 다　③ 나, 라
④ 라　⑤ 가, 나, 다, 라

0205

다음은 환자를 들어올리고 이동하는 원칙에 대한 설명이다. 옳은 것은?

보기

가. 굴릴 수 없고 밀 수 없고 당길 수 없는 환자만 들어올린다.
나. 환자의 체중이 응급구조사의 한쪽 발에 주로 실리게 한다.
다. 환자를 들어올릴 때는 다리를 이용하여 들어올린다.
라. 환자를 이송할 때의 보폭은 어깨넓이 보다 넓어야 한다.

① 가, 나, 다　② 가, 다　③ 나, 라
④ 라　⑤ 가, 나, 다, 라

0206

구출구조대(extrication device)를 이용하여 환자를 구조할 때 제일 먼저 고정을 하여야 하는 부위는?

① 머리　② 가슴　③ 다리　④ 손목　⑤ 서혜부

정답　204 ②　205 ②　206 ②

0207

부서진 차량속에 갇힌 환자를 구조하는 방법으로 옳은 것은?

보기
가. 구출 전에 먼저 차량을 안정시켜야 한다.
나. 시동 열쇠가 꽂혀 있으면 신속히 제거한다.
다. 차량문의 잠금 장치에 접근하기 어려우면 유리를 깰 수도 있다.
라. 차량 문을 통해 환자를 구조하는 것보다는 차량의 지붕을 들어내고 안전하게 구조해내야 한다.

① 가, 나, 다 ② 가, 다 ③ 나, 라
④ 라 ⑤ 가, 나, 다, 라

0208

구급차로 환자를 이동할 때나 이송시 환자를 적절히 위치시키는 방법에 관한 설명이다. 옳은 것은?

① 혈압이 저하된 환자는 하지를 낮게 유지한다.
② 출혈이 의심되지 않는 두부손상 환자는 머리를 약간 올려 이송한다.
③ 척추손상이 의심되더라도 환자가 의식이 있으면 척추고정이 반드시 필요하지는 않다.
④ 흉부 통증을 호소하는 환자는 엎드린 체위를 취하도록 한다.
⑤ 척추 부상이 의심되지 않는 의식이 없는 환자는 회복자세를 유지시켜야 한다.

0209

환자 이동시 원칙에 관한 설명 중 옳은 것은?

① 빌딩이 무너질 위험이 있더라도 환자의 척추부상 예방 조치는 반드시 실시하고 이동한다.
② 차안에 치명적인 손상이 있는 환자의 경우 KED를 착용시켜 차량 밖으로 구조한다.
③ 긴급 이동에 있어 가장 큰 위험은 척추 부상이 악화될 수도 있다는 것이다.
④ 일반적으로 긴 축 방향으로 끌기는 환자의 손을 잡고 끄는 것이다.
⑤ 응급 이동은 현장에서 완전한 진단과 처치를 실시해야 한다.

정답 207 ① 208 ② 209 ③

0210

다음의 환자구조에 관한 내용으로 옳지 않은 것은?

① 얼음구조에서 얼음이 깨져서 조난자가 물속으로 빠지는 경우 안전줄이나 구명대를 던지는 것이 좋다.

② 척추손상이 의심되는 환자가 높은 건물에 위치한 경우에는 바구니들것(basket stretcher)을 이용한다.

③ 머리손상 환자와 쇼크환자는 머리를 낮춘 위치로 조절하여 구조한다.

④ 환자를 수직으로 세운 자세로 구조하는 방법은 척추손상 환자에게는 일반적으로 사용하지 않는다.

⑤ 광산 갱구나 하수구 등에서 이송시는 수직으로 구조해야 한다.

0211

산소탱크를 안전하게 관리하는 방법에 대한 설명이다. 옳은 것은?

보기

가. 산소탱크 출구를 보호할 때는 반창고를 사용한다.
나. 산소의 유효기간은 2년이다.
다. 3년마다 산소탱크를 검사한다.
라. 밸브는 완전히 열었다가 반쯤 돌려 닫아 사용한다.

① 가, 나, 다 ② 가, 다 ③ 나, 라
④ 라 ⑤ 가, 나, 다, 라

0212

환자에게 비재호흡 마스크로 산소를 분당 10ℓ로 투여하려고 한다. M형 고정형 압력계가 1,000PSI를 가리키고 있다. 환자에게 산소를 투여할 수 있는 시간은? (M형 산소통의 상수: 1.56)

① 1시간 ② 2시간 ③ 3시간 ④ 4시간 ⑤ 5시간

정답 210 ③ 211 ④ 212 ②

0213

심한 호흡곤란과 핑크빛 거품이 섞인 가래를 뱉는 환자를 이송하기에 가장 적절한 것은?

① 계단형 들것 ② 긴척추고정대 ③ 휴대용 들것
④ 분리형 들것 ⑤ 바구니형 들것

0214

반자동제세동기 사용에 대한 설명이다. 옳은 것은?

① 2회 제세동 후에 맥박을 확인한다.
② 제세동기가 도착해도 심폐소생술을 계속한다.
③ 근무시작 전에 배터리를 확인한다.
④ 리듬분석시 맥박을 확인한다.
⑤ 움직이는 구급차내에서도 제세동한다.

0215

긴척추고정대 사용에 대한 설명이다. 바른 것은?

보기
가. 환자는 통나무굴리기법으로 고정판에 눕힌다.
나. 환자이동시 머리를 고정한 응급구조사가 구령을 한다.
다. 임신말기 환자는 고정판을 오른쪽을 들어서 왼쪽으로 기울어지게 한다.
라. 머리를 가장 먼저 고정한다.

① 가, 나, 다 ② 가, 다 ③ 나, 라
④ 라 ⑤ 가, 나, 다, 라

정답 213 ① 214 ③ 215 ①

0216

혈당측정기에 대한 설명이다. 옳은 것은?

① 비침습적인 방법이다.

② 환자의 손가락은 소독할 필요가 없다.

③ 100mg%이상은 고혈당을 의미한다.

④ 검사지에 혈액이 적으면 측정치가 달라진다.

⑤ 의식이 명료한 환자의 측정치가 25mg%일 때는 즉시 포도당을 투여한다.

0217

응급의료체계에서 직접의료지도는?

① 질관리 ② 정규처방 ③ 의사와의 통신

④ 훈련 및 교육 ⑤ 환자분류 지침

0218

의료지도 의사와 접촉하기 전에 현장에서 수행되는 응급처치의 중재는?

① 질관리 ② 이송지침 ③ 분류지침

④ 정규처방 ⑤ 직접의료지도

0219

응급의료서비스의 질 향상에 대한 설명으로 옳지 않은 것은?

① 자격 취득 후 지속적인 교육을 받는다.

② 가급적 직접의료지도에 의한 처치를 시행한다.

③ 응급처치장비는 규칙적으로 점검하고 유지한다.

④ 응급처치 후 환자나 의료진에게 추후 정보를 얻는다.

⑤ 보고서를 정확하게 작성하여 검토하고 기록은 보관한다.

정답 216 ④ 217 ③ 218 ④ 219 ②

MeMo

핵심문제

0220

질개선 프로그램은 질관리 프로그램보다 무엇을 더 활용하는가?

① 의료업무 ② 치료의 질 ③ 처치의 효과
④ 임상적인 논점 ⑤ 소비자의 만족도

0221

응급구조사가 지켜야 할 윤리강령에 대한 설명으로 옳지 않은 것은?

① 환자의 생명을 보호하며 응급처치의 질을 향상시킨다.
② 응급의료체계의 다른 자격에 대해서도 관심을 가진다.
③ 응급의료체계에 영향을 미치는 법률제정을 알아야 한다.
④ 적절하고 전문적인 방법으로 비윤리적인 행동을 밝힐 책임이 있다.
⑤ 공공의 안녕에 해롭더라도 환자를 위해서는 전문지식을 사용해야 한다.

0222

신뢰받는 응급구조사가 되기 위한 인격적 특성이 아닌 것은?

① 책임감 ② 지도력 ③ 솔선수범
④ 자기통제 ⑤ 보수교육

0223

응급구조사의 보수교육을 위한 교육방법이 아닌 것은?

① 정규처방 ② 이동교실 ③ 병원 순환
④ 사례연구 ⑤ 카세트 강의

정답 220 ⑤ 221 ⑤ 222 ⑤ 223 ①

0224

환자의 권익 옹호를 위한 응급구조사의 역할 및 책임이 아닌 것은?

① 환자를 위해 말하고 변호한다.
② 환자와 친밀한 관계를 유지한다.
③ 병원 관계자가 관심을 갖도록 해준다.
④ 처치에 도움이 되도록 주위 사람들에게 환자정보를 공개한다.
⑤ 환자의 가족에게 상황을 알리는 간단한 업무도 수행한다.

0225

응급의료에 관련된 조직과 사회에서 인정된 학술적인 사항에 의한 치료기준은?

① 전문적 기준 ② 제도화된 기준 ③ 응급처치 범위의 기준
④ 법률에 의해 정해진 기준 ⑤ 사회관행으로 정해진 기준

0226

응급처치 범위를 정확히 알고 응급의료행위를 수행하는 기준은?

① 사회관행으로 정해진 기준 ② 법률에 의해 정해진 기준
③ 면책의 양식에 의한 기준 ④ 동의의 법칙에 의한 기준
⑤ 전문적 또는 제도화된 기준

0227

응급의료체계에서 가장 흔한 동의의 형태는?

① 고지된 동의 ② 묵시적 동의 ③ 명시적 동의
④ 정신질환자의 동의 ⑤ 미성년자에 대한 동의

정답 224 ④ 225 ① 226 ② 227 ②

0228

응급구조사가 환자에게 적절한 치료를 계속 제공하지 못할 때 해당되는 과실은?

① 유기 ② 태만 ③ 중상 ④ 학대 ⑤ 폭행

0229

타인의 인격이나 명성을 부정하거나 문서로 손상을 끼치는 행위는?

① 유기 ② 폭행 ③ 구타 ④ 중상 ⑤ 명예훼손

0230

중상에 대한 옳은 설명은?

① 타인에게 동의 없는 신체적 접촉행위

② 타인에게 법적인 치료기준을 위반한 행위

③ 타인의 인격을 악의의 표현으로 손상을 가하는 행위

④ 타인의 인격이나 명성을 문서로써 손상을 끼치는 행위

⑤ 타인에게 직접적인 신체손상에 대한 두려움을 주는 행위

0231

범죄현장에서 증거를 보존하기 위한 응급구조사의 책무가 아닌 것은?

① 경찰과 함께 협조한다.

② 가급적 전화는 사용하지 않는다.

③ 현장에 영향을 주는 행위를 최대화한다.

④ 응급처치를 위해 가구를 옮겼다면 보고한다.

⑤ 지문을 보존하기 위하여 불필요한 접촉은 피한다.

정답 228 ① 229 ⑤ 230 ③ 231 ③

0232

응급구조사가 불안에 의해 정상적으로 보일 수 있는 증상과 징후가 아닌 것은?

① 빈뇨 ② 식욕부진 ③ 호흡곤란

④ 혈압감소 ⑤ 흉부압박감

0233

응급의료통신에서 두 번째 연계는?

① 응급상황 신고

② 응급구조사와 응급의료센터와의 통신

③ 응급의료센터에서 의료진에게 보고서 제출

④ 적절한 응급의료종사자의 응급통신관리

⑤ 환자이송 후 응급통신 관리자에게 보고

0234

응급의료통신에서 송신소를 대신해서 전화 및 위성연계를 하는 장치는?

① 변조기 ② 자동중계 ③ 원격송수신

④ 무선공중선계 ⑤ 약부호 입력기

0235

응급구조사에 의한 환자정보 통신에 대한 설명으로 옳지 않은 것은?

① 응급의료통신을 유용하게 이용할 수 있다.

② 의료진이 환자정보를 신속하게 입수할 수 있다.

③ 표준양식이 의료정보를 완벽하게 확보하여 준다.

④ 환자 치료관리 준비를 위하여 정보를 병원에 제공한다.

⑤ 응급의료체계의 기본요소는 환자정보를 가족에게 알리는 것이다.

정답 232 ④ 233 ④ 234 ③ 235 ⑤

핵심문제

Q236

응급의료진과의 통신 시 보고해야 할 내용으로 옳지 않은 것은?

① 환자의 과거력 ② 환자의 주증상 ③ 환자의 연령과 성별
④ 환자에게 시행한 응급처치 ⑤ 환자 이송 시 현장 출발시간

Q237

통신장비를 관리하는 방법으로 옳지 않은 것은?

① 먼지나 습기로부터 보호한다.
② 용제를 사용하여 규칙적으로 장비를 세척한다.
③ 떨어뜨리는 것은 고장의 원인이 되므로 주의한다.
④ 충전된 밧데리가 장착되어 있는지 매일 확인한다.
⑤ 고장시에는 자격이 있는 기술자에게 수리를 의뢰한다.

Q238

병원전 처치를 기록하는 표준양식에 대한 설명으로 옳지 않은 것은?

① 병원전 법률적 문서기록으로 남기기 위해서
② 의료진이 환자의 병원전 처치의 내용을 알기 위해서
③ 환자가 응급처치를 거부하는 경우 기록을 남기기 위해서
④ 법적인 관점에서 보면 기록보다 통신이 더 중요할 수 있다.
⑤ 정보는 법적인 효력을 가지며 모든 기록지에 서명해야 한다.

Q239

상호간 의사소통에 대한 설명으로 옳지 않은 것은?

① 말을 천천히 명확하게 한다.
② 환자가 질문에 답할 때에는 경청한다.
③ 환자를 살피기 위해서 환자보다 높게 위치한다.
④ 소아환자에게는 진실로 말하는 것이 중요하다.
⑤ 환자가 알아듣지 못하는 용어는 사용하지 않는다.

정답 236 ⑤ 237 ② 238 ④ 239 ③

0240

어린이 환자와 의사소통 시 유의해야할 사항으로 옳지 않은 것은?

① 어린이 눈높이로 자세를 낮춘다.

② 정직하고 모든 사실을 진실로 대한다.

③ 의사소통 시 부모를 참여시키면 효과적이다.

④ 종종 어른보다 거짓말을 빨리 알아챌 수 있다.

⑤ 잘 들을 수 있도록 보통보다 큰소리로 말한다

0241

구급활동일지의 '서술부분' 작성 시 4가지 기본요소에 포함되지 않는 것은?

① 환자 분류 ② 환자 상태 ③ 이학적, 신경학적 소견

④ 환자에게 제공된 응급처치 ⑤ 응급구조사의 진단 소견

0242

추가기록 및 특수한 보고서를 작성하지 않아도 되는 환자는?

① 성폭행 환자 ② 개에게 물린 환자 ③ 심한 두부손상 환자

④ 아동 및 노인 학대 ⑤ 특이한 감염병 환자

0243

운행보고서 작성시 '추정 진단' 기록에 대한 설명으로 옳지 않은 것은?

① 현장에서 얻은 임상적 소견을 토대로 작성한다.

② 가능성 있는 질환이나 손상을 모두 기재한다.

③ 증상과 이학적 소견을 토대로 의심되는 질환을 기록한다.

④ 1차, 2차 평가를 통하여 얻은 임상적 소견을 기초로 한다.

⑤ 의사의 진단과 동일하지 않으면 의사의 지시를 받아 기록을 수정한다.

정답 240 ⑤ 241 ① 242 ③ 243 ⑤

MeMo

핵심문제

0244

재해현장이나 환자수집소에서 시행하는 응급처치가 아닌 것은?

① 기도확보 ② 산소투여 ③ 심장마사지
④ 압박 지혈 ⑤ 창상부위 압박

0245

재해시 이송순위와 이송수단의 원칙으로 옳지 않은 것은?

① 이송차량에 전문응급구조사는 탑승하지 않는다
② 긴급환자는 응급차량이나 항공기로 이송한다.
③ 비응급환자는 인근의 1 · 2차 병원으로 이송한다
④ 사망자가 소수인 경우에는 병원 영안실로 이송한다.
⑤ 중증도별로 치료가 가능한 병원으로 직접 이송한다.

0246

항공 이송에 대한 설명으로 옳지 않은 것은?

① 경부 및 척추를 고정한 후 이송한다.
② 중증환자나 호흡곤란환자는 상태가 악화될 수 있다.
③ 필요시에는 기관삽관을 시행하여 기도를 확보한다.
④ 구토의 가능성이 있는 중증환자는 위장관튜브를 삽입한다.
⑤ 심정지 환자는 구급차보다는 항공기로 신속히 이송한다.

0247

갑자기 발생하며 인명손실 및 재산파괴가 가장 심한 자연재해는?

① 지진 ② 태풍 ③ 해일 ④ 홍수 ⑤ 선풍

정답 244 ② 245 ③ 246 ⑤ 247 ①

0248

바다에 표류 중인 환자를 구조하였다. 맥박 54, 호흡 16/분, 모세혈관 재충혈 2초 이내, 체온 34.7도이다. 중증도는?

① 긴급환자 ② 응급환자 ③ 비응급환자
④ 지연환자 ⑤ 중급환자

0249

인위적 재해의 유형이 아닌 것은?

① 테러 ② 선풍 ③ 건물붕괴
④ 위험물질 사고 ⑤ 원자력발전소 사고

0250

방사능물질에 의한 사고에 대한 설명으로 옳지 않은 것은?

① 방사능사고는 사회에 영향을 많이 미친다.
② 현장에서의 제독은 제한적으로 실시하여야 한다.
③ 방사선 검사실, 원자로 등의 장소에서 발생한다.
④ 다른 위험물질에 의한 재해보다도 더 위협적이다.
⑤ 손상은 노출된 시간 및 방사선과의 거리에 의해 결정된다.

0251

압좌증후군에서의 저혈류량이 발생하는 요인이 아닌 것은?

① 탈수 ② 출혈 ③ 혈관수축
④ 부적절한 소생술 ⑤ 혈관 이외의 장소에 혈류저장

정답 248 ① 249 ② 250 ① 251 ③

MeMo

핵심문제

0252

재해발생 후 피해자들에게 가장 높게 나타나는 정신적 증상은?

① 슬픔 ② 악몽 ③ 피로감
④ 죄의식 ⑤ 재해가 재현되는 느낌

0253

감염증 발생에 영향을 미치는 요소가 아닌 것은?

① 이용자원 ② 풍토병 유무 ③ 주민의 특성
④ 물리적 요인 ⑤ 재해의 종류와 규모

0254

응급센터에 내원한 중증 실혈성 쇼크환자의 수액처치에 대한 설명으로 옳지 않은 것은?

① 1단계: 평균동맥압이 60mmHg이 되지 않으면 생리식염수를 투여한다.
② 2단계: 45세 미만이고 심장병이 없으면 현탁액과 하트만용액을 더 투여한다.
③ 3단계: 중심정맥압이 $10cmH_2O$ 이상이냐에 따라 주는 속도를 결정한다.
④ 4단계: 적혈구 용적이 25%가 되지 않으면 수혈을 고려한다.
⑤ 5단계: 평균동맥압이 치료에 반응하느냐에 따라 다시 결정한다.

0255

협심증이 의심되는 환자에게 사용되는 약물은?

보기
가. 니트로글리세린(nitroglycerin) 나. 산소(oxygen)
다. 니페디핀(nifedipine) 라. 에피네프린(epinephrine)

① 가, 나, 다 ② 가, 다 ③ 나, 라
④ 라 ⑤ 가, 나, 다, 라

정답 252 ⑤ 253 ④ 254 ③ 255 ①

MeMo

0256

흉통에 대한 설명으로 옳지 않은 것은?

① 협심증에 의한 흉통은 15분 내외이다.

② 흉통이 급성관상동맥 증후군의 전형적인 증상은 아니니다.

③ 일부환자는 상복부 통증을 호소하는 경우도 있다.

④ 흉통과 더불어 호흡곤란, 구토 등이 동반되기도 한다.

⑤ 당뇨환자는 흉통 이외의 증상으로 발현되는 경우도 있다.

0257

급성 심근경색을 의심할 수 있는 증상이 아닌 것은?

① 최초의 흉통이 휴식 또는 일상생활 중에 발생한 경우

② 협심증 환자에서 휴식 중에 흉통이 발생하는 경우

③ 관상동맥 질환자에서 휴식 후에 통증이 소실된 경우

④ 협심증 환자에서 흉통시간이 갑자기 길어진 경우

⑤ 협심증 환자에서 흉통의 발생빈도가 잦아진 경우

0258

급성 심근경색의 징후에 대한 설명으로 옳지 않은 것은?

① 호흡은 정상이거나 빨라진다.

② 부정맥은 심근경색의 가장 흔한 합병증이다.

③ 활력징후는 자율신경계 반응에 따라 다양하다

④ 혈압은 부교감신경 항진에 의해 높을 수 있다.

⑤ 생명을 위협하지 않는 부정맥은 병원 전 처지를 하지 않는다.

0259

흉통환자의 양식지에 기록할 내용이 아닌 것은?

① 의식상태 ② 심전도 기록 여부 ③ 고위험 인자의 여부

④ 흉통발생 및 지속시간 ⑤ 혈전용해제의 투여 방법

정답 256 ② 257 ③ 258 ④ 259 ⑤

MeMo

핵심문제

0260

심근경색 환자의 처치에 대한 설명으로 옳지 않은 것은?

① 고령의 나이는 혈전용해제 투여의 금기증은 아니다.

② 재관류 요법은 심근경색 발생 후 3시간이내가 효과적이다.

③ 재관류 요법은 혈전용해제보다 허혈의 발생률을 낮춘다.

④ 흉통이 24시간 이상 지속되는 경우에는 혈전용해제를 투여한다.

⑤ 초기 심전도에 ST절이 상승된 경우에는 재관류 치료가 우선이다.

0261

죽상경화증의 위험인자 중 인위적으로 조절할 수 없는 것은?

① 비만 ② 당뇨 ③ 고혈압

④ 운동부족 ⑤ 상승된 혈액지질

0262

심근경색의 위험인자 중 인위적으로 조절할 수 없는 것은?

보기

가. 노령 나. 가족력 다. 남성 라. 고혈압

① 가, 나, 다 ② 가, 다 ③ 나, 라

④ 라 ⑤ 가, 나, 다, 라

0263

기도폐쇄가 의심되는 환자의 환기 상태가 불량한 경우는?

보기

가. 청색증이 관찰되는 환자 나. 천명음이 들리는 환자

다. 혼미해지는 환자 라. 발성이 가능한 환자

① 가, 나, 다 ② 가, 다 ③ 나, 라

④ 라 ⑤ 가, 나, 다, 라

정답 260 ④ 261 ② 262 ① 263 ②

0264

기도폐쇄가 의심되는 환자의 처치법으로 옳은 것은?

보기
가. 환자가 기침을 하면 계속하도록 유도한다.
나. 의식환자는 입을 벌리고 이물질제거를 한다.
다. 완전폐쇄 환자는 하임리히법을 시행한다.
라. 부분폐쇄는 의식에 상관없이 하임리히법을 시행한다.

① 가, 나, 다　② 가, 다　③ 나, 라
④ 라　⑤ 가, 나, 다, 라

0265

일반인이 환자의 외상 유무와 상관없이 시행하는 기도유지법은?

① 두부후굴법　② 하악견인법　③ 삼중기도유지법
④ 변형된 하악견인법　⑤ 두부후굴-하악거상법

0266

식도기관 복합 튜브가 적용되는 경우는?

① 식도질환 환자　② 구역반사가 있는 환자　③ 부식성 물질을 삼킨 환자
④ 기관내삽관이 실패했을 경우　⑤ 150cm보다 작은 키의 환자

0267

흡인에 관한 설명으로 옳은 것은?

보기
가. 흡인을 하면서 카테터를 삽입한다.
나. 흡인시 마다 10초 이내로 제한한다.
다. 톤실팁 카테터는 하부기도 흡인시 이용한다.
라. 미주신경을 자극하여 서맥을 유발할 수 있다.

① 가, 나, 다　② 가, 다　③ 나, 라
④ 라　⑤ 가, 나, 다, 라

정답 264 ② 265 ⑤ 266 ④ 267 ③

MeMo

핵심문제

0268

호흡음에 대한 설명으로 옳지 않은 것은?

① 코골기: 상부기도의 부분적 폐쇄

② 협착음: 거친 호흡음이 호기시에 들림

③ 천명음: 하부기도가 좁아져 나는 휘파람 소리

④ 건성수포음: 과도한 점액이나 이물질로 인한 소리

⑤ 나음: 좁은 기도에서 액체로 인한 바스락거리는 소리

0269

비재호흡 마스크에 대한 설명으로 옳지 않은 것은?

① 최소 유량은 8L/분이다.

② 고농도 산소를 호흡이 있는 환자에게 투여한다.

③ 호흡음이 짧고, 청색증 및 흉통 환자에게 사용한다.

④ 호흡시 산소백은 1/3이상 줄어들어서는 안 된다.

⑤ 산소백은 마스크를 환자 얼굴에 밀착시킨 후 팽창시킨다.

0270

수요밸브소생기에 대한 설명으로 옳지 않은 것은?

① 기흉이 발생할 수 있다.

② 16세 이하는 사용을 금한다.

③ 흉부외상 환자는 주의를 요한다.

④ 단단해서 손으로 조작하기 어렵다.

⑤ 고농도 산소를 요하는 자발호흡 환자에게 이용된다.

정답 268 ② 269 ⑤ 270 ④

0271

교통사고로 의식이 없는 운전자를 차량 밖으로 구출하기 위한 장비는?

보기

가. 경추보호대	나. 분리형 들것
다. 척추고정대	라. 바퀴달린 들것

① 가, 나, 다 ② 가, 다 ③ 나, 라

④ 라 ⑤ 가, 나, 다, 라

0272

위험물질 사고 시 필요한 정보는?

보기

가. 전문가 연락처	나. 적재물의 보관용기
다. 위험물질의 양	라. 현장의 기후조건

① 가, 나, 다 ② 가, 다 ③ 나, 라

④ 라 ⑤ 가, 나, 다, 라

0273

오염제거법의 설명으로 옳지 않은 것은?

① 머리부터 물로 약 15분간 세척한다.

② 모든 의복은 비닐주머니에 넣고 밀폐시킨다.

③ 오염된 피부는 솔 등으로 문지르지 않는다.

④ 오염방지를 위해서 상처는 마지막으로 세척한다.

⑤ 세척이 완료되면 깨끗한 수건으로 신체를 건조시킨다.

정답 271 ② 272 ⑤ 273 ④

0274

대량재해시 이송관리자의 책임은?

보기
가. 구급차 대기소를 선정 나. 적합한 치료지역 선정
다. 의료시설 파악 라. 요원 및 환자안전 제공

①가, 나, 다 ②가, 다 ③나, 라
④라 ⑤가, 나, 다, 라

0275

환자이동 및 이송에 대한 설명으로 옳지 않은 것은?

① 환자들에게는 반쯤 앉은 자세가 편하다.
② 회복자세는 바퀴들것 위에서는 하지 않는다.
③ 두부손상이 없는 쇼크환자는 하지를 높인다.
④ 척추손상이 의심되면 긴척추고정판에 눕힌다.
⑤ 호흡곤란 환자는 파울러(Fowler' s)자세를 취한다.

0276

위험한 환경이나 높은 건물에서 환자를 지면으로 이동할 때 사용하는 장비는?

① 분리형 들것 ② 가변형 들것 ③ 휴대용 들것
④ 바구니형 들것 ⑤ 계단형 들것

0277

고도 상승에 따른 변화로 옳은 것은?

보기
가. 공기 산소분압 저하 나. 폐포 산소분압 저하
다. 혈중 산소분압 저하 라. 공기팽창도 저하

①가, 나, 다 ②가, 다 ③나, 라
④라 ⑤가, 나, 다, 라

정답 274 ② 275 ② 276 ④ 277 ①

0278

안전운행을 위한 지침이 아닌 것은?

① 가급적 일방통행로를 이용한다.

② 사고현장에 주차시 비상등을 켠다.

③ 교통의 흐름에 따라 구급차를 주행한다.

④ 이송시 가능하면 경음기를 사용하지 않는다.

⑤ 항상 방어운전을 한다.

0279

구급차량의 엔진을 끈 상태에서 점검해야 할 사항은?

① 계기판 확인 ② 브레이크 점검 ③ 냉각시스템 점검

④ 냉・난방 작동 ⑤ 통신장비 작동

0280

구급차량의 청소와 소독에 대한 설명으로 옳지 않은 것은?

① 환자에게 접촉된 장비는 모두 닦는다.

② 오염된 옷은 집으로 가져가지 않는다.

③ 소독할 물품을 보관소 물품으로 대체한다.

④ 흡인장비는 소독 후 6-12시간 정도 건조시킨다.

⑤ 차량 내부를 청소할 때는 항상 장갑을 착용한다.

0281

Kubler-Ross의 슬픔과정 중 의식없이 분노하는 투사기전은?

① 부정 ② 분노 ③ 협상 ④ 우울 ⑤ 수용

정답 278 ① 279 ③ 280 ④ 281 ②

Q282

임종환자의 수용단계(acceptance stage)는?

보기

가. 두려움 및 절망감이 없다. 나. 행복한 단계가 아니다.
다. 사람들과 함께 있는 경우가 줄어든다. 라. 감정이 결여되어있다.

① 가, 나, 다 ② 가, 다 ③ 나, 라
④ 라 ⑤ 가, 나, 다, 라

Q283

응급통신관리자가 신고자에게 도움을 줄 수 있는 응급처치에 대한 의학상 지시는?

보기

가. 지혈 나. 부목 다. 심폐소생술 라. 회복기 자세

① 가, 나, 다 ② 가, 다 ③ 나, 라
④ 라 ⑤ 가, 나, 다, 라

Q284

직접의료지도는?

① 교육 ② 청취 ③ 질관리
④ 차트 검토 ⑤ 의료지도 통신

Q285

응급의료처치 지침을 계획하는 구성요소가 아닌 것은?

① 분류 ② 통신 ③ 운반 ④ 이송 ⑤ 처치

정답 282 ⑤ 283 ⑤ 284 ⑤ 285 ②

0286

대량재해 발생시 가능한 도움을 보장해 주는 것은?

① 상호계약　　② 상호부금　　③ 상호동화
④ 상호부조　　⑤ 상호유도

0287

응급의료체계의 연구내용은?

보기			
가. 재정	나. 의료	다. 교육	라. 도덕

① 가, 나, 다　　② 가, 다　　③ 나, 라
④ 라　　⑤ 가, 나, 다, 라

0288

혈액이 튀길 위험이 있다면 응급구조사의 안전을 위해 고려해야 할 신체분비물 격리는?

보기			
가. 가운	나. 마스크	다. 보안경	라. 장갑

① 가, 나, 다　　② 가, 다　　③ 나, 라
④ 라　　⑤ 가, 나, 다, 라

0289

좋은 응급구조사가 되기 위한 인격적 특성이 아닌 것은?

① 신뢰감　　② 지도력　　③ 솔선수범
④ 자기통제　　⑤ 보수교육

정답　286 ④　287 ⑤　288 ⑤　289 ⑤

Q290

응급구조사의 보수교육을 위해 실시할 수 있는 교육방법은?

보기
가. 카세트 강의 　　 나. 이동교실
다. 비디오테잎 강의 　　 라. 사례연구

① 가, 나, 다 　　 ② 가, 다 　　 ③ 나, 라
④ 라 　　 ⑤ 가, 나, 다, 라

Q291

환자의 권익옹호를 위한 응급구조사의 책임은?

보기
가. 환자의 요구를 말한다.
나. 병원 관계자가 관심을 갖도록 해준다.
다. 환자의 친지들에게 상황을 알렸는지 확인한다.
라. 환자에게 지속적인 도움을 주도록 병원체계에 필요한 지식을 제공한다.

① 가, 나, 다 　　 ② 가, 다 　　 ③ 나, 라
④ 라 　　 ⑤ 가, 나, 다, 라

Q292

환자를 응급의료진에게 인계하기 전에 응급구조사와 환자와의 관계를 종결하는 것은?

① 동의 　 ② 태만 　 ③ 유기 　 ④ 중상 　 ⑤ 면책

Q293

타인의 인격을 악의적인 문서로서 손상을 끼치는 행위는?

① 폭행 　　 ② 구타 　　 ③ 중상
④ 명예훼손 　　 ⑤ 강제구금

정답 290 ⑤ 291 ⑤ 292 ③ 293 ④

0294

범죄현장에서 증거를 보존하기 위한 응급구조사의 책무는?

보기
가. 가급적 전화사용은 피한다.
나. 경찰과 함께 일한다.
다. 현장접근을 위해 유리창을 깼다면 보고한다.
라. 응급처치를 위해 가구를 옮겼다면 보고한다.

① 가, 나, 다 ② 가, 다 ③ 나, 라
④ 라 ⑤ 가, 나, 다, 라

0295

응급구조사의 의료면책 보호조치는?

보기
가. 수행기록지의 문서화 나. 의료기록 수정
다. 의료과오 보험 라. 부정확한 의료기록

① 가, 나, 다 ② 가, 다 ③ 나, 라
④ 라 ⑤ 가, 나, 다, 라

0296

응급구조사의 안전을 위한 보호장비 설명으로 옳지 않은 것은?

① 가죽재질의 장갑이 좋다.
② 스폰지형 일회용 귀꽂이개가 좋다.
③ 4부위 지지체계 방식의 헬멧이 좋다.
④ 손과 발을 보호할 수 있는 작업복이 좋다.
⑤ 신발은 뒷부분이 높고 발목부분이 짧은 것이 좋다.

정답 294 ⑤ 295 ② 296 ⑤

MeMo

핵심문제

0297

위기상황 스트레스 해소에 도움이 되는 방법으로 옳지 않은 것은?

① 일기를 쓴다.

② 규칙적인 식사를 한다.

③ 수면제를 규칙적으로 복용한다.

④ 가능한한 정상적인 삶을 유지한다.

⑤ 자신에게 이로운 것이라 느끼는 일을 한다.

0298

Kubler-Ross의 슬픔과정 중 투사기전을 사용하는 단계는?

① 부정　② 분노　③ 협상　④ 우울　⑤ 수용

0299

응급통신관리자의 주요 책임이다. 옳지 않은 것은?

① 간접의료지도

② 신속한 응급상황 정보 수집

③ 응급의료체계내 의료공급자간의 통신 감시

④ 응급의료체계내 의료공급자간의 통신 조정

⑤ 응급의료종사자가 현장에 도착하기 전 기본응급처치 지시

0300

무선통신장비 유지관리로 옳은 것은?

① 통신장비는 주로 용제 세척을 한다.

② 통신장비는 습한 장소에서도 강하다.

③ 규칙적인 무선장비 세척은 수명을 향상시킨다.

④ 통신장비는 견고해서 떨어져도 잘 부서지지 않는다.

⑤ 통신장비 고장시 부품이 단순하므로 응급구조사가 고쳐 쓴다.

정답 297 ③ 298 ② 299 ① 300 ③

0301

병원전 응급처치보고서 기록 중 주관적 정보는?

① 두통 호소 ② 상지 변형 ③ 발목 부종
④ 흉부 관통상 ⑤ 혈압 120/80mmHg

0302

특수상황보고가 필요한 경우가 아닌 것은?

① 아동학대 ② 불안전한 현장 ③ 감염성 질환에 노출
④ 다른 응급구조사의 부상 ⑤ 출동 전반에 걸친 상태의 변화

0303

생존사슬 중 응급의료체계의 조기 활성화에 필요한 요소가 아닌 것은?

① 적절한 도로망 ② 적절한 응급치료 장비
③ 응급전화연락체계 구성 ④ 응급구조사와 병원 사이의 통신망
⑤ 전화상담원 보조용 심폐소생술 지침서

0304

심정지 환자의 관리로 옳지 않은 것은?

① 환자를 들어 운반한다.
② 환자의 기도를 흡인한다.
③ 자동제세동기를 사용한다.
④ 특수구조팀의 지원을 요청한다.
⑤ 신체분비물 격리 예방조치를 취한다.

정답 301 ① 302 ⑤ 303 ⑤ 304 ④

0305

뇌졸중 발생여부 검사인 Los Angeles Prehospital Stroke Screen의 구성항목이 아닌 것은?

① 나이가 45세 이상이다.
② 통증에 의하여 눈을 뜬다.
③ 경련 발작의 과거력이 없다.
④ 발병 전 일상생활이 가능하였다.
⑤ 임상증상의 지속시간이 24시간 이내이다.

0306

관상동맥이 좁아져 심근에 산소가 결핍되어 발생하는 질환은?

① 동맥류 ② 협심증 ③ 급성 심근경색
④ 울혈성 심부전 ⑤ 심장의 기계적 기능장애

0307

무선 주파수의 범위는 전형적으로 1,000~3,000 KHz까지로 되어 있다. 매우 비슷한 주파수의 그룹을 무엇이라고 하는가?

① 주파수대(band) ② 스펙트럼(spectrum) ③ 단신(simplex)
④ 다신(multiplex) ⑤ 초단파대(UHF)

0308

어린이 환자와 대화할 때에 유의해야할 사항으로 내용이 옳은 조합은?

> 보기
> 가. 어린이 눈 높이로 자세를 낮춘다.
> 나. 의사 소통시 부모를 참여 시키면 효과적이다.
> 다. 종종 어른보다 거짓말을 빨리 알아챌 수 있다.
> 라. 잘 들을 수 있도록 보통보다 큰 소리로 말한다.

① 가, 나, 다 ② 가, 다 ③ 나, 라
④ 라 ⑤ 가, 나, 다, 라

정답 305 ② 306 ② 307 ① 308 ①

0309

심정지 환자 발견 시 1분간 심폐소생술을 시행한 후에 응급의료체계에 환자의 발생 사실을 알려야 하는 경우이다. 옳은 것은?

보기

가. 익수환자　　나. 외상 환자　　다. 약물중독환자　　라. 소아환자

① 가, 나, 다　　② 가, 다　　③ 나, 라

④ 라　　⑤ 가, 나, 다, 라

0310

무선장비의 관리에서 적합한 내용 중 가장 옳은 조합은?

보기

가. 통신장비는 비싸고 부서지기 쉽다.
나. 정규적인 관리가 무전기의 생명주기를 향상시킬 수 있다.
다. 고장난 무선장비는 자격 있는 기술자의 수리가 필요하다.
라. 용제(solvents)로 세척한다.

① 가, 나, 다　　② 가, 다　　③ 나, 라

④ 라　　⑤ 가, 나, 다, 라

0311

응급구조사의 환자정보 통신에 있어서 표준양식에 포함되는 내용의 옳은 조합은?

보기

가. 환자의 연령, 성별, 체중
나. 신체검진으로 의식수준, 활력징후 등
다. 수행한 응급처치
라. 병원 도착시간 및 개인의사 성명

① 가, 나, 다　　② 가, 다　　③ 나, 라

④ 라　　⑤ 가, 나, 다, 라

정답　309 ⑤　310 ①　311 ⑤

0312

특수상황보고서의 내용으로 옳게 묶인 것은?

보기
가. 감염성 질환에 노출
나. 응급구조사의 자신의 부상
다. 다른 동료에 경고해야할 위험한 현장상황
라. 아동이나 노인의 학대

① 가, 나, 다 ② 가, 다 ③ 나, 라
④ 라 ⑤ 가, 나, 다, 라

0313

응급의료 무선통신의 방법으로 옳게 묶여진 것은?

보기
가. 가능한 한 표준어를 사용한다.
나. 간단하고 명료하게 요점만을 말한다.
다. 의사소통이 잘못되었으면 다시 확인한다.
라. 응급차량이 현장에 도착하면 즉시 무선통신을 시작한다.

① 가, 나, 다 ② 가, 다 ③ 나, 라
④ 라 ⑤ 가, 나, 다, 라

0314

응급의료체계의 문서양식에 포함되는 가장 옳은 조합은?

보기
가. 반응시간 나.차량번호 다.환자정보 라.날씨

① 가, 나, 다 ② 가, 다 ③ 나, 라
④ 라 ⑤ 가, 나, 다, 라

정답 312 ⑤ 313 ① 314 ⑤

0315

재해발생 시 피해자의 생존율에 관여하는 요소가 아닌 것은?

① 신고체계의 일원화　② 주민에 대한 교육　③ 응급 출동팀
④ 부서간의 협조체제　⑤ 응급 의료팀

0316

재해의료대책에 관한 설명으로 옳은 것은?

① 재해로 인하여 의료적 기능은 저하되지 않는다.
② 2차적인 재해는 빈발하지 않는다.
③ 재해의 규모와 크기는 일정하다.
④ 재해대책에는 기본적인 원칙이 수립되어야 한다.
⑤ 치명적인 중증의 한 환자라도 인력과 장비를 집중해야 한다.

0317

재해의료대책이 일반적인 의료대책과 다른 점은?

보기

가. 생존가능성이 적다고 판단되면 응급처치를 시행하지 않은 경우가 많다.
나. 응급구조사는 간단한 응급처치를, 의사는 중증환자 처치에 전념해야 한다.
다. 경증환자는 환자수집소에서, 중증환자만 병원에서 치료받도록 한다.
라. 소수의 중증환자라도 각종 구조장비와 의료장비를 집중하여 처치한다.

① 가, 나, 다　② 가, 다　③ 나, 라
④ 라　⑤가, 나, 다, 라

정답 315 ④ 316 ④ 317 ①

MeMo

핵심문제

0318

재해의료대책 수립에 대한 설명으로 옳지 않은 것은?

① 모든 관련 부서가 함께 참여하여야 한다.

② 재해 시 발생하는 환자의 인원수에 중점을 두고 수립해야 한다.

③ 응급의료를 수행하는 부서간의 협조체계를 구성하여야 한다.

④ 각 부서는 체계적이고 효율적인 방법을 모색하여야 한다.

⑤ 기본적인 원칙을 수립하고 유연하게 대처할 수 있어야 한다.

0319

재해 2급의 경우 재해현장을 총괄적으로 지휘하는 사람은?

① 재해가 발생한 지역의 소방서장

② 중앙부서의 재해대책 책임자

③ 재해가 발생한 지역의 행정책임자

④ 재해가 발생한 지역의 응급의학 전문의

⑤ 재해가 발생한 지역의 보건소장

0320

재해등급에 대한 설명으로 옳지 않은 것은?

① 정부의 적극적인 지원이 요구되는 것은 재해3등급이다.

② 지역의 자체대책으로 수습이 가능한 규모는 재해1등급이다.

③ 인근지역으로부터 지원이 요구되는 것은 재해2등급이다.

④ 재해 1, 2등급은 외부지원을 받기까지 수 시간 -1일이 걸린다.

⑤ 재해 시 최소 72시간 정도 사용할 비상물자는 비축해두어야 한다.

0321

우리나라에서 가장 많이 발생하는 재해는?

① 풍수해 ② 교통사고 ③ 화재 ④ 산업사고 ⑤ 폭발사고

정답 318 ② 319 ③ 320 ⑤ 321 ②

MeMo

0322

응급의료 중심의 재해대책에 관한 설명 중 옳지 않은 것은?

① 재해복구에 중점을 두고 있다.

② 구조 및 재해 진압이 신속하다.

③ 현장에서의 응급처치가 효율적이고 신속하다.

④ 피해자의 이송이 체계적이고 신속하다.

⑤ 환자를 여러 의료기관으로 분산 할 수 있다.

0323

재해의료대책 수립에 반영해야할 사항으로 옳지 않은 것은?

① 각 부서가 신속하게 대처할 수 있도록 한다.

② 재해신고체계와 통제체계는 일원화 되도록 구성한다.

③ 예비물자는 재해발생 후 1일 동안 자체적으로 보급해야 한다.

④ 재해등급에 따른 다양한 대책이 수립되어야 한다.

⑤ 재해대책이 수립되면 년 1회 이상의 훈련이 필요하다.

0324

재해의료대책 수립에 반영해야 할 사항이 아닌 것은?

① 다양한 상황에 신속히 대처해야 한다.

② 중앙 행정적이고 일률적인 대책이 필요하다.

③ 드물게 발생하는 사고에도 대처해야 한다.

④ 대책수립위원들은 실무 책임자로 구성해야 한다.

⑤ 재해본부도 재해로 인한 피해에 대비해야 한다.

정답 (거꾸로 인쇄됨): 322 ① 323 ③ 324 ②

MeMo

핵심문제

0325

재해대책 수립에 반영해야 할 사항은?

보기

가. 각 부서가 신속하게 대처할 수 있도록 수립
나. 기능이 마비된 경우 별도의 계획 수립
다. 년 1회 이상의 훈련이 필요
라. 신고체계와 통제체계는 이원화

① 가, 나, 다　② 가, 다　③ 나, 라
④ 라　⑤ 가, 나, 다, 라

0326

재해의료대책 수립 시 필수적인 요소는?

보기

가. 통신　나. 부서간 협조체제다. 위원회 결성　라. 평가

① 가, 나, 다　② 가, 다　③ 나, 라
④ 라　⑤ 가, 나, 다, 라

0327

재해본부에 소속되어 있는 실행부서의 역할은?

① 재해에 소요되는 모든 비용을 분석하는 업무를 수행
② 재해에 모든 정보를 입수하여 재해본부장에게 제공
③ 재해본부장의 지시를 전달받아 각 해당 부서로 지시
④ 필요한 물자를 추가적으로 공급하고 지원하는 역할
⑤ 재해대책에 관한 모든 사항을 지휘하고 통제하는 역할

0328

재해훈련 평가는 재해발생 후 며칠 이내에 하는 것이 효과적인가?

① 1일 이내　② 2일 이내　③ 3일 이내
④ 5일 이내　⑤ 재해발생 후 즉시

정답 325 ① 326 ⑤ 327 ③ 328 ③

0329

재해대책 수립 시 재해의 신고와 확인의 세부사항에 포함되지 않는 것은?

① 재해 신고의 접수 방법
② 재해현장의 확인 방법
③ 재해선포를 결정하는 절차
④ 재해본부 위원의 소집방법
⑤ 재해지역의 통제 방법

0330

재해에 대비하여 주민들에게 시켜야 하는 교육내용은?

보기
가. 재해시 신고방법
나. 심폐소생술
다. 재해시 피난법
라. 중증도 분류법

① 가, 나, 다
② 가, 다
③ 나, 라
④ 라
⑤ 가, 나, 다, 라

0331

재해 시 현장 지휘본부 산하의 부서는?

보기
가. 소방지휘소
나. 응급의료지휘소
다. 지원지휘소
라. 경찰지휘소

① 가, 나, 다
② 가, 다
③ 나, 라
④ 라
⑤ 가, 나, 다, 라

0332

재해발생 시 보도기관의 일반적 정보에 포함되지 않은 것은?

① 재해발생보도
② 인근주민의 피난로 방송
③ 재해팀의 활동사항 파악
④ 피해자 및 사망자 보도
⑤ 지원자 및 물품 모집방송

정답 329 ⑤ 330 ① 331 ⑤ 332 ③

MeMo

핵심문제

0333

재해발생 시 접수자가 신고자로부터 확인해야 할 사항이 아닌 것은?

① 재해 장소에 관한 정확한 정보
② 사고현장에 위험한 요소
③ 환자 수 및 중증환자 수
④ 사고차량의 수와 차량종류
⑤ 구조자 수 및 응급처치 실시 여부

0334

응급차량을 사고지점에 주차시키는 방법으로 옳지 않은 것은?

① 차량화재의 위험성이 있는 경우는 현장에서 30미터 뒤
② 폭발의 위험성이 있는 경우는 700~800미터 떨어진 곳
③ 인화성 물질이 흐르는 경우는 흐르는 방향의 반대쪽에 주차
④ 전선줄이 지면에 노출된 경우에는 전선이 늘어진 반대쪽에 주차
⑤ 최초로 현장에 도착한 경우 후방 15미터에 주차시킨다.

0335

재해현장에 처음으로 도착한 선임대원이 가장 먼저 취해야 할 행동은?

① 재해지휘자가 올 때까지 기다린다.
② 재해선포의 필요성 여부를 즉시 판단한다.
③ 환자를 확인하고 중증도 분류를 시행한다.
④ 모든 상황을 정확히 평가하여 보고한다.
⑤ 즉시 긴급환자에 대한 응급처치를 시행한다.

정답 333 ⑤ 334 ④ 335 ④

0336

재해발생 시 최초 출동팀에 관한 설명으로 옳은 것은?

보기

가. 선임대원은 대략적인 환자의 수와 중증도를 파악한다.
나. 재해사항을 정보센터로 통보하고 추가자원을 요청한다.
다. 현장이 위험한 경우 경상자부터 안전지대로 이송한다.
라. 긴급환자는 즉시 치료가 가능한 병원으로 이송한다.

① 가, 나, 다 ② 가, 다 ③ 나, 라
④ 라 ⑤ 가, 나, 다, 라

0337

위험한 재해현장에 도착한 응급구조팀의 행동 요령은?

보기

가. 재해진압팀의 지시에 따라 행동한다.
나. 자신의 안전을 최대로 확보하는 것이 최우선이다.
다. 안전지대로 이송된 환자의 기본적인 처치를 시행한다.
라. 현장이 위험하면 중증환자부터 이송한다.

① 가, 나, 다 ② 가, 다 ③ 나, 라
④ 라 ⑤ 가, 나, 다, 라

0338

재해진압팀의 업무에 대한 설명으로 옳지 않은 것은?

① 일차적인 재해를 완전히 진압한다.
② 필요시에는 해당전문가의 도움을 요청한다.
③ 의료진과의 긴밀한 협조체계를 구축한다.
④ 재해선포의 필요성을 즉시 판단한다.
⑤ 피해자들을 안전지대로 이송한다.

정답 336 ① 337 ① 338 ④

MeMo

핵심문제

0339

붕괴사고가 발생한 지하창고에서 피해자를 탐색할 수 있는 장비는?

> 보기
> 가. 음성확인장비　　　　　나. 훈련된 수색견
> 다. 무인촬영기　　　　　　라. 산업용 내시경

①가, 나, 다　　②가, 다　　③나,라
④라　　⑤가, 나, 다, 라

0340

재해지역에서 자원봉사자로 선발할 수 있는 사람은?

① 심한 공포　　② 외상성 우울증　　③ 과잉반응
④ 전환반응　　⑤ 청각장애

0341

현장지휘소에 대한 설명으로 옳지 않은 것은?

① 진압팀의 책임자는 현장지휘팀이 도착할 때까지 현장을 지휘한다.
② 자원을 업무별로 분류하여 재해지역에 고르게 분포시킨다.
③ 유입로와 이송로를 분리하고 경찰에게 통제를 요청한다.
④ 난방기, 냉방기, 이동화장실 등의 장비를 확보한다.
⑤ 현장지휘소는 지휘본부 근처에 둔다.

정답　339 ⑤　340 ②　341 ⑤

MeMo

0342

재해현장에서 현장지휘소로 적합한 장소는?

보기

가. 지원차량의 진입이 편리한 지역
나. 재해현장이 육안적으로 관별이 가능한 지역
다. 무선통신에 장해가 없는 지역
라. 환자수집소와 차량이 유입되는 도로의 중간 지역

① 가, 나, 다 ② 가, 다 ③ 나, 라
④ 라 ⑤ 가, 나, 다, 라

0343

환자수집소로 적합하지 않은 지역은?

① 재해현장에서 안전한 지역
② 비교적 넓고 전기시설이 있는 곳
③ 환자가 많이 있는 지역과 가까운 곳
④ 규모를 축소 또는 확대할 수 있는 지역
⑤ 재해현장과 응급처치소가 설치될 지역의 중간지점

0344

재해 시 응급처치소로 적합한 장소는?

보기

가. 피해 위험성이 없는 안전한 지역
나. 평탄하며, 전기시설이 가능하고, 어둡지 않은 지역
다. 규모를 축소 또는 확대할 수 있는 지역
라. 재해현장과 환자수집소의 중간 지역

① 가, 나, 다 ② 가, 다 ③ 나, 라
④ 라 ⑤ 가, 나, 다, 라

정답 342 ① 343 ③ 344 ①

0345

응급처치소의 의료장비 중 들것 한 대당 한 개씩 비치되어야 할 장비가 아닌 것은?

① 수액투여 장비 ② 청진기와 혈압기 ③ 기도삽관 세트
④ 휴대용 산소통, 흡인기 ⑤ 외상처치 세트

0346

응급처치소의 기능을 유지하기 위한 장비와 물품이 아닌 것은?

① 의료진이 거주할 천막 ② 이동할 수 있는 수술실 및 처치실
③ 자가발전기와 조명시설 ④ 음성확인 장비
⑤ 조명시설

0347

중증도 분류는 언제 시행하는가?

① 환자가 발생하였을 모든 경우
② 환자의 생명이 위험한 경우
③ 대형 사고나 재난이 발생한 경우
④ 차량화재로 인하여 환자를 신속하게 이송해야 할 경우
⑤ 중증의 환자가 3명 이상일 경우

0348

대량환자 발생 시 응급처치 및 이송 순위는?

① 적색 → 녹색 → 황색 → 검정색 ② 적색 → 황색 → 녹색 → 검정색
③ 황색 → 적색 → 녹색 → 검정색 ④ 황색 → 녹색 → 적색 → 검정색
⑤ 녹색 → 황색 → 적색 → 검정색

정답 345 ③ 346 ④ 347 ③ 348 ②

MeMo

0349

적색의 중증도 분류표를 붙여야 할 환자는?

① 수분 혹은 수 시간 이내에 응급처치를 요하는 중증환자
② 수 시간 이내의 응급처치를 요하는 중증환자
③ 수 시간 후에 치료하여도 생명에 지장이 없는 환자
④ 사망하였거나 생존 가능성이 없는 환자
⑤ 다발성 골절 및 중증 화상환자

0350

대량재해 시 현장에서 중증도 분류와 기본적인 응급처치는 환자 일인당 몇 분이 내로 실시해야 하는가?

① 1분 ② 2분 ③ 3분 ④ 5분 ⑤ 10분

0351

재해현장에서 상완골 골절, 지속적인 천식 및 경련증상을 보이는 환자는?

① 긴급환자 ② 응급환자 ③ 비응급환자
④ 지연환자 ⑤ 중급환자

0352

경(목)동맥이 촉지되는 경우에 예상되는 수축기 혈압은?

① 최소 60mmHg 이상 ② 최소 70mmHg 이상 ③ 최소 80mmHg 이상
④ 최소 90mmHg 이상 ⑤ 최소 100mmHg 이상

정답 349 ① 350 ① 351 ① 352 ①

MeMo

핵심문제

0353

재해 시 요골동맥이 촉지되지 않으나, 대퇴동맥에서는 맥박이 촉지될 경우에 예상되는 혈압은?

① 80 - 90mmHg ② 70 - 80mmHg ③ 60 - 70mmHg
④ 50 - 60mmHg ⑤ 40 - 50mmHg

0354

재해현장에서 심한 호흡곤란 1명, 긴장성 기흉 1명, 중증의 출혈 1명, 다발성 골절 1명, 경추손상 의심 1명, 혼수상태의 중증 두부손상 1명, 중증 화상 1명의 환자가 발생하였다. 긴급환자는?

① 3명 ② 4명 ③ 5명 ④ 6명 ⑤ 7명

0355

바다에 표류 중인 환자를 구조하였다. 맥박 54회/분, 호흡 16회/분, 모세혈관 재충혈 2초 이내, 체온 34.7℃이다. 이 환자의 중증도는?

① 긴급환자 ② 응급환자 ③ 비응급환자
④ 지연환자 ⑤ 중급환자

0356

교통사고로 인하여 흉추가 골절되었으며, 혈압 90/135, 맥박 88회/분, 호흡 16회/분, 체온 36.5℃이다. 환자의 중증도는?

① 긴급환자 ② 응급환자 ③ 비응급환자
④ 지연환자 ⑤ 중급환자

정답 353 ② 354 ② 355 ① 356 ②

0357

대량재해 시 출혈로 인하여 혈압이 80mmHg 이하 쇼크환자는?

① 긴급환자 ② 응급환자 ③ 비응급환자
④ 지연환자 ⑤ 중급환자

0358

남자 환자가 오토바이 사고로 인하여 좌측 전완부에 통증을 호소하나 특별한 외상은 없다. 과거력은 1년 전 심근경색이었고 현재 약물 치료중이다. 이 환자의 중증도는?

① 긴급환자 ② 응급환자 ③ 비응급환자
④ 지연환자 ⑤ 중급환자

0359

45세의 남자가 열차사고로 인하여 개방성 복부 열상의 상처를 입었다. 이 환자의 중증도는?

① 긴급환자 ② 응급환자 ③ 비응급환자
④ 지연환자 ⑤ 중급환자

0360

건물에 화재가 발생했다는 신고를 받고 출동하였다. 환자 중 한 명이 얼굴에 심한 화상으로 인하여 목소리가 쉬었으며 호흡곤란을 호소한다. 중증도는?

① 긴급환자 ② 응급환자 ③ 비응급환자
④ 지연환자 ⑤ 비지연환자

정답 357 ① 358 ① 359 ① 360 ①

핵심문제

0361

교통사고로 7세의 여자어린이가 경추부 통증을 호소하면서 팔과 다리를 움직이지 못한다. 다른 외상은 없고 의식은 명료하며 활력징후도 안정되어 있다. 중증도는?

① 긴급환자 ② 응급환자 ③ 비응급환자
④ 지연환자 ⑤ 비지연환자

0362

처음에는 호흡이 없었으나 재기도 개방 후 분당 22회의 자발적인 호흡을 하고 있다. START체계에서 중증도는?

① 긴급환자 ② 응급환자 ③ 비응급환자
④ 지연환자 ⑤ 비지연환자

0363

호흡이 31회/분, 대퇴골 골절환자의 경우 START체계에서 중증도는?

① 긴급환자 ② 응급환자 ③ 비응급환자
④ 지연환자 ⑤ 비지연환자

0364

호흡이 20회/분, 모세혈관 재충혈 2초 미만인 환자가 간단한 질문에 답변을 하지 못한다. START체계에서 중증도는?

① 긴급환자 ② 응급환자 ③ 비응급환자
④ 지연환자 ⑤ 비지연환자

정답 361 ① 362 ① 363 ① 364 ①

MeMo

0365

재해 시 가장 먼저 이송해야 될 환자는?

① 두부 절단 환자
② 허리를 전혀 움직이지 못하는 요추골절 환자
③ 중증의 출혈 환자
④ 20분 이상 맥박이 없는 환자
⑤ 기도화상을 동반한 중증의 화상 환자

0366

재해와 관련된 설명으로 옳지 않은 것은?

① 중증도 분류는 중요하기 때문에 시간에 관계없이 정확하게 해야 한다.
② 재해가 발생하면 경찰, 소방 등 모든 분야가 공동적으로 참여하여야 한다.
③ 생존가능성이 없는 환자는 흑색(지연환자)으로 분류한다.
④ 환자의 양손이 모두 손상을 입은 경우 중증도 표식을 이마에 붙인다.
⑤ 팀장은 중증도 분류를 계속하고 다른 응급구조사가 환자처치를 한다.

0367

중증도 분류표에 기재하지 않아도 되는 사항은?

① 환자의 인적사항
② 사고현장에 관한 정보
③ 병력에 관한 사항
④ 신체 손상에 관한 사항
⑤ 긴급환자 이송병원

0368

중증도 분류표에 기록할 사항 중 환자의 신체적 손상에 관한 정보는?

① 발견 당시의 자세
② 환자의 주소 및 전화번호
③ 현재 복용중인 약물
④ 신경학적 소견
⑤ 사고와 관련된 증거물

정답 365 ⑤ 366 ① 367 ⑤ 368 ④

0369

중증도 분류표에 기록할 사항 중 사고현장에 관한 정보는?

보기	
가. 환자의 발견 장소	나. 환자발견 당시의 자세
다. 사고의 관련된 증거물	라. 손상 당시의 신체적 상황

① 가, 나, 다 ② 가, 다 ③ 나, 라
④ 라 ⑤ 가, 나, 다, 라

0370

중증도 분류 시행에 대한 설명으로 옳지 않은 것은?

① 1차 중증도 분류는 환자가 발생한 재해현장에서 시행한다.
② 2차 중증도 분류는 응급처치소에서 시행한다.
③ 3차 중증도 분류는 환자수집소에서 시행한다.
④ 수술 후나 중환자실에서 4차 중증도 분류를 시행한다
⑤ 중증도 분류는 1인 1분 이내로 한다

0371

중증도 분류 시 분류표를 갖고 있지 않을 경우에 대처 방법은?

① 중증환자부터 처치를 시행하면서 중증도 분류표를 요청한다.
② 중증도별로 안전지대를 확보한 후 환자를 처치한다.
③ 환자의 이마에 처치의 우선순위를 1-4라고 표시한다.
④ 자원봉사자에게 부탁하여 분류표를 요청한다.
⑤ 우선 경증인 환자부터 안전지대로 대피시킨다.

정답 369 ① 370 ③ 371 ③

핵심문제

Memo

0372

재해현장의 환자수집소에서 긴급환자에게 시행할 수 있는 응급처치는?

보기

가. 기관삽관술　　나. 마스크로 산소투여
다. 폐쇄적 드레싱　　라. 압박지혈

① 가, 나, 다　② 가, 다　③ 나, 라
④ 라　⑤ 가, 나, 다, 라

0373

재해현장이나 환자수집소에서 시행하는 응급처치가 아닌 것은?

① 기도확보　② 마스크로 산소투여　③ 심장마사지
④ 인공호흡　⑤ 창상부위 압박

0374

재해현장의 응급처치소에서 시행할 수 있는 처치는?

보기

가. 기도유지를 위한 준비　　나. 산소투여
다. 수액투여　　라. 쇼크방지를 위한 MAST 착용

① 가, 나, 다　② 가, 다　③ 나, 라
④ 라　⑤ 가, 나, 다, 라

0375

대량재해 시 현장에서의 응급처치 내용이 아닌 것은?

① 구강내 이물질 제거　② 심폐소생술　③ 척추고정
④ 흉관삽관술　⑤ 개방성 흉부창상의 폐쇄식 드레싱

정답　372 ④　373 ②　374 ⑤　375 ④

0376

대량재해 시 가장 신속하게 병원으로 이송을 해야 하는 환자는?

① 호흡이 25~29회/분 환자
② 피부가 건조하고 핑크빛 환자
③ 모세혈관 충혈이 2초 이상인 환자
④ 심폐소생술이 필요한 환자
⑤ 지남력이 있는 환자

0377

METTAG 분류체계에 관한 설명으로 옳지 않은 것은?

① 적색은 호흡 30회/분 이상, 무지남력 환자 등에 적용한다.
② 황색은 다소 심각하지 않는 환자 등에 적용한다.
③ 녹색은 손상이 없거나 경한 환자 등에 적용한다.
④ 흑색은 사망 또는 구조가망이 없는 환자 등에 적용한다.
⑤ 백색은 분류체계에 없는 환자 등에 적용한다.

0378

치료관리자의 책임에 관한 설명으로 옳은 것은?

보기

가. 적합한 치료소를 선정, 구출책임자 및 지휘자에게 알린다.
나. 치료를 위한 자원을 평가하고 필요항목을 지휘자에게 보고한다.
다. 적절한 긴급 및 지연 치료지역을 제공한다.
라. 환자구출에 필요한 자원을 할당한다.

① 가, 나, 다
② 가, 다
③ 나, 라
④ 라
⑤ 가, 나, 다, 라

정답 376 ③ 377 ⑤ 378 ①

MeMo

0379

분류관리자의 책임에 관한 설명으로 옳은 것은?

보기
가. 지휘소에 지원요청을 보고한다
나. START체계 또는 기타 분류체계를 이용한다.
다. 분류표가 환자에게 부착되고 있는지 확인한다.
라. 요원 및 환자의 지역 안전을 제공한다.

① 가, 나, 다　② 가, 다　③ 나, 라
④ 라　⑤ 가, 나, 다, 라

0380

소규모 대량재해시의 사고 지휘체계 조직은?

보기
가. 지휘소　나. 구출　다. 이송　라. 분류

① 가, 나, 다　② 가, 다　③ 나, 라
④ 라　⑤ 가, 나, 다, 라

0381

재해현장에서 환자 이송 지휘관은?

① 소방서장　② 재해본부장　③ 응급의학전문의
④ 1급응급구조사　⑤ 현장지휘소장

0382

이송 지휘관의 확인 사항으로 옳은 것은?

보기
가. 환자에 대한 정보 파악　나. 이송수단에 관한 정보
다. 인근 및 타 의료기관에 대한 정보　라. 이송지역의 통제 및 구역구분 파악

① 가, 나, 다　② 가, 다　③ 나, 라
④ 라　⑤ 가, 나, 다, 라

정답　379 ⑤　380 ①　381 ③　382 ⑤

0383

이송지휘관의 임무가 아닌 것은?

① 대중교통 수단으로 이용할 차량의 수
② 재해진압팀과의 긴밀한 협조체제
③ 중증도별 환자 수
④ 이송에 참여하는 응급구조사 수
⑤ 병원의 의료진 소집여부

0384

이송지휘관이 응급처치소와 연락하여 환자에 대한 정보를 파악해야 될 사항은?

보기

가. 재해로 인한 환자 수
나. 중증도별로 환자 수
다. 항공 이송을 이용할 환자 수
라. 이송지역을 통제할 인원 배치

① 가, 나, 다
② 가, 다
③ 나, 라
④ 라
⑤ 가, 나, 다, 라

0385

재해현장에서 이송지휘관의 역할은?

① 응급구조팀의 추가요청 여부를 즉시 판단한다.
② 모든 상황을 객관적으로 평가하여 정보센터로 보고한다.
③ 현장이 위험한 경우에는 해당 전문가의 도움을 요청한다.
④ 응급처치소와 연락하여 환자에 대한 정보를 즉시 파악한다.
⑤ 생존자에 따라 분류를 시행하여 업무의 우선순위를 결정한다.

정답 383 ② 384 ① 385 ④

0386

재해 시 이송지휘관이 이송수단에 관해 얻어야 할 정보는?

보기

가. 출동 가능한 응급차량은 몇 대인가?
나. 각 병원별로 중환자실은 여유가 있는가?
다. 출동 가능한 항공기는 몇 대인가?
라. 각 병원별로 의료진은 소집되었는가?

① 가, 나, 다 ② 가, 다 ③ 나, 라
④ 라 ⑤ 가, 나, 다, 라

0387

이송관리자의 책임에 관한 설명으로 옳은 것은?

보기

가. 구급차 대기소, 헬기 착륙장를 설정한다.
나. 의료시설 수용실태 및 치료능력을 파악한다.
다. 자원요청을 지휘소에 보고한다.
라. 다른 부서와 업무를 조정한다.

① 가, 나, 다 ② 가, 다 ③ 나, 라
④ 라 ⑤ 가, 나, 다, 라

0388

대기관리자의 책임에 관한 설명으로 옳은 것은?

보기

가. 대기운영에 요구되는 접근로에 대해 경찰과 협조한다.
나. 현장으로 이동할 물품 및 차량을 적절하게 배열한다.
다. 현장에 지원되는 특수장비 및 의료용품의 물품명세서를 기록한다.
라. 요원 및 환자의 안전을 제공한다.

① 가, 나, 다 ② 가, 다 ③ 나, 라
④ 라 ⑤ 가, 나, 다, 라

정답 386 ② 387 ⑤ 388 ①

MeMo

핵심문제

389

대량환자 발생 시 긴급환자를 이송해야 할 의료기관은?

① 병원의 규모에 관계없이 가장 가까운 의료기관으로 이송

② 시간이 소요되더라도 치료가 가능한 인근의 종합병원으로 이송

③ 원거리의 외상 · 특수센터로 이송한다.

④ 재해지역에 멀리 떨어진 종합병원으로 이송한다.

⑤ 가능한 원거리 1,2차 의료기관으로 이송한다.

390

재해 시 이송순위와 이송수단의 원칙으로 옳지 않은 것은?

① 이송차량에 전문응급구조사는 탑승하지 않는다

② 긴급환자는 응급차량이나 항공기로 이송한다.

③ 비응급환자는 인근의 1, 2차 병원으로 이송한다.

④ 사망자가 소수인 경우에는 병원 영안실로 이송한다.

⑤ 중증도별로 치료가 가능한 병원으로 직접 이송한다.

391

재해 시 이송순위와 이송 원칙에 대한 설명으로 옳은 것은?

① 응급차량으로 이송 시는 인근의 1, 2차 병원으로 이송한다.

② 항공 이송은 비교적 단거리의 외상, 특수센터로 이송한다.

③ 사망자가 소수인 경우에는 병원의 영안실로 이송한다.

④ 환자를 이송할 때는 응급처치를 위해서 1급응급구조사가 탑승한다.

⑤ 비응급환자는 비교적 원거리에 위치한 3차 병원으로 이송한다.

정답 389 ② 390 ③ 391 ③

0392

구급차가 제한되어 있고 긴급환자가 많을 때 구급차를 타서는 안 되는 환자는?

① 심폐소생술을 하여도 효과가 없다고 판단되는 환자

② 대량출혈, 수축기 혈압이 80㎜Hg 이하의 쇼크 환자

③ 심질환의 과거력이 있고 흉통을 호소하나 다치지 않은 환자

④ 출혈이 심하지만 의식이 명료한 자

⑤ 기도화상을 동반한 중증의 화상

0393

재해 시 3명의 중증환자, 5명의 경증환자를 응급차량 3대로 이송할 때 적절한 방법은?

① 각 1대 마다 중증환자 1명, 경증환자 1명씩

② 각 1대 마다 중증환자 1명씩 이송후 경증환자 이송

③ 1대: 중증환자 2명, 1대: 중증환자 1명과 경증환자 3명, 1대: 경증환자 2명

④ 1대: 중증환자 2명, 1대: 중증환자 1명과 경증환자 2명, 1대: 경증환자 3명

⑤ 중증환자는 현장에서 집중 응급처치, 경증환자만 3대의 차량에 나눠 이송

0394

재해 시 대중교통을 이용하여 원거리의 병원으로 이송하는 환자는?

① 중증의 출혈환자　② 척추손상 환자　③ 화상환자

④ 쇼크 환자　⑤ 경미한 골절환자

0395

재해 시 응급차량으로 인근의 3차 병원으로 이송해야 하는 환자는?

① 경추를 제외한 척추골절 환자　② 중증의 화상 환자

③ 소량의 출혈 환자　④ 20분 이상 호흡이나 맥박이 없는 환자

⑤ 원위부 맥박이 촉지되지 않는 골절 환자

정답 392 ① 393 ① 394 ⑤ 395 ⑤

핵심문제

0396

재해 시 임시 영안소나 병원 영안실로 이송해야 할 사망자의 이송은?

① 중증도 분류에 따라 가장 먼저 이송한다.

② 중증도 분류에 따라 비응급환자 다음으로 이송한다.

③ 중증도 분류에 따라 응급환자 다음으로 이송한다.

④ 중증도 분류에 따라 긴급환자 다음으로 이송한다.

⑤ 중증도 분류에 따라 응급환자와 동시에 이송한다.

0397

재해 시 이송수단이나 응급구조사가 부족한 경우는?

보기

가. 자원봉사자나 사설 응급구조단의 응급차량을 동원한다.
나. 소방대원, 경찰관이 응급차량을 운전하도록 한다.
다. 경찰에게 통행로를 확보하여 운행시간을 단축시킨다.
라. 비응급환자는 소방, 경찰차량을 이용하여 이송한다.

① 가, 나, 다 ② 가, 다 ③ 나, 라

④ 라 ⑤ 가, 나, 다, 라

0398

이송 중 환자관찰에 대한 설명으로 옳지 않은 것은?

① 기도확보 및 이물질제거 등의 처치를 계속한다

② 의식이 명료한 경우에는 병력, 증상 등의 정보를 얻는다

③ 생체징후를 반복적으로 측정한다

④ 환자를 관찰하면서 운전자에게 운전방법을 조언한다

⑤ 이송 중 심정지가 발생하면 심폐소생술을 실시한다.

정답 396 ② 397 ⑤ 398 ⑤

0399

이송 중 구급차와 병원 간의 통신에 대한 설명으로 옳지 않은 것은?

① 환자의 연령과 성별, 중증도를 알린다.

② 현장에서 출발할 시간을 알린다.

③ 환자의 생체징후를 알린다.

④ 환자의 주증상 및 간단한 병력을 보고한다

⑤ 시행하고 있는 응급처치 및 환자상태를 알린다.

0400

환자 이송 중 병원으로 연락해야 할 사항은?

보기

가. 연령 및 성별	나. 주증상과 간단한 병력
다. 이학적, 신경학적 소견	라. 예상되는 진단 소견

① 가, 나, 다 ② 가, 다 ③ 나, 라

④ 라 ⑤ 가, 나, 다, 라

0401

이송 전 환자상태를 점검해야 할 사항에 대한 설명으로 옳지 않은 것은?

① 생체징후 확인

② 의식이 명료하지 않으면 호흡보조기구로 기도확보

③ 가족 1명을 동승시켜 환자를 안심시킨다.

④ 환자의 소지품은 분실되지 않도록 경찰에게 인계한다.

⑤ 출발 전에 응급구조사는 간단하게 자기소개를 한다.

정답 399 ② 400 ⑤ 401 ④

0402

응급환자 이송 중 환자관찰에 대한 설명으로 옳지 않은 것은?

① 운전자에게 차량속도나 운전방법을 조언하도록 한다.

② 환자가 안정되어 있으면 생체징후를 출발 전에만 측정한다.

③ 환자의 구토에 대비하여 흡입기를 준비한다.

④ 의식이 명료한 경우에는 정보를 얻어 기록한다.

⑤ 병원의료진에게 환자의 정보를 무선으로 연락한다.

0403

환자 이송 시 들것에 대한 설명으로 옳지 않은 것은?

① 분리형 들것은 경추손상 환자에게 사용한다.

② 가변형 들것은 좁고 제한된 공간에서 사용한다.

③ 휴대용 들것은 대량환자 발생 시 사용한다.

④ 바구니형 들것은 다른 단계로 옮기거나 위험한 지역에서 사용한다.

⑤ 척추고정대는 몸을 움직일 수 없는 환자에게 사용한다.

0404

항공 이송 시 고려해야 할 사항은?

① 저산소증, 공기팽창, 체온저하

② 산소증가, 체온상승, 공기팽창

③ 저산소증, 초기의 혈압상승, 초기의 빈맥

④ 공기팽창, 체온상승, 말기의 서맥

⑤ 공기팽창, 초기의 혈압저하, 초기의 빈맥

정답 402 ② 403 ① 404 ①

0405

항공 이송 시 환자상태를 더욱 악화시킬 수 있는 요인은?

보기
가. 고도 상승에 따른 변화　　나. 항공기의 진동
다. 환자의 공포심　　라. 항공기의 소음

① 가, 나, 다　② 가, 다　③ 나, 라
④ 라　⑤ 가, 나, 다, 라

0406

항공기를 통한 환자 이송 시 고려해야 할 사항으로 옳은 것은?

① 공기압 저하　② 호흡량 감소　③ 심박동수 감소
④ 공기 팽창도 감소　⑤ 공기 산소분압 증가

0407

항공 이송에 대한 설명으로 옳지 않은 것은?

① 경부 및 척추를 고정한 후 이송한다.
② 중증환자나 호흡곤란환자는 상태가 악화될 수 있다.
③ 필요시에는 기관삽관을 시행하여 기도를 확보한다.
④ 구토의 가능성이 있는 중증환자는 위장관튜브를 삽입한다.
⑤ 심정지 환자는 구급차보다는 항공기로 신속히 이송한다.

0408

항공기로 이송 전 준비사항에 대한 설명으로 틀린 것은?

① 경부고정 및 척추고정을 시행한다.
② 필요시에는 MAST등을 착용시킨다.
③ 추운 환경에서 환자의 체온유지를 위한 조치를 취한다.
④ 제세동기를 사용할 수 있도록 준비한다.
⑤ 필요시에 산소투여, 흡입 등을 시행할 수 있도록 한다.

정답　405 ⑤　406 ①　407 ⑤　408 ④

0409

헬리콥터가 언덕에 착륙 시 접근 방향은?

① 후방 ② 전방 ③ 언덕의 상부
④ 언덕의 하부 ⑤ 바람이 부는 반대쪽

0410

항공기는 착륙장으로부터 주민은 착륙장으로부터 몇 m, 의료진은 몇 m 외곽에 위치하도록 하여야 하는가?

① 50m, 30m ② 60m, 30m ③ 70m, 50m
④ 80m, 20m ⑤ 90m, 20m

0411

항공기 착륙장은 환자수집소로부터 몇 m 정도 떨어져야 하는가?

① 15~20m ② 25~30m ③ 35~40m
④ 40~45m ⑤ 45~50m

0412

항공기 착륙장 선정 및 접근하는 방법으로 옳은 것은?

① 소형항공기 착륙 시에는 낮에는 75m×75m의 면적이 필요하다.
② 착륙장은 사고지점으로부터 최소한 30m 밖에 위치해야 한다.
③ 착륙장으로부터 30m 이내에는 일반인이 접근하지 않도록 한다.
④ 항공기 반대쪽으로 이동시는 항공기 앞면으로 이동한다.
⑤ 항공기로부터 10m이내에는 화기 등의 점화물이 없어야 한다.

정답 409 ④ 410 ② 411 ⑤ 412 ④

MeMo

0413

재해 시 항공 이송의 장점은?

보기

가. 원거리의 병원까지 환자 이송이 신속	나. 험한 지형에도 접근 가능
다. 고립된 지역의 환자 구조	라. 위험도가 지상보다 낮다.

① 가, 나, 다　② 가, 다　③ 나, 라
④ 라　⑤ 가, 나, 다, 라

0414

재해 시 감염증 발생에 영향을 미치는 요소가 아닌 것은?

① 지형적 특성　② 주민의 교육정도　③ 인구의 조밀도
④ 풍토병 유무　⑤ 기후와 계절

0415

재해발생 후 피해자들에게 가장 높게 나타나는 정신적 증상은?

① 슬픔　② 악몽　③ 피로감
④ 죄의식　⑤ 재해가 재현되는 느낌

0416

재해 시 감염증 발생에 영향을 미치는 요소가 아닌 것은?

① 의료시설　② 풍토병 유무　③ 주민의 특성
④ 물리적 요인　⑤ 재해의 종류와 규모

정답　413 ①　414 ②　415 ⑤　416 ④

핵심문제

0417

인위적 재해의 유형이 아닌 것은?

① 테러 ② 선풍 ③ 건물붕괴
④ 위험물질 사고 ⑤ 원자력발전소 사고

0418

방사능물질 사고에 대한 설명으로 옳지 않은 것은?

① 방사능사고는 사회에 영향을 많이 미친다.
② 현장에서의 제독은 제한적으로 실시하여야 한다.
③ 방사선 검사실, 원자로 등의 장소에서 발생한다.
④ 다른 위험물질에 의한 재해보다도 더 위협적이다.
⑤ 손상은 노출된 시간 및 방사선과의 거리에 의해 결정된다.

0419

자연재해인 홍수에 대한 설명으로 옳지 않은 것은?

① 재해로 인하여 사망률이 가장 높다.
② 자연재해 가운데 50% 가량을 차지한다.
③ 가장 많은 사망원인은 익사이다.
④ 대부분의 손상은 찰과상 및 궤양 등의 경증이다.
⑤ 집단 예방접종은 수인성 전염병예방에 효과적이다.

0420

깔때기 모양의 구름이 지면에서 지상으로 빠른 속도로 소용돌이치는 재해는?

① 선풍 ② 지진 ③ 화산
④ 홍수 ⑤ 태풍

정답 417 ② 418 ① 419 ⑤ 420 ①

0421

지진에 대한 설명으로 옳지 않은 것은?

① 가장 파괴적인 자연재해 중 하나이다.

② 광범위한 지역에서 발생하며 흡입손상이 많다.

③ 질식에 의하여 수분 내에 사망하기도 한다.

④ 패혈증으로 인하여 며칠 후에 사망하기도 한다.

⑤ 사망원인은 가슴 등의 압좌손상으로 인한 합병증이다.

0422

해일에 의한 사망자가 많이 발생하는 자연재해는?

① 홍수 ② 화산 ③ 선풍 ④ 지진 ⑤ 폭풍

0423

주로 흡입손상이나 전신증상의 손상을 발생시키는 인위적 재해는?

① 건물붕괴 사고 ② 기차전복 사고 ③ 항공기 사고

④ 위험물질 사고 ⑤ 원자력 발전 사고

0424

재해의 유형에 따른 손상의 종류가 아닌 것은?

① 건물붕괴 - 압좌 손상

② 항공기 사고 - 흡입 손상

③ 원자력 발전소 사고 - 폭발 손상

④ 위험물질 사고 - 전신증상

⑤ 기차/버스 사고 - 물리적 손상

정답 421 ② 422 ④ 423 ④ 424 ③

0425

저체온증 및 기름에 의한 오염이 발생하는 인적 재해는?

① 자동차 사고　② 선박 사고　③ 비행기 사고
④ 열차 사고　⑤ 위험물질 사고

0426

테러 시 가장 많이 손상될 수 있는 부위는?

① 두부　② 흉부　③ 복부
④ 상, 하지　⑤ 중추신경계

0427

재해 피해자들에게 초기에 주로 나타날 수 있는 문제점은?

보기
가. 저혈량성 쇽　나. 정신과적 질환
다. 저산소증　라. 상처의 감염

① 가, 나, 다　② 가, 다　③ 나, 라
④ 라　⑤ 가, 나, 다, 라

0428

압좌증후군(crush syndrome)의 임상증상에 대한 설명으로 옳지 않은 것은?

① 근육내의 혈류량이 감소한다.
② 급성신부전에 빠질 가능성은 없다.
③ 저산소증에 의한 손상으로 세포가 죽게 된다.
④ 근육내의 압력이 급상승한다.
⑤ 구조하는 과정에서는 외견상으로 안전하게 보인다.

정답　425 ②　426 ①　427 ①　428 ②

0429

압좌증후군의 진단을 위한 설명으로 옳은 것은?

① 눌려 있을 때에는 근육부종이 심하지 않다.

② 구출된 직후에 임상증상과 징후가 빠르게 나타난다.

③ 초기에 생화학적 변화로서 과칼슘혈증이 자주 나타난다.

④ 구출된 직후 심한 고통과 함께 쇼크의 징후가 나타난다.

⑤ 근위부가 눌려있을 때 원위부 맥박이 측정되지 않는다.

0430

건물의 구조물에 장시간 깔린 피해자에게 저혈류량이 발생하는 요인은?

보기

가. 탈수　　나. 혈관확장　　다. 출혈　　라. 부적절한 소생술

① 가, 나, 다　　② 가, 다　　③ 나, 라

④ 라　　⑤ 가, 나, 다, 라

0431

재해 시 압좌증후군의 진단에 대한 설명으로 옳지 않은 것은?

① 구출되기 전, 후는 별다른 특징이 없다.

② 근육손상에 비하여 피부변화는 심하지 않다.

③ 소변색이 짙은 적갈색으로 보이기도 한다.

④ 심각한 출혈이 아니라도 적혈구용적이 감소할 수 있다.

⑤ 근육부종은 압력이 해소되고 재관류가 이루어지기 전까지 심하지 않다.

정답 429 ① 430 ⑤ 431 ④

0432

압좌손상 환자의 치료에 대한 설명으로 옳지 않은 것은?

① MAST를 착용시켜 혈류량을 유지시킨다.

② 구출되는 즉시 등장성 수액처치를 중환자실까지 계속한다.

③ 만니톨을 투여하여 소변이 시간당 300ml 이상 유지시킨다.

④ 소변을 pH6.5이상 알칼리화 한다.

⑤ 감염이 의심되면 항생제를 적극적으로 투여한다.

0433

재해발생 직전의 정신과적 행동양상은?

① 불안감과 재해를 부정하는 감정이 나타난다.

② 비정상적인 행동, 히스테리 등이 나타난다.

③ 자신의 감정을 표현한다.

④ 슬픔, 우울증반응을 나타낸다.

⑤ 일시적으로 어리둥절하고 당황해 한다.

0434

재해발생 시 가장 많이 나타나는 정신과적 행동양상은?

① 비정상적인 행동, 정신혼란, 히스테리 증상이 나타난다.

② 슬픔 우울증이 나타난다.

③ 일시적으로 어리둥절하고 당황해 한다.

④ 침착하고 재해에 대비해 분주해진다.

⑤ 외상 후 스트레스 장애가 나타난다.

정답 432 ① 433 ① 434 ③

0435

외상 후 스트레스장애에 대한 설명으로 옳지 않은 것은?

① 반복적인 회상이나 악몽에 시달린다.

② 일상생활에 집중하지 못하고 흥미를 잃는다.

③ 혼자 살아남은 데에 대한 죄책감이 있다.

④ 멍청한 태도로 짜증, 놀람, 수면장애를 보인다.

⑤ 산업재해인 경우에는 2차적인 이익에 대한 욕구가 감소한다.

0436

외상 후 스트레스장애의 진단기준에 대한 설명으로 옳지 않은 것은?

① 사건에 대한 반복적인 환상

② 사건에 대한 반복적인 꿈

③ 타인과 친근해진 느낌

④ 기억장애 및 수면장애

⑤ 활동에 대한 흥미가 현저히 감소

0437

감염증이 잘 발생되는 시기는?

① 재해발생 후 2일 - 2주까지의 기간

② 재해발생 후 3일 - 3주까지의 기간

③ 재해발생 후 4일 - 4주까지의 기간

④ 재해발생 후 5일 - 5주까지의 기간

⑤ 재해발생 후 6일 - 6주까지의 기간

0438

재해 시 추운 겨울에 자주 발생하는 감염증은?

① 말라리아

② 콜레라

③ 결핵

④ 식중독

⑤ 이질

정답 435 ⑤ 436 ③ 437 ③ 438 ③

0439

재해 후에 흔히 발생하는 풍토병이 아닌 것은?

① 말라리아 ② 홍역 ③ 결핵
④ 신우선염 ⑤ 상기도염

0440

감염증의 확산 방지를 위한 대비책이 아닌 것은?

① 재해지역의 위생상태 점검 ② 주거환경 개선
③ 위생적인 급수 공급 ④ 지속적인 방역활동
⑤ 재해지역 주민에게 예방접종 실시

0441

재해발생 후 호흡기계로 침입하는 전염병은?

① 장티푸스 ② 콜레라 ③ 페스트
④ 디프테리아 ⑤ 공수병

0442

재해 시 수액처치에 대한 내용으로 옳은 것은?

① 수액처치의 1단계는 평균동맥압을 확인하는 것이다.
② 환자의 나이가 40세가 넘으면 500mL의 현탁액을 주입한다.
③ 수축기 혈압이 100mm Hg이상이 되면 수액을 유지만 한다.
④ 평균동맥압이 50mm Hg를 유지할 수 있도록 한다.
⑤ 중심정맥압이 15cm H_2O를 넘으면 속도를 늦출 것인지 결정한다.

정답 439 ④ 440 ⑤ 441 ④ 442 ⑤

0443

응급센터에 내원한 중증 실혈성 쇼크환자의 수액처치에 대한 설명으로 옳지 않은 것은?

① 1단계: 평균동맥압이 60mmHg이 되지 않으면 생리식염수를 투여한다.

② 2단계: 45세 미만이고 심장병이 없으면 현탁액과 하트만용액을 더 투여한다.

③ 3단계: 중심정맥압이 10cmH$_2$O 이상이냐에 따라 주는 속도를 결정한다.

④ 4단계: 적혈구 용적이 25%가 되지 않으면 수혈을 고려한다.

⑤ 5단계: 평균동맥압이 치료에 반응하느냐에 따라 다시 결정한다.

0444

중증도 이상의 실혈성 쇼크환자의 수액처치를 위한 우선적인 판단기준은?

① 평균동맥압　② 중심정맥압　③ 환자의 나이

④ 적혈구 용적　⑤ 심장병의 과거력

0445

수액처치 기준 및 수액의 종류와 양을 결정하는 요소에 대한 설명으로 옳지 않은 것은?

① 나이　② 적혈구 용적　③ 심장병의 기왕력

④ 수액의 종류와 양　⑤ 평균동맥압 70mmHg 이상

0446

응급의료체계에서 직접의료지도는?

① 질 관리　② 정규 처방　③ 의사와의 통신

④ 훈련 및 교육　⑤ 환자분류지침

정답　443 ③　444 ①　445 ⑤　446 ③

0447

의료지도 의사와 접촉하기 전에 현장에서 수행되는 응급처치의 중재는?

① 질 관리 ② 이송지침 ③ 분류지침
④ 정규 처방 ⑤ 직접의료지도

0448

응급의료서비스의 질 향상에 대한 설명으로 옳지 않은 것은?

① 자격취득 후 지속적인 교육을 받는다.
② 가급적 직접의료지도에 의한 처치를 시행한다.
③ 응급처치장비는 규칙적으로 점검하고 유지한다.
④ 응급처치 후 환자나 의료진에게 추후 정보를 얻는다.
⑤ 보고서를 정확하게 작성하여 검토하고 기록은 보관한다.

0449

질 개선 프로그램은 질 관리 프로그램보다 무엇을 더 활용하는가?

① 의료업무 ② 치료의 질 ③ 처치의 효과
④ 임상적인 논점 ⑤ 소비자의 만족도

0450

응급구조사가 지켜야 할 윤리강령에 대한 설명으로 옳지 않은 것은?

① 환자의 생명을 보호하며 응급처치의 질을 향상시킨다.
② 응급의료체계의 다른 자격에 대해서도 관심을 가진다.
③ 응급의료체계에 영향을 미치는 법률제정을 알아야 한다.
④ 적절하고 전문적인 방법으로 비윤리적인 행동을 밝힐 책임이 있다.
⑤ 공공의 안녕에 해롭더라도 환자를 위해서는 전문지식을 사용해야 한다.

정답 447 ④ 448 ② 449 ⑤ 450 ⑤

0451

신뢰받는 응급구조사가 되기 위한 인격적 특성이 아닌 것은?

① 책임감　② 지도력　③ 솔선수범
④ 자기통제　⑤ 보수교육

0452

응급구조사의 보수교육을 위한 교육방법이 아닌 것은?

① 정규 처방　② 이동교실　③ 병원 순환
④ 사례연구　⑤ 카세트 강의

0453

환자의 권익옹호를 위한 응급구조사의 역할 및 책임이 아닌 것은?

① 환자를 위해 말하고 변호한다.
② 환자와 친밀한 관계를 유지한다.
③ 병원 관계자가 관심을 갖도록 해준다.
④ 처치에 도움이 되도록 주위사람들에게 환자정보를 공개한다.
⑤ 환자의 가족에게 상황을 알리는 간단한 업무도 수행한다.

0454

응급의료에 관련된 조직과 사회에서 인정된 학술적인 사항에 의한 치료기준은?

① 전문적 기준　② 제도화된 기준　③ 응급처치 범위의 기준
④ 법률에 의해 정해진 기준　⑤ 사회관행으로 정해진 기준

정답　451 ⑤　452 ①　453 ④　454 ①

0455

응급처치 범위를 정확히 알고 응급의료 행위를 수행하는 기준은?

① 사회관행으로 정해진 기준 ② 법률에 의해 정해진 기준
③ 면책의 양식에 의한 기준 ④ 동의의 법칙에 의한 기준
⑤ 전문적 또는 제도화된 기준

0456

응급의료체계에서 가장 흔한 동의의 형태는?

① 고지된 동의 ② 묵시적 동의 ③ 명시적 동의
④ 정신질환자의 동의 ⑤ 미성년자에 대한 동의

0457

응급구조사가 환자에게 적절한 치료를 계속 제공하지 못할 때 해당되는 과실은?

① 유기 ② 태만 ③ 중상 ④ 학대 ⑤ 치사

0458

타인의 인격이나 명성을 부정하거나 문서로 손상을 끼치는 행위는?

① 유기 ② 폭행 ③ 구타 ④ 중상 ⑤ 명예훼손

정답 455 ② 456 ② 457 ① 458 ⑤

0459

중상에 대한 옳은 설명은?

① 타인에게 동의 없는 신체적 접촉 행위

② 타인에게 법적인 치료기준을 위반한 행위

③ 타인의 인격을 악의의 표현으로 손상을 가하는 행위

④ 타인의 인격이나 명성을 문서로써 손상을 끼치는 행위

⑤ 타인에게 직접적인 신체손상에 대한 두려움을 주는 행위

0460

범죄 현장에서 증거를 보존하기 위한 응급구조사의 책무가 아닌 것은?

① 경찰과 함께 협조한다.

② 가급적 전화는 사용하지 않는다.

③ 현장에 영향을 주는 행위를 최대화한다.

④ 응급처치를 위해 가구를 옮겼다면 보고한다.

⑤ 지문을 보존하기 위하여 불필요한 접촉은 피한다.

0461

응급구조사가 불안에 의해 정상적으로 보일 수 있는 증상과 징후가 아닌 것은?

① 빈뇨 ② 식욕부진 ③ 호흡곤란

④ 혈압감소 ⑤ 흉부압박감

0462

응급의료통신에서 두 번째 연계는?

① 응급상황 신고

② 응급구조사와 응급의료센터와의 통신

③ 응급의료센터에서 의료진에게 보고서 제출

④ 적절한 응급의료종사자의 응급통신관리

⑤ 환자 이송 후 응급통신 관리자에게 보고

정답 459 ③ 460 ③ 461 ④ 462 ④

0463

응급의료통신에서 송신소를 대신해서 전화 및 위성 연계를 하는 장치는?

① 변조기 ② 자동중계 ③ 원격송수신
④ 무선공중선계 ⑤ 약부호 입력기

0464

응급구조사에 의한 환자정보 통신에 대한 설명으로 옳지 않은 것은?

① 응급의료통신을 유용하게 이용할 수 있다.
② 의료진이 환자정보를 신속하게 입수할 수 있다.
③ 표준양식이 의료정보를 완벽하게 확보하여 준다.
④ 환자 치료관리 준비를 위하여 정보를 병원에 제공한다.
⑤ 응급의료체계의 기본요소는 환자정보를 가족에게 알리는 것이다.

0465

응급의료진과의 통신 시 보고해야 할 내용으로 옳지 않은 것은?

① 환자의 과거력 ② 환자의 주증상 ③ 환자의 연령과 성별
④ 환자에게 시행한 응급처치 ⑤ 환자 이송 시 현장 출발시간

0466

통신장비를 관리하는 방법으로 옳지 않은 것은?

① 먼지나 습기로부터 보호한다.
② 용제를 사용하여 규칙적으로 장비를 세척한다.
③ 떨어뜨리는 것은 고장의 원인이 되므로 주의한다.
④ 충전된 배터리가 장착되어있는지 매일 확인한다.
⑤ 고장 시에는 자격이 있는 기술자에게 수리를 의뢰한다.

정답 463 ③ 464 ⑤ 465 ⑤ 466 ②

0467

병원 전 처치를 기록하는 표준양식에 대한 설명으로 옳지 않은 것은?

① 병원 전 법률적 문서기록으로 남기기 위해서

② 의료진이 환자의 병원 전 처치의 내용을 알기 위해서

③ 환자가 응급처치를 거부하는 경우 기록을 남기기 위해서

④ 법적인 관점에서 보면 기록보다 통신이 더 중요할 수 있다.

⑤ 정보는 법적인 효력을 가지며 모든 기록지에 서명해야 한다.

0468

상호간 의사소통에 대한 설명으로 옳지 않은 것은?

① 말을 천천히 명확하게 한다.

② 환자가 질문에 답할 때에는 경청한다.

③ 환자를 살피기 위해서 환자보다 높게 위치한다.

④ 소아환자에게는 진실로 말하는 것이 중요하다.

⑤ 환자가 알아듣지 못하는 용어는 사용하지 않는다.

0469

어린이 환자와 의사소통 시 유의해야 할 사항으로 옳지 않은 것은?

① 어린이 눈높이로 자세를 낮춘다.

② 정직하고 모든 사실을 진실로 대한다.

③ 의사소통 시 부모를 참여시키면 효과적이다.

④ 종종 어른보다 거짓말을 빨리 알아챌 수 있다.

⑤ 잘 들을 수 있도록 보통보다 큰 소리로 말한다.

0470

구급활동일지의 '서술부분' 작성 시 4가지 기본요소에 포함되지 않는 것은?

① 환자 분류 ② 환자 상태 ③ 이학적, 신경학적 소견

④ 환자에게 제공된 응급처치 ⑤ 응급구조사의 진단 소견

정답 467 ④ 468 ③ 469 ⑤ 470 ①

핵심문제

0471

추가기록 및 특수한 보고서를 작성하지 않아도 되는 환자는?

① 성폭행 환자 ② 개에게 물린 환자 ③ 심한 두부손상 환자
④ 아동 및 노인 학대 ⑤ 특이한 감염병 환자

0472

운행보고서 작성 시 '추정 진단' 기록에 대한 설명으로 옳지 않은 것은?

① 현장에서 얻은 임상적 소견을 토대로 작성한다.
② 가능성 있는 질환이나 손상을 모두 기재한다.
③ 증상과 이학적 소견을 토대로 의심되는 질환을 기록한다.
④ 1차, 2차 평가를 통하여 얻은 임상적 소견을 기초로 한다.
⑤ 의사의 진단과 동일하지 않으면 의사의 지시를 받아 기록을 수정한다.

0473

재해현장이나 환자수집소에서 시행하는 응급처치가 아닌 것은?

① 기도확보 ② 산소투여 ③ 심장마사지
④ 압박 지혈 ⑤ 창상부위 압박

0474

재해 시 이송순위와 이송수단의 원칙으로 옳지 않은 것은?

① 이송차량에 전문응급구조사는 탑승하지 않는다.
② 긴급환자는 응급차량이나 항공기로 이송한다.
③ 비응급환자는 인근의 1 · 2차 병원으로 이송한다
④ 사망자가 소수인 경우에는 병원 영안실로 이송한다.
⑤ 중증도별로 치료가 가능한 병원으로 직접 이송한다.

정답 471 ③ 472 ⑤ 473 ② 474 ③

MeMo

0475

항공 이송에 대한 설명으로 옳지 않은 것은?

① 경부 및 척추를 고정한 후 이송한다.

② 중증환자나 호흡곤란환자는 상태가 악화될 수 있다.

③ 필요시에는 기관삽관을 시행하여 기도를 확보한다.

④ 구토의 가능성이 있는 중증환자는 위장관튜브를 삽입한다.

⑤ 심정지 환자는 구급차보다는 항공기로 신속히 이송한다.

0476

갑자기 발생하며 인명손실 및 재산파괴가 가장 심한 자연재해는?

① 지진　② 태풍　③ 해일　④ 홍수　⑤ 선풍

0477

스타트(START) 환자분류 체계의 기초로 옳은 것은?

① 유연성, 복합성, 적용의 일관성

② 유연성, 단순성, 적용의 복합성

③ 신속성, 복합성, 적용의 일관성

④ 신속성, 단순성, 적용의 일관성

⑤ 신속성, 단순성, 적용의 복합성

0478

인위적 재해의 유형이 아닌 것은?

① 테러　② 선풍　③ 건물붕괴

④ 위험물질 사고　⑤ 원자력발전소 사고

정답　475 ⑤　476 ①　477 ④　478 ②

MeMo

핵심문제

0479

방사능물질에 의한 사고에 대한 설명으로 옳지 않은 것은?

① 방사능사고는 사회에 영향을 많이 미친다.

② 현장에서의 제독은 제한적으로 실시하여야 한다.

③ 방사선 검사실, 원자로 등의 장소에서 발생한다.

④ 다른 위험물질에 의한 재해보다도 더 위협적이다.

⑤ 손상은 노출된 시간 및 방사선과의 거리에 의해 결정된다.

0480

압좌증후군에서의 저혈류량이 발생하는 요인이 아닌 것은?

① 탈수 ② 출혈 ③ 혈관수축

④ 부적절한 소생술 ⑤ 혈관 이외의 장소에 혈류저장

0481

재해발생 후 피해자들에게 가장 높게 나타나는 정신적 증상은?

① 슬픔 ② 피로감 ③ 악몽

④ 죄의식 ⑤ 재해가 재현되는 느낌

0482

감염증 발생에 영향을 미치는 요소가 아닌 것은?

① 이용자원 ② 풍토병 유무 ③ 주민의 특성

④ 물리적 요인 ⑤ 재해의 종류와 규모

정답 479 ① 480 ③ 481 ⑤ 482 ④

0483

재난 통신용 UHF 무선주파수대로 옳은 것은?

① 37~42MHz ② 150~155MHz ③ 450~470MHz
④ 806~902MHz ⑤ 1000~1042MHz

0484

응급 현장에 최초반응자를 위한 교육이 필요한 자는?

① 응급구조사
② 산업보건요원관리자
③ 응급전문간호사
④ 지역병원 응급실 의사
⑤ 지역 안전센터 구급대원

0485

응급구조사가 교통사고 현장을 목격하였지만 비번 일(쉬는날)에 가사 사정 때문에 신고 후 응급조치 없이 그 장소를 떠났다면?

① 면책 ② 윤리 ③ 유기 ④ 과실 ⑤ 법률

0486

START체계에서 호흡이 분당 몇 회 이하면 다음 평가로 넘어가는가?

① 30회 ② 35회 ③ 40회 ④ 45회 ⑤ 50회

정답 483 ③ 484 ② 485 ③ 486 ①

핵심문제

0487

쇼크 환자이면서 만성폐쇄성폐질환(COPD)이 없는 심한 저산소증 환자에게 8L/분 이상 고농도산소를 공급하는 장비는?

① 비강캐뉼라(Nasal cannula)
② 단순안면마스크(Simple gace mask)
③ 부분재호흡마스크(Partial rebreathing mask)
④ 비재호흡마스크(Non-rereathing mask)
⑤ 백-밸브마스크(Bag-valve mask)

0488

흡입장치에 사용에 대한 설명 중 틀린 것은?

① 흡입시간은 10초 이내로 한다.
② 카테터를 삽입하면서 흡인한다.
③ 흡입시의 압력은 300mmHg 이상이 되도록 한다.
④ 경구기도기를 낀 상태에서는 사용할 수 있다.
⑤ 흡입관이 정확한 위치에 있을 때만 시행한다.

0489

20세 남자가 등 부위와 양손 전체에 화상을 입었다. 9의 법칙에 의거하여 화상면적은?

① 27% ② 36% ③ 48% ④ 63% ⑤ 54%

0490

심폐소생술 중 침습적으로 순환량을 평가하는 방법은?

① 맥박 측정 ② 동맥혈 산소압 측정 ③ 조직 내 산소압 측정
④ 호기말 이산화탄소분압 측정 ⑤ 동맥삽관술에 의한 혈압측정

정답 487 ④ 488 ② 489 ② 490 ⑤

0491

금속판이나 기둥을 잘라내는데 사용되는 장비는?

① 에어 치젤 ② 유압 스프레다 ③ 착암기
④ 유압 절단기 ⑤ 산소 절단기

0492

MAST는 수축기 혈압이 얼마 이하일 때 사용하는가?

① 70mmHg ② 80mmHg ③ 90mmHg ④ 100mmHg ⑤ 110mmHg

0493

MAST 복부에 공기를 주입하면 안되는 경우는?

보기
가. 임신 제2기(14-17주)일 때 나. 장기적출 시
다. 관통물질이 있을 때 라. 복부에 심한 타박상

① 가, 나, 다 ② 가, 다 ③ 나, 라
④ 라 ⑤ 가, 나, 다, 라

0494

MAST를 적용할 수 없는 경우는?

① 급성호흡 부전증 ② 저혈량성 쇼크 시
③ 골반골 또는 대퇴골 골절 환자 ④ 복부손상이 있으며, 쇼크 상태인 경우
⑤ 복강내 장기손상에 의해서 유발된 혈복증

정답 491 ① 492 ③ 493 ① 494 ①

0495

MAST의 적응증으로 옳은 것은?

보기
가. shock를 동반한 대퇴골 골절
나. 골반골절이 있는 경우
다. 수축기 혈압이 100mmHg 이하, shock 증상이 있을 때
라. 다발성 손상 환자에서 shock가 있는 경우

① 가, 나, 다 ② 가, 다 ③ 나, 라
④ 라 ⑤ 가, 나, 다, 라

0496

MAST의 공기를 뺄 때 어디부터 빼야 하는가?

① 복부 ② 왼쪽 다리 ③ 오른쪽 다리
④ 양쪽 다리를 같이 ⑤ 어느 쪽이나 상관없다

0497

PASG의 효과는?

보기
가. 혈압상승 나. 골반 골절 고정 다. 혈류의 흐름 증가 라. 출혈 조절

① 가, 나, 다 ② 가, 다 ③ 나, 라
④ 라 ⑤ 가, 나, 다, 라

0498

PASG의 설명으로 옳은 것은?

① 폐부종 환자에게 사용한다.
② 가장 많은 합병증은 신경성 쇽이다.
③ 2시간 이상 착용 시에는 구획증후군이 발생한다.
④ 가압은 수축기 혈압이 90mmHg까지 한다.
⑤ 항공기로 이송 시 온도가 내려가면 공기를 조금 빼야 한다.

정답 495 ⑤ 496 ④ 497 ⑤ 498 ③

0499

PASG의 적당한 압력은?

① 50mmHg ② 60mmHg ③ 70mmHg ④ 80mmHg ⑤ 90mmHg

0500

응급 상태하에서 가장 잘 쓰이는 산소공급 방법은?

① 산소마스크 ② 산소 텐트 ③ 비강관
④ 비강배관 ⑤ 가습요법

0501

비강카테터에 의한 산소흡입에 관한 사항으로 옳은 것은?

보기
가. 환자의 상태, 산소가 투여된 시간과 양을 정확히 기록한다.
나. 산소통에는 '금연' 표시판이 필요하다.
다. 습윤병에 물을 2/3~1/2정도 넣고 항상 습윤된 산소가 나오도록 한다.
라. 고농도의 산소를 공급하기 위하여 실시하는 방법이다.

① 가, 나, 다 ② 가, 다 ③ 나, 라
④ 라 ⑤ 가, 나, 다, 라

0502

비강카테터로 성인에게 주는 산소의 주입속도는 보통 얼마인가?

① 2~3 L/분 ② 4~6 L/분 ③ 9~12 L/분
④ 13~15 L/분 ⑤ 16~18 L/분

정답 499 ② 500 ① 501 ① 502 ②

MeMo

핵심문제

0503

기관절개 후 개구부위에 젖은 거즈를 덮어놓았을 경우 기대되는 효과는?

보기

가. 습도 유지 나. 점액의 배출 예방
다. 먼지의 여과 라. 환자가 만지는 것을 방지

① 가, 나, 다 ② 가, 다 ③ 나, 라
④ 라 ⑤ 가, 나, 다, 라

0504

장갑, 까운, 마스크 등을 착용하는 목적은?

① 위험물질 통제 ② 감염방지 ③ 지속적 평가
④ 질병의 특성 파악 ⑤ 현장의 안전 파악

0505

현장조사에서 응급구조사가 보호구를 착용하는 목적은?

① 현장상황을 정확이 평가하기 위해 ② 응급구조사의 신분을 나타내기 위해
③ 응급구조사의 안전을 위해 ④ 환자에게 안정감과 신뢰를 주기 위해
⑤ 환자를 보다 정밀하게 검사하기 위해

0506

혈액성 전파, 체액성 전파, 공기전파의 최선 방어책으로 응급구조사는 보호안경, 마스크, 가운, 장갑을 착용하였다. 이러한 목적은?

① 보호적 격리 ② 호흡기계 격리 ③ 장격리
④신체분비물 격리 ⑤ 혈액으로부터의 예방

정답 503 ② 504 ② 505 ④ 506 ④

0507

응급구조사가 실시하는 현장조사의 요소이다. 포함되지 않은 것은?

① 현장안전 ② 환자의 위치 ③ 신체분비물 격리
④ 환자의 의식수준 ⑤ 추가지원

0508

신체분비물 격리에 대한 설명이다. 옳지 않은 것은?

① 모든 분비물에 전염력이 있다는 가정에 기초한다.
② 동료의 젖어있는 마스크는 만져도 된다.
③ 환자와 접촉할 때마다 장갑을 착용한다.
④ 환자가 호흡기 증상이 있으면 환자와 응급구조사가 마스크를 착용한다.
⑤ 혈액이 튀길 가능성이 있으면 마스크, 보호안경, 가운착용을 고려한다.

0509

현장조사 단계에 포함된 내용은?

보기
가. 위험확인 나. 필요시 도움요청
다. 환자의 위치확인 라. 손상의 기전/질병의 특성 결정

① 가, 나, 다 ② 가, 다 ③ 나, 라
④ 라 ⑤ 가, 나, 다, 라

0510

현장안전을 확인하는 과정에서 응급구조사가 관심을 가져야 하는 것이 아닌 것은?

① 목격자의 확보 ② 환자의 주호소 확인 ③ 날씨 확인
④ 질병의 원인 ⑤ 손상의 원인

정답 507 ④ 508 ② 509 ⑤ 510 ③

핵심문제

0511

내과 환자의 출동에 있어 현장조사에서 중요한 부분은 다음 중 무엇을 파악하는 것인가?

① 손상의 기전 ② 질병의 특성 ③ 출동요청의 심각성
④ 질병의 원인 ⑤ 손상의 원인

0512

환자의 수와 위치를 확인하는 것은 환자평가의 어느 단계에서 수행하는 것인가?

① 응급통신관리 정보의 검토 ② 현장조사 ③ 일차평가
④ 이차평가 ⑤ 지속적 평가

0513

응급구조사의 기본 임무가 아닌 것은?

① 환자상태의 중증도를 신속히 평가 ② 환자상태에 대한 운행보고서 작성 및 보고
③ 응급처치와 환자 이송 ④ 특수 상황에서의 산악구조
⑤ 기본응급처치법을 숙지

0514

응급신고를 접수하는 상황실(응급의료정보센터)의 요원이 갖추어야 할 자격과 관련이 적은 것은?

① 무선자격증 취득자 ② 해당지역의 의료정보에 해박한 자
③ 응급구조사 자격증 소지자 ④ 소방업무에 10년 이상 종사한 자
⑤ 통신장비 사용이 능숙한 자

정답 511 ② 512 ② 513 ④ 514 ④

0515

1990년 응급의료체계의 구축에 관한 대통령의 담화를 계기로 11개의 응급의료정보센터를 전국에 설치하고 이를 기반으로 88개의 응급의료센터를 연결하는 무선통신망을 구축한 해는?

① 1984　② 1986　③ 1988　④ 1989　⑤ 1991

0516

서울특별시를 중심으로 10여개 소방서에서 119구급대를 처음으로 운영하기 시작한 해는?

① 1980　② 1982　③ 1984　④ 1986　⑤ 1988

0517

응급의료체계의 근간을 이루는 요소와 관계가 먼 것은?

① 응급의료 통신망　② 병원전 응급처치　③ 전문적 집중치료
④ 재활교육　⑤ 환자 이송 체계

0518

미국의 경우 응급구조사 자격을 3단계로 구분하고 있는데 가장 고급 응급구조사 단계는 어느 것인가?

① EMT-A ; ambulance　② EMT-I ; intermediate　③ EMT-P ; paramedic
④ EMT-D ; defibrillation　⑤ EMT-B ; breath

정답　515 ⑤　516 ②　517 ④　518 ③

0519

응급구조사의 역할과 책임에 관한 설명으로 옳지 않은 것은?

① 손상 또는 질병의 증상 및 징후의 인지

② 환자에 대한 신속하고 효율적인 응급처치

③ 안전하고 효율적인 환자 이송

④ 주관적 판단에 의한 환자처치

⑤ 환자의 중증도 평가

0520

응급구조사가 의사의 지시를 받지 않고 행할 수 있는 응급처치가 아닌 것은?

① 의료기구 등을 이용한 기도유지

② 심폐소생술

③ 산소투여 및 흡입

④ 혈압유지를 위한 약물투여

⑤ 이물제거

0521

환자가 의식불명이거나 또는 망상에 빠져 있거나 신체적으로 동의를 할 수 없는 경우에 적용할 수 있는 동의는?

① 묵시적 동의

② 미성년자 치료에 있어서의 동의

③ 정신질환자의 동의

④ 치료거부권

⑤ 치료선택에 대한 동의

0522

응급환자 처치에 대한 내용으로 옳지 않은 것은?

① 최단시간 내에 환자상태의 중증도를 신속히 평가하여야 한다.

② 환자상태를 응급의료진에게 보고하고 지시를 요청하는 방법을 알아야 한다.

③ 통신이 두절된 상황에서 응급처치를 시행하는 방법을 인지해야 한다.

④ 각종 질병이나 외상에 대한 기본적인 응급처치법을 숙지한다.

⑤ 누구의 지시를 받지 않고도 추가적인 응급처치를 시행할 수 있는 능숙함을 갖춘다.

정답 519 ④ 520 ④ 521 ① 522 ⑤

0523

응급구조사가 교통사고 현장에서 호흡과 맥박이 정지된 채 엎드려 있는 환자를 발견하였다. 이 환자가 허리손상을 입었을 것으로 의심되는 경우 응급구조사가 하여야 할 일은?

① 환자를 '통나무 굴리기법' 으로 돌려서 심폐소생술을 시작한다.
② 환자의 머리를 한쪽으로 돌리고 심폐소생술을 시작한다.
③ 증원이 될 때까지 아무것도 시행하지 않는다.
④ 엎드려진 상태로 심폐소생술을 시도한다.
⑤ 본부에 연락하고 추후 지시가 있을 때까지 기다린다.

0524

응급구조사가 시행할 처치에 대한 기술이다. 잘못 기술된 항목은?

① 환자의 중증도를 신속히 평가해야 한다.
② 생명유지에 필수적인 응급처치법을 습득한다.
③ 병원 도착 전까지는 응급처치의 시행여부를 스스로 판단해야 한다.
④ 각종 질병이나 외상에 대한 기본적인 응급처치법을 숙지해야 한다.
⑤ 통신을 통한 추가적인 응급처치를 시행한다.

0525

응급의료체계에서 응급구조사가 사용할 수 있어야 하는 장비와 거리가 먼 것은?

① 간단한 응급구조장비를 사용할 수 있어야 한다.
② 응급차량내의 의료장비를 사용할 수 있어야 한다.
③ 현장에서의 각종 의료장비를 사용할 수 있어야 한다.
④ 집중처치에 필요한 장비를 사용할 수 있어야 한다.
⑤ 필요에 따라 구조장비를 사용할 줄 알아야 한다.

정답 523 ① 524 ③ 525 ④

핵심문제

0526

응급구조사가 할 수 있는 행위는?

보기
가. 응급환자 상태를 판별하기 위한 평가행위　　나. 환자의 이송
다. 상병의 악화방지를 위한 처치　　라. 이송 중 분만 시 제대결찰

① 가, 나, 다　　② 가, 다　　③ 나, 라
④ 라　　⑤ 가, 나, 다, 라

0527

응급처치의 법률적 문제로 옳지 않은 것은?

① 응급구조사는 치료기준에 부합하는 응급처치를 시행해야 한다.
② 응급환자로부터 묵시적 동의는 법률적으로 인정되지 않는다.
③ 부적절한 치료를 시행한 경우에는 법적 제재가 따른다.
④ 응급의료진의 지시를 받고 응급처치를 시행해야 한다.
⑤ 범죄에 의한 피해자의 증거보존 및 신고할 사항을 숙지한다.

0528

응급의료체계에서 병원 전 단계의 중심적 역할을 수행하는 자는 누구인가?

① 최초 반응자　　② 전화상담원　　③ 응급구조사
④ 응급의료진　　⑤ 응급환자

0529

응급구조사의 업무 중 해당 사항이 아닌 것은?

① 의료법에 저촉되지 않는 범위를 정확히 인지하여야 한다.
② 범죄에 의한 피해자의 증거 보존은 경찰의 고유업무이다.
③ 응급구조사의 의무기록지를 정확히 작성하도록 한다.
④ 응급상황에 대처할 경우에 유발되는 법적 문제점에 대하여 인지한다.
⑤ 이송하는 도중 해당 병원에 연락해야 할 사항들을 정확히 알아야 한다.

정답　526 ⑤　527 ②　528 ③　529 ②

0530

응급의료체계 요소에 속하지 않는 것은?

① 통신 체계 ② 이송 체계 ③ 병원전 체계
④ 병원 체계 ⑤ 보험 체계

0531

응급구조사의 역할 및 책임으로 맞게 조합되어 있는 것은?

보기
가. 손상 또는 질병의 징후 및 증상의 인지
나. 무선교신 및 응급차량 운전법
다. 안전하고 효율적인 환자 이송법
라. 자신이 소속된 지역의 응급의료체계에 대한 파악

① 가, 나, 다 ② 가, 다 ③ 나, 라
④ 라 ⑤ 가, 나, 다, 라

0532

응급구조사의 태도와 행동으로 옳지 않은 것은?

① 의료인으로서 전문적인 태도 ② 환자에게 신뢰를 줄 수 있는 외모와 행동
③ 응급상황에서도 안정된 태도 ④ 응급상황만을 강조한 권위적인 태도
⑤ 다른 의료인과 협조적인 태도

0533

응급구조사가 할 수 있는 의료행위의 한계가 아닌 것은?

① 위험한 환경에서도 환자를 우선적으로 안전하게 구출한다.
② 최단시간 내에 환자상태의 중증도를 평가한다.
③ 생명유지에 필요한 기본 응급처치를 시행한다.
④ 현장에서 각종 의료장비를 사용한다.
⑤ 사고현장의 위험요소를 최소화한다.

정답 530 ⑤ 531 ⑤ 532 ④ 533 ①

0534

응급처치에 관련된 법률적 문제 중 가장 관련이 적은 것은?

① 치료 기준　② 동의의 원칙　③ 경제성의 원칙
④ 과실주의　⑤ 직무유기

0535

응급구조사가 의사의 지시를 받지 않고 행할 수 있는 응급처치가 아닌 것은?

① 구강내 이물질 제거　② 심폐소생술　③ 외부출혈의 지혈
④ 기관삽관　⑤ 부목고정

0536

응급구조사의 준수사항으로 맞지 않는 것은?

① 환자의 응급처치에 사용한 의료용 소모품이나 비품은 귀환하는 즉시 보충한다.
② 구급차의 무선장비는 매일 점검하여 통화가능 상태로 유지하여야 하며 출동과 무관하게 항시 개방되어 있어야 한다.
③ 활동 중에는 항상 규정된 복장을 착용하여야 한다.
④ 응급환자를 구급차에 탑승시킨 이후에는 가급적 경보기를 울리지 않는다.
⑤ 환자상태에 대한 보고 및 기록을 한다.

0537

다음 중 정상 생체징후의 범위에서 벗어난 항목은?

① 수축기혈압이 100mmHg인 환자　② 분당 호흡수가 12회인 환자
③ 분당 맥박수가 90회인 환자　④ 체온이 38.5℃인 환자
⑤ 이완기 혈압이 80mmHg인 환자

정답　534 ③　535 ④　536 ②　537 ④

MeMo

0538

경미한 응급처치의 범위가 아닌 것은?

① 척추 고정 부목 ② MAST 사용 ③ 지혈
④ 정맥주사 ⑤ 흡인기 사용

0539

사회적 관행에 의해서 정해진 기준에 관한 설명은?

① 법규, 법령, 조례, 또는 판례법에 의해서 정해진다.
② 응급의료에 관련된 조직과 사회에서 널리 인정된 사항을 말한다.
③ 유사한 훈련과 경험을 가진 분별력 있는 사람이 유사한 상황에서 유사한 장비를 이용하여 동일한 장소에서 어떻게 행동했을까? 하는 것을 말한다.
④ 법률로 정해진 기준 외에 사회적으로 용인되는 일반적 혹은 전문적 기준 모두를 말한다.
⑤ 일반적으로 과거로부터 시행되어 오던 일상적인 습관을 말한다.

0540

1989년 교통사고 예방 및 대책에 관한 보고서에서 지적한 우리나라 응급의료의 현실이 아닌 것은?

① 병원전 응급처치가 전무한 실정이다.
② 응급센터의 시설면에서 전용 병상 및 사용 면적이 협소하다.
③ 응급차량에 필요한 장비가 확보되지 않았다.
④ 외상치료를 위한 전문팀이 구성되어 있는 경우가 약 15%에 불과하였다.
⑤ 응급의료를 전담하는 의료진이 충분히 확보되어 있다.

정답 538 ④ 539 ③ 540 ⑤

MeMo

핵심문제

0541

응급구조사의 역할에 대한 내용으로 옳지 않은 것은?

① 전 세계적으로 응급구조사가 병원전 응급처치를 시행하고 있다.

② 응급구조사의 역할은 환자 이송을 포함하여 응급환자의 생명유지와 후유증 방지에 있다.

③ 응급구조사는 환자가 발생한 현장에서부터 응급센터에 도착할 때까지의 제반 의료업무를 담당하게 된다.

④ 미국에서 시행 중인 응급구조사의 3단계 중 고급 응급구조사(EMT-P)는 기본적인 응급처치 이외에도 기관삽관술, 응급 투약, 심전도 판독과 전기적 제세동까지 모든 응급처치 영역에 참여한다.

⑤ 응급구조사는 응급의료체계에서 최초로 응급환자를 대하는 의료요원이다.

0542

응급구조사가 업무를 수행함에 있어 숙지해야 할 것이 아닌 것은?

① 응급환자 처치법
② 응급환자 이송법 및 구조법
③ 응급장비 사용
④ 전문 처치법
⑤ 무선통신망 사용법

0543

우리나라에서 40세 이하의 사망원인으로 가장 많은 것은?

① 악성 종양
② 뇌질환
③ 심장질환
④ 사고
⑤ 과로사

0544

응급구조사는 특수상황에서의 특수구조대와 연락을 하여 응급구조가 효율적으로 이루어지도록 하여야 한다. 다음 중 특수구조대가 아닌 것은?

① 산악구조대
② 수중구조대
③ 항공구조대
④ 119구조대
⑤ 화학구조대

정답 541 ① 542 ④ 543 ④ 544 ④

0545

응급처치의 기본원칙으로 옳지 않은 것은?

① 생명의 위험이 없는 한도에서는 환자구조가 응급처치보다 우선되어야 한다.

② 의식장애가 있는 환자는 경추 및 흉추골절을 의심한다.

③ 손상 환자는 악화되거나 추가 손상을 최소화할 수 있도록 적절히 고정되어야 한다.

④ 응급처치는 생명에 위협이 되는 응급상황을 파악하여 응급처치를 시행하는 것이다.

⑤ 대량환자 발생 시 그 중증도에 따른 우선순위를 결정하도록 한다.

0546

응급구조사의 고유 역할이 아닌 것은?

① 안전하고 효율적인 환자 이송

② 신속하고 효율적인 응급처치

③ 환자상태에 대한 보고 및 기록

④ 대량환자 발생 시 중증도 분류

⑤ 위험한 환경에서의 구조 및 구출

0547

응급구조사의 태도로서 갖추어야 할 사항이 아닌 것은?

① 의료요원으로서의 전문적인 태도

② 환자에게 신뢰감을 줄 수 있는 행동

③ 응급상황에서도 안정된 태도

④ 응급의료진과는 독립적인 임무 수행

⑤ 응급의료체계의 중심 역할에 대한 사명감

0548

응급구조사의 역할로 옳지 않은 사항은?

① 응급차량의 운행법을 알 필요가 없다.

② 무선통신법을 알아야 한다.

③ 안전하고 효율적인 환자 이송법을 알아야 한다.

④ 자신이 소속된 지역의 응급의료체계를 파악해야 한다.

⑤ 응급장비의 이용에 대하여 숙달되어야 한다.

정답 545 ① 546 ⑤ 547 ④ 548 ①

핵심문제

0549

응급구조사의 역할 중에서 잘못된 것은?

① 법적으로 승인된 여러 형태의 면책에 관하여 숙지할 필요가 있다.

② 무선통신법을 알아야 한다.

③ 의무기록지 작성 요령을 알아야 한다.

④ 지리를 익혀 둘 필요가 있다.

⑤ 항공 이송 시 고려해야 할 사항을 숙지할 필요는 없다.

0550

전화상담원의 역할이 아닌 것은?

① 각종 응급환자 발생에 대한 신고 접수

② 환자가족이나 최초 반응자에게 응급처치에 대한 조언

③ 응급환자를 이송할 의료기관에 대한 정보제공

④ 대량환자 발생 시 모든 해당기관에 연결

⑤ 의료법에 대한 상담

0551

응급구조사의 의무기록 내용이 아닌 것은?

① 응급환자의 인적사항

② 응급환자가 이송된 의료기관

③ 이송 중 실시한 응급처치의 내용

④ 이송 중의 생체징후

⑤ 환자의 자세한 과거 병력의 기록

0552

환자 이송시 적당치 않은 체위는?

① 심근경색증 환자 - 뒤로 반쯤 기댄 자세

② 의식장애 환자(생체징후정상) - 상체를 거상시킨 자세

③ 호흡장애 환자 - 뒤로 반쯤 기댄 자세

④ 혈압저하 환자 - 바로 누이거나 하지를 거상한 상태

⑤ 약물중독 환자 - 우측 옆으로 누인 자세

정답 549 ⑤ 550 ⑤ 551 ⑤ 552 ⑤

0553

환자 구조의 원칙에 관한 설명 중 옳은 것은?

① 환자의 생명이 위험한 상황에서는 자신의 안전보다 환자를 먼저 생각한다.

② 주변환경이 위급한 상황에서는 응급처치보다 환자 이동이 우선되어야 한다.

③ 환자의 이송시간을 줄이기 위해 이송하면서 부목고정 등을 시행한다.

④ 환자의 생명에 지장이 없는 경우라도 응급처치보다는 이송이 중요하다.

⑤ 환자를 들거나 내릴 때 되도록 허리를 사용하고 무릎을 구부리면 안 된다.

0554

다음은 우리나라 응급의료체계의 확립을 위하여 정부가 법률제정 등을 통해 노력해온 사항들이다. 옳지 않은 사항은?

① 응급환자 정보센터 설치, 운영 ② 구급차의 규정강화

③ 현장 응급처치자(first responder) 제도의 도입 ④ 응급구조사 제도의 도입

⑤ 응급의료기관의 응급 예비병상제도의 도입

0555

다음 중 응급의료체계의 요소에 해당되는 사항이 아닌 것은?

① 의학적 관리 ② 교통체계 ③ 병원전 이송 단체

④ 대중에 대한 홍보와 교육 ⑤ 재해대책

0556

응급의료체계의 요소에 관한 설명 중 옳은 내용은?

① 재해대책은 응급의료체계와 별도로 계획되어야 한다.

② 특수치료기관은 응급의료체계에서 제외된다.

③ 교육은 활동 중인 응급요원들보다는 신참요원들에게 필요한 요소이다.

④ 응급의료는 어느 한 순간을 위한 제도임으로 많은 예산이 필요하지 않다.

⑤ 응급의료체계는 정기적으로 적정성을 평가하여야 한다.

정답 553 ② 554 ③ 555 ② 556 ⑤

0557

다음은 우리나라 응급의료체계에 관한 설명이다. 옳지 않은 항목은?

① 구급차는 일반 구급차와 특수 구급차로 구분된다.

② 일반차량에 의한 응급환자의 이송을 법적으로 제한하였다.

③ 응급구조사는 2급 응급구조사와 1급 응급구조사로 구분한다.

④ 응급환자 신고전화는 119와 1339로 이원화되어 있다.

⑤ 응급이송수단으로는 119구급차, 병원구급차 및 응급구조단의 구급차가 이용 가능하다.

0558

다음 중 직접의료지도(medical control)에 해당하는 것은?

① 교육　② 보수교육　③ 직접통신

④ 의료프로토콜(protocol)　⑤ 심사(audit)

0559

다음 중 간접의료지도(medical control)에 관한 설명 중 옳지 않은 사항은?

① 원칙적으로 현장의 모든 응급처치는 의사의 책임하에 이루어진다.

② 응급구조사의 자격에 따라 제한된 범위의 응급처치를 허용한다.

③ 우리나라의 1급 응급구조사는 응급상황에 한하여 모든 응급처치를 시행할 수 있다.

④ 응급구조사의 응급처치의 범위에 대하여 법으로 정한다.

⑤ 정형화된 교육과 훈련을 시행한다.

0560

다음 중 간접의료지도(medical control)에 해당하는 사항이 아닌 것은?

① 교육　② 프로토콜　③ 출동기록의 평가

④ 생물원격전송(biotelemetry)　⑤ 훈련

정답　557 ②　558 ③　559 ③　560 ④

0561

응급장비 사용에 관한 내용이 아닌 것은?

① 현장에서 각종 의료장비를 정확히 사용할 수 있어야 한다.

② 응급차량 내에서 의료장비를 적절히 사용할 수 있어야 한다.

③ 현장에서 필요에 따라 응급구조장비(절단기, 공기백 등)를 이용할 수 있어야 한다.

④ 응급구조사는 항공 이송 시에는 고려해야 할 사항을 숙지할 필요는 없다.

⑤ 응급차량의 장비와 물품은 구조사의 손에 쉽게 닿도록 적절히 배치한다.

0562

집단이나 전문가 활동을 규제하는 규정, 기준 그리고 기대하는 행위로 옳은 것은?

① 윤리 ② 도덕 ③ 예의범절 ④ 예법 ⑤ 인사

0563

환자를 들어올릴 때의 주의사항이 아닌 것은?

① 뒤틀거나 돌리지 않아야 한다.

② 손바닥을 위로하여 잡는다.

③ 들것을 안전하게 잡았을 때 물체를 움직인다

④ 들려는 물체로부터 자신의 몸을 멀리 떨어지게 한다.

⑤ 자기 몸무게보다 무거운 것은 주의한다.

0564

모든 혈액과 체액은 감염된다는 가정을 근거로 한 감염조절의 엄격한 형식은?

① 개인보호장비 착용 ② 전염방식 숙지 ③ 잠복기 이해

④ 신체분비물격리 ⑤ 손 소독 실시

정답 561 ④ 562 ① 563 ④ 564 ④

0565

국가나 협회가 자격요건에 부응하는 개인을 인정하는 과정은?

① 직업 ② 면허 ③ 등록 ④ 자격 ⑤ 신고

0566

응급처치를 하는 동안 첫 번째 고려 대상은?

① 환자간호 ② 개인안전 ③ 서류문제
④ 진단방향 ⑤ 보호자 관심

0567

인구집단에 있어 빈도, 분포, 손상의 원인, 다른 건강관련 사건에 대해 영향을 미치는 요인에 관한 학문은?

① 수리학 ② 인구조사학 ③ 역학
④ 병태생리학 ⑤ 감염병학

0568

75세 노인에 있어 예방 가능한 가장 많은 사고 유형은?

① 화상 ② 낙상 ③ 자동차 사고 ④ 두부손상 ⑤ 익수

0569

응급상황에서 환자에게 도움을 준 사람을 면책하기 위한 법은?

① 의료법 ② 보건행정법 ③ 치료기준법
④ 구호자보호법 ⑤ 민법

정답 565 ④ 566 ② 567 ③ 568 ② 569 ④

0570

환자를 호칭할 때 부적절한 것은?

① ~씨 ② ~부인 ③ 당신 ④ ~양 ⑤ ~군

0571

소아환자와의 효과적인 의사소통은 어느 것에 기준을 두는가?

① 나이 ② 키 ③ 성별 ④ 체중 ⑤ 미모

0572

다섯 번째 활력징후로 보는 것은?

① 심박수 ② 혈압 ③ 맥박산소측정
④ 혈당수치 ⑤ 호흡수

정답 570 ③ 571 ① 572 ③

02
전문응급처치학
각론

MeMo

핵심문제

0001

'~전에(before)'를 의미하는 의학용어나 약어로 옳은 것은?

① a　② p　③ c　④ s　⑤ w

0002

'말하기가 곤란한 것'을 의미하는 의학용어는?

① dysarhria　② aphasia　③ quadriphsia
④ parephasia　⑤ dysphasia

0003

비정상적으로 소변 배설량이 많은 것을 의미하는 용어로 옳은 것은?

① polytrophia　② polyphagia　③ polyosia
④ polydipsia　⑤ polyuria

0004

신경계의 기본 구조와 기능의 단위로 옳은 것은?

① 핵　② 수상돌기　③ 축삭　④ 괴저　⑤ 뉴론

0005

랑게르한스샘 안에 있는 베타세포에서 분비되는 물질로 옳은 것은?

① 글루카곤　② 글리코겐　③ 글루코즈
④ 인슐린　⑤ 낭포자극호르몬

정답　1 ①　2 ⑤　3 ⑤　4 ⑤　5 ④

0006

요골맥박(radial pulse)이 촉지될 수 있는 수축기압(mmHg)으로 옳은 것은?

① 40 ② 60 ③ 70 ④ 80 ⑤ 90

0007

경동맥(carotid pulse)이 촉지될 수 있는 수축기압(mmHg)으로 옳은 것은?

① 40 ② 60 ③ 70 ④ 80 ⑤ 90

0008

수축기 혈압의 측정으로 옳은 것은?

① 심실 수축 시 정맥 ② 심실 수축 시 동맥 ③ 심방 이완 시 정맥
④ 심실 이완 시 정맥 ⑤ 심실이완과 혈액으로 채워질 때 동맥

0009

이완기 혈압의 측정으로 옳은 것은?

① 심실 수축 시 정맥 ② 심실 수축 시 동맥 ③ 심방 이완 시 정맥
④ 심실 이완 시 정맥 ⑤ 심실이완과 혈액으로 채워질 때 동맥

정답 6 ④ 7 ② 8 ② 9 ⑤

0010

다음의 응급상황 중 고혈압을 거의 일으키지 않는 것은?

① 신질환 ② 뇌졸중 ③ 동맥경화증
④ 아나필락시스 ⑤ 폐쇄성 두부손상

0011

수면 시 환자의 혈액이 정상적인 산소농도임을 암시하는 맥박산소측정치로 옳은 것은?

① 76~80% ② 81~85% ③ 86~90%
④ 91~95% ⑤ 96~100%

0012

응급환자 발생현장에서의 현장평가(Scene Size-Up)에서 수행되어야 할 활동은?

보기
가. 개인 보호장구 착용 나. 도로에서는 안전한 교통로 확보
다. 환자 발생 수 파악 라. 질병의 특성이나 징후에 대한 상황평가

① 가, 나, 다 ② 가, 다 ③ 나, 라
④ 라 ⑤ 가, 나, 다, 라

0013

AVPU 의식상태 평가에서 A의 의미로 옳은 것은?

① 지남력이 좋거나 혼돈상태이거나 평균적인 환자 반응
② 지남력이 좋은 상태에서만의 충분한 환자반응
③ 지남력이 좋거나 혼돈상태이거나 무호흡환자
④ 지남력이 좋은 상태에서만의 명료한 환자
⑤ 지남력이 좋거나 혼돈상태이거나 명료한 환자

정답 10 ④ 11 ⑤ 12 ⑤ 13 ⑤

0014

AVPU 의식상태 평가에서 V의 의미로 옳은 것은?

① 자극에 대한 환자의 폭력적 반응
② 언어적 자극에 대해 반응하는 환자
③ 다양한 자극에 대해 반응하는 환자
④ 자극에 대해 애매한 반응을 보이는 환자
⑤ 자극에 대해 다양한 반응을 보이는 환자

0015

AVPU 의식상태 평가에서 P의 의미로 옳은 것은?

① 맥박이 있는 환자
② 맥박이 없는 환자
③ 통증자극에 대해 반응하는 환자
④ 자극에 대해 부분적인 반응이 있는 환자
⑤ 언어적 자극에 대해 신체적 반응을 보이는 환자

0016

AVPU 의식상태 평가에서 U의 의미로 옳은 것은?

① 어떠한 자극에도 반응 없음
② 자극에 대한 반응조차도 없음
③ 당신은 자극으로 테스트를 할 수 없다.
④ 자극에 대해 마지못해 반응을 보이는 환자
⑤ 자극에 대해 믿을 수 없는 반응을 하는 환자

0017

흡기 시 들리는 고음의 날카로운 소리는 상기도폐쇄를 암시한다. 원인으로 옳지 않은 것은?

① 이물질
② 심한 부종
③ 이완된 혀
④ 후두개염
⑤ 알레르기반응

정답 14 ② 15 ③ 16 ① 17 ③

0018

상기도폐쇄 환자의 흡기 시 들을 수 있는 고음의 날카로운 소리는?

① 코골이 ② 천식음 ③ 천명음
④ 수포음 ⑤ 건성수포음

0019

외상이 없는 환자의 기도를 확보하기 위한 수기법으로 옳은 것은?

① 하악견인법
② 두부후굴-경부거상
③ 두부후굴-하악거상
④ 두부후굴-하악거상, 하악견인법
⑤ 두부후굴-하악거상, 두부후굴-경부거상 또는 하악견인법

0020

외상 환자의 기도를 확보하기 위한 수기법으로 옳은 것은?

① 하악견인법
② 두부후굴-경부거상
③ 두부후굴-하악거상
④ 두부후굴-하악거상, 하악견인법
⑤ 두부후굴-하악거상, 두부후굴-경부거상 또는 하악견인법

0021

약하고 아주 가냘픈 맥박을 보이는 상태가 아닌 것은?

① 고혈압 ② 심부전 ③ 저혈량
④ 전신성 혈관확장 ⑤ 탈수

정답 18 ③ 19 ④ 20 ① 21 ①

0022

모세혈관 재충혈이 약한 순환부전 징후를 볼 수 있는 경우로 옳은 것은?

① 영아　② 영아와 소아　③ 영아, 소아, 성인
④ 소아와 성인　⑤ 영아와 성인

0023

응급실로 신속히 이송해야 할 최우선순위로 고려되어야 하는 경우로 옳은 것은?

보기

가. 심한 통증 호소　나. 난산의 증상
다. 수축기 혈압이 100 이하이며 흉통호소　라. 호흡곤란

① 가, 나, 다　② 가, 다　③ 나, 라
④ 라　⑤ 가, 나, 다, 라

0024

외상에 대한 명백한 증상이 없는 상태에서 심각한 내부의 손상을 예측할 수 있는 경우로 옳은 것은?

보기

가. 자동차와 충돌한 헬멧착용의 교통사고 환자
나. 자동차 안에서 사망자가 발견된 교통사고 안전벨트 착용자
다. 자동차 전복사고 당사자
라. 안전벨트를 맨 고속충돌사고를 당한 승객

① 가, 나, 다　② 가, 다　③ 나, 라
④ 라　⑤ 가, 나, 다, 라

0025

DCAP-BTLS를 이용한 외상환자 평가에서 A의 의미로 옳은 것은?

① 무호흡　② 무맥박　③ 의식수준의 변화
④ 운동실조나 실어증　⑤ 찰과상

정답　22 ②　23 ⑤　24 ⑤　25 ⑤

0026

DCAP-BTLS를 이용한 외상환자 평가에서 P의 의미로 옳은 것은?

① 통증 ② 관통상 ③ 맥박 부재
④ 지속 발기 ⑤ 무호흡

0027

DCAP-BTLS를 이용한 외상환자 평가에서 T의 의미로 옳은 것은?

① 외상 ② 떨림 ③ 압통 ④ 이명 ⑤ 관통상

0028

DCAP-BTLS를 이용한 외상환자 평가에서 S의 의미로 옳은 것은?

① 부종 ② 심각한 손상 ③ 신체적 호소
④ 심각한 출혈 ⑤ 압통

0029

앙와위로 누워있는 환자의 경정맥(jugular vein) 평가에 관한 설명으로 옳은 것은?

① 경정맥은 외관상 보이지 않는다.
② 경정맥은 어떤 자세에서도 변화가 없다.
③ 앙와위로 누워 있을 때 경정맥의 외곽이 보이는 것은 정상이 아니다.
④ 환자가 트렌델렌버그 체위로 있을 때만 경정맥의 윤곽이 관찰된다는 것은 경정맥의 비정상적인 정체를 암시한다.
⑤ 환자의 체위에 관계없이 경정맥의 윤곽이 보인다는 것은 비정상적인 경정맥의 정체를 암시한다.

정답 26 ② 27 ③ 28 ① 29 ③

MeMo

0030

확장된 경정맥이 암시하는 것으로 옳은 것은?

보기

가. 환자는 심장압박일 수 있다.　　나. 환자는 긴장성 기흉일 수 있다.
다. 무언가가 환자의 혈액이 흉부로 귀환하는 것을 방해한다.　　라. 정상이다

① 가, 나, 다　② 가, 다　③ 나, 라
④ 라　⑤ 가, 나, 다, 라

0031

복부내부 출혈을 암시하는 'Cullen 징후'로 옳은 것은?

① 배꼽 주변의 멍
② 옆구리 부분의 멍
③ 복부외상이 발생한 지 1시간 이상이 경과한 징후
④ 배꼽 주변의 멍으로 복부외상이 발생한 지 1시간 이상이 경과한 징후
⑤ 옆구리 부분의 멍으로 복부외상이 발생한 지 1시간 이상이 경과한 징후

0032

복부내부 출혈을 암시하는 'Grey –Turner's 징후로 옳은 것은?

① 배꼽 주변의 멍
② 옆구리 부분의 멍
③ 복부외상이 발생한 지 1시간 이상이 경과한 징후
④ 배꼽 주변의 멍으로 복부외상이 발생한 지 1시간 이상이 경과한 징후
⑤ 옆구리 부분의 멍으로 복부외상이 발생한 지 1시간 이상이 경과한 징후

정답　30 ①　31 ④　32 ⑤

0033

병력기호 SAMPLE에서 A의 의미로 옳은 것은?

① 연관된 증상　② 악화 또는 완화　③ 알레르기
④ 섭취한 음식　⑤ 복용한 약물

0034

병력기호 SAMPLE에서 M의 의미로 옳은 것은?

① 외상기전　② 투약　③ 움직임이나 활동결과
④ 알레르기　⑤ 섭취한 음식

0035

병력기호 SAMPLE에서 P의 의미로 옳은 것은?

① 과거력　② 통증설명
③ 당신이 도착하기 전 환자에게 제공된 처치　④ 알레르기
⑤ 섭취한 음식

0036

병력기호 SAMPLE에서 L의 의미로 옳은 것은?

① 마지막 식사　② 마지막 음료　③ 마지막 구강으로 섭취한 것
④ 위의 사항 중 일부 또는 전부　⑤ 투약

정답　33 ③　34 ②　35 ①　36 ④

0037

완전한 환자평가 수행 순서로 옳은 것은?

보기

1. 상세한 신체검진　　2. Scene Size-Up　　3. 최초 평가
4. 지속적 평가　　5. 집중된 병력과 신체검진

① 2, 3, 1, 4, 5　　② 2, 3, 5, 1, 4　　③ 2, 3, 4, 1, 5
④ 3, 2, 5, 1, 4　　⑤ 3, 2, 4, 1, 5

0038

다음과 같은 외상센터의 level은?

보기

- 상위 외상센터로 이송하기 전에 중증도 이상의 손상 환자를 단지 안정화시키고 준비만하는 고립된 지역에 있는 소규모의 의료시설을 갖춘 외상센터

① I　　② II　　③ III　　④ IV　　⑤ X

0039

다음과 같은 사고현장의 힘에 관한 설명으로 옳지 않은 것은?

보기

- 안전벨트를 한 운전자가 시속 약 48km로 운전하다 교각에 부딪쳤다.
- 충돌 당시 머리는 정면을 향하고 머리 부딪힘이나 의식상실, CTL spine(경추-흉추-요추) 통증에 대해 부인한다.
- 당신은 사고발생 5분 안에 도착했다.
- 자동차 전면의 모서리가 구겨지고 한쪽으로 접혀 있었으며 데시보드와 핸들은 충격으로 형태를 알아볼 수 없었다.
- 운전자의 두꺼운 옷이 사고로 인한 긁힘이나 타박상을 예방하였다.

① 파괴적인 힘은 교각을 받은 자동차에 의해 순간적으로 형성된다.
② 자동차의 변형과 구부러짐은 자동차가 충격에 대한 에너지를 흡수했음을 암시한다.
③ 안전벨트를 착용한 이 운전자는 충격에 대한 에너지를 흡수하였다.
④ 자동차가 교각에 부딪힘, 운전자가 안전벨트에 부딪힘, 운전자의 내부기관들이 다양한 내부구조들이나 억제된 인대들과 충돌하는 등 3가지 충격이 발생하였다.
⑤ 비록 운전자가 충돌 당시에 안전벨트를 하고 있었더라도, 그리고 외부적으로 외상에 대한 징후가 없더라도, 에너지의 변형이나 변환은 아직까지 발견되지 못한 징후나 증상이 없는 내부 장기의 손상을 야기할 수 있다.

정답　37 ②　38 ④　39 ①

MeMo

핵심문제

0040

운동에서 힘과 질량이 물체에 어떻게 영향을 주는지를 다루고 충돌 시 발생하는 에너지 변화에 대해 다루는 물리학 분야로 옳은 것은?

① 힘 역학(forceology) ② 운동학(motionology) ③ 질량학(massology)
④ 동력학(kinetics) ⑤ dyanetics

0041

갑작스런 감속으로 인해 많이 발생할 수 있는 내장의 손상기관으로 옳은 것은?

① 간 ② 대동맥 ③ 콩팥(신장) ④ 비장 ⑤ 방광

0042

안전벨트를 착용하지 않은 운전자가 교통사고로 앞이마(전두부) 손상을 입었다. 그는 운전석으로 쏠리면서 무릎손상을 입으며 아래로 내려앉았다. 대쉬보드 충격으로 인한 손상으로 옳지 않은 것은?

① 흉부손상 ② 대퇴의 손상 ③ 경골 말단의 손상
④ 둔부 후면의 골절 ⑤ 둔부 후면의 탈구

0043

안전벨트 미착용 운전자는 상부 충격에 의해 두정부 손상을 입을 수 있으며, 핸들보다 높은 방풍유리에 의해 스타골절이 발생할 수 있다. 이러한 징후를 근거로 예상할 수 있는 것은?

① 경추의 압박 손상 ② 경추의 과굴곡 손상
③ 경추의 과도한 신전손상 ④ 경추의 과굴곡 손상과 과도한 신전손상
⑤ 경추의 압박 손상과 과굴곡 손상, 그리고 과도한 경추 신전손상

정답 40 ④ 41 ① 42 ③ 43 ⑤

0044

상부 충격에 의한 앞이마(전두부) 손상과 핸들보다 높은 방풍유리에 의한 스타골절과 함께 예측되는 손상으로 옳은 것은?

① 두개골이나 안면부 손상
② 복부 공동장기의 파열과 간의 열상
③ 양측성의 대퇴골절
④ 두개골이나 안면부 손상, 복부 공동장기의 파열과 간의 열상
⑤ 두개골이나 안면부 손상, 복부 공동장기의 파열과 간의 열상, 양측성의 대퇴골절

0045

탈출손상(ejection injury)에 관한 설명으로 옳지 않은 것은?

① 탈출은 항상 다중추돌에서 발생하고 다중손상을 유발한다.
② 탈출의 위험은 안전벨트의 착용으로 유의하게 감소하였다.
③ 탈출은 마루부(두정부) 충돌사고에서 가장 일반적으로 발생한다.
④ 전복사고 시 안전벨트를 미착용한 운전자들은 부분적이거나 완전한 탈출을 일으킨다.
⑤ 비록 다중의 경중손상 위험이 있다하더라도 탈출은 종종 안전벨트 미착용 운전자에게 생명을 위협하는 외상을 일으킨다.

0046

억제 체계에 관한 설명으로 옳지 않은 것은?

① 핸들과 준비된 에어백은 전방충돌에서만 효과적이다.
② 생존율은 안전벨트 시스템의 이용에 의해 상당히 증가되었다.
③ 대쉬보드에 있는 준비된 에어백은 영아와 어린 아동을 사망시켜 왔다.
④ 적절한 자세에서도 무릎과 어깨벨트는 사고 중의 심각한 손상을 야기할 수 있다.
⑤ 에어백이 유용할 때 낡은 무릎벨트와 어깨벨트의 이용은 더 이상 필요하지 않다.

정답 44 ⑤ 45 ⑤ 46 ⑤

핵심문제

0047

정면충돌을 한 오토바이 사고로 발생할 수 있는 손상으로 옳은 것은?

① 핸들접촉으로 인한 복부손상

② 핸들접촉으로 인한 골반손상

③ 핸들접촉으로 인한 양측성 대퇴골절

④ 핸들접촉으로 인한 골반손상과 양측성 대퇴골절

⑤ 핸들접촉으로 인한 복부손상과 골반손상 및 양측성 대퇴골절

0048

오토바이 사고가 났을 때 운전자가 헬멧을 착용했을 때의 효과로 옳은 것은?

① 두부손상이 감소된다.

② 척수손상이 감소된다.

③ 척수손상이 증가된다.

④ 두부와 척수손상이 감소된다.

⑤ 두부손상은 감소되고 척수손상은 증가된다.

0049

자동차 사고에서 가장 일반적으로 발생하는 충돌 유형으로 옳은 것은?

① 정면충돌

② 측면충돌

③ 후부충돌

④ 전복사고충돌

⑤ 가장 일반적인 충돌 유형은 없다.

0050

폭풍손상과 관련된 외상기전에 대한 설명으로 옳지 않은 것은?

① 폭풍은 폭발에 의해 생성되는 압력파장 뒤에 발생한다.

② 폭풍에 의해 움직여진 발사물은 총상만큼이나 심각한 손상을 일으킬 수 있다.

③ 수중폭발은 손상을 훨씬 더 감소시킨다. 수중폭발이 있을 때 깊이 잠수할수록 손상은 감소한다.

④ 가압과 감압파동이 신체를 통과함에 따라 공기가 찬 조직들은 고체나 액체로 차 있는 조직보다 손상이 더 발생한다.

⑤ 강한 폭발력이나 폭풍은 정지된 물체에 돌풍이나 충격을 야기하면서 희생자를 날아 떨어지도록 할 수 있다.

정답 47 ⑤ 48 ① 49 ① 50 ③

0051

폭발로 인해 발생할 수 있는 손상유형으로 옳은 것은?

① 내이 손상(청력상실)
② 폐쇄 두부손상
③ 폐 손상
④ 장 파열
⑤ 테러리스트들의 추가적인 부비트랩의 폭발로 인한 구조대원의 손상

0052

한 여자가 폭행을 피하기 위해 2층에서 뛰어내렸다. 발목과 발뒤꿈치 외에 예측되는 손상으로 옳은 것은?

① 척추골절
② 복부나 흉부의 내적 손상
③ 상지의 손상
④ 척추골절과 상지의 손상
⑤ 척추골절, 복부나 흉부의 내적 손상, 상지의 손상

0053

낙상자의 손상기전 평가로 옳은 것은?

보기

가. 낙상원인
나. 착지한 표면의 유형
다. 착지 시 처음 닿았던 신체부위
라. 낙상 높이

① 가, 나, 다
② 가, 다
③ 나. 라
④ 라
⑤ 가, 나, 다, 라

정답 51 ③ 52 ⑤ 53 ⑤

0054

상기도폐쇄 환자의 흡기 시 들을 수 있는 고음의 날카로운 소리는?

① 최초의 충돌에서 버섯같이 크게 확장된 탄환은 출구상처보다 더 큰 입구상처를 만든다.

② 빨리 움직이는 탄환은 그것이 신체조직을 관통함에 따라 회전이 덜하고 파편도 덜 생기기 때문에 고속력의 탄환은 중정도 속력의 탄환보다 좀 덜한 공동현상이 있다.

③ 탄환의 속력은 신체를 뚫고 나갈 때 신체조직에 의해 속도가 느려지기 때문에 모든 탄환들은 출구상처보다 입구상처를 더 크게 만든다.

④ 고형조직은 근육과 건보다는 복원이 더 잘되고 에너지 흡수를 더 잘한다. 그래서 발사경로를 따라 손상을 입는 고형질 조직의 범위는 근육과 건의 손상보다 덜할 것이다.

⑤ 폐 조직을 통과한 탄환은 신체의 다른 조직을 통과한 것 보다 직접적인 조직손상을 덜 입힐 것이다.

0055

쇼크에 대한 설명으로 옳은 것은?

① 불충분한 혈압 상태(수축기 100이하)
② 불충분한 맥박 상태(분당 80회 이하)
③ 불충분한 호흡 상태(분당 20회 이하)
④ 불충분환 수화(hydration) 상태
⑤ 불충분한 세포의 산소화 상태

0056

분출량(stroke volume)에 영향을 미치는 요인으로 옳지 않은 것은?

① 심방으로 귀환하는 혈액량

② 심방에서 심실로 이동하는 혈액량

③ 심실 이완기 동안 발생하는 심방 수축의 양

④ 심실 이완기 동안 스트레칭 하는 심실 근섬유의 양

⑤ 심실 수축하는 동안의 심방 긴장(tone)에 대한 저항

정답 54 ⑤ 55 ⑤ 56 ③

0057

휴식 시 정상 성인의 평균 박출량으로 옳은 것은?

① 15ml ② 25ml ③ 50ml ④ 70ml ⑤150ml

0058

Frank-Starling 기전의 실패 결과로 옳은 것은?

① 심박출의 증가
② 증가된 박출량
③ 감소된 박출량
④ 심박출의 증가와 증가된 박출량
⑤ 심박출의 증가와 감소된 박출량

0059

비보상성 쇼크로 진행하고 있는 환자 상태로 옳은 것은?

① 맥박이 분당 100회 이상(tachycardia)
② 차고 창백하고 축축한 피부
③ 수축기 혈압이 떨어짐
④ 불안, 안절부절, 전투적인 태도
⑤ 호흡률이 분당 20회 이상으로 증가(tachypnea)

0060

저혈량성 쇼크의 발생 원인으로 옳은 것은?

보기
가. 외출혈 또는 내출혈
나. 췌장염이나 복막염
다. 간 부전에 따른 복수
라. 과도한 발한

①가, 나, 다 ②가, 다 ③나. 라
④라 ⑤가, 나, 다, 라

정답 57 ④ 58 ③ 59 ③ 60 ⑤

핵심문제

0061

소화기계 출혈로 인한 검거나 타르와 같은 변의 성상은?

① 흑색변(melena) ② 흑색종(melanoma) ③ 토혈(hematemesis)
④ 혈변배설(hematochezia) ⑤ 객혈(hemoptysis)

0062

붉은 혈액이 보이는 변으로 옳은 것은?

① 흑색변(melena) ② 흑색종(melanoma) ③ 토혈(hematemesis)
④ 혈변배설(hematochezia) ⑤ 객혈(hemoptysis)

0063

패혈성 쇼크에 대한 설명으로 옳지 않은 것은?

① 노인이나 아동의 패혈성 쇼크는 항상 고열을 수반한다.
② 대규모의 감염은 혈관의 투과성을 증가시키는 독소를 생산하고 그 결과 혈관계로부터의 중요한 수분상실을 가져온다.
③ 패혈성 쇼크의 초기단계에서 심박출이 증가한다. 그러나 독소생산의 혈관이완은 혈압의 상승을 예방할 수 있다.
④ 패혈성 쇼크에 가장 민감하게 감염되는 조직체계는 호흡기계이다. 그리하여 호흡곤란이나 변화된 폐음이 종종 발생한다.
⑤ 패혈성 쇼크는 최근에 감염이나 질병의 병력이 있는 응급환자에서 의심되어야 한다.

정답 61 ① 62 ④ 63 ①

0064

신경성 쇼크에 대한 설명으로 옳지 않은 것은?

① 신경성 쇼크는 심각한 척수손상에 의해 빈발한다.
② 교감신경계의 심장자극은 신경성 쇼크에 의해 그 기능을 상실할 수 있다.
③ 뇌의 연수로 산소나 글루코우스의 결핍은 신경성 쇼크를 유발할 수 있다.
④ 말초혈관의 수축은 손상 받은 부위 아래에서 신경성 쇼크의 발생을 막을 것이다. 상대적 저혈량이 발생할 수 있다.
⑤ 신경성 쇼크는 머리부터 발끝까지의 피부가 항상 따뜻하고 건조, 분홍빛인 것을 제외하고 쇼크의 모든 전형적 증상과 징후가 나타난다.

0065

아나필락시스나 패혈증이 원인인 쇼크로 옳은 것은?

① 비가역적　② 심인성　③ 분포성
④ 폐쇄성　⑤ 호흡성

0066

일산화탄소 중독에 의한 쇼크로 옳은 것은?

① 비가역적　② 심인성　③ 분포성
④ 폐쇄성　⑤ 호흡성

0067

복부내부 출혈을 암시하는 'Cullen 징후'로 옳은 것은?

① 비가역적　② 심인성　③ 분포성
④ 폐쇄성　⑤ 호흡성

정답　64 ⑤　65 ③　66 ③　67 ④

0068

상기도 폐쇄의 가장 일반적인 원인으로 옳은 것은?

① 씹지 않은 음식의 흡인(특히 핫도그나 스테이크)

② 혀에 의한 인두후부의 막힘

③ 식사동안의 알코올 복용

④ 육체 활동을 많이 하는 동안의 음식섭취

⑤ 후두에 이물질 자극으로 인해 이차적으로 발생하는 후두경련

0069

상기도의 2차적인 이물질 폐쇄 원인으로 옳은 것은?

보기

가. 아동들이 놀이를 하는 동안 장난감을 입에 넣는 경우
나. 알코올을 식사와 함께 먹는 경우
다. 이가 흔들리고, 응고된 피가 있고 구토물이 있는 외상
라. 노인이 음식을 잘 못 먹는 경우

①가, 나, 다 ②가, 다 ③나. 라

④라 ⑤가, 나, 다, 라

0070

토물의 흡인으로 인한 응급상황으로 옳은 것은?

보기

가. 간질액과 폐부종의 증가 나. 치명적인 폐의 감염
다. 하부기도 폐쇄 라. 호흡곤란

①가, 나, 다 ②가, 다 ③나. 라

④라 ⑤가, 나, 다, 라

정답 68 ② 69 ⑤ 70 ⑤

0071

후두경련의 유발요인으로 옳은 것은?

보기
가. 성문의 부종　　나. 기관지 경련
다. 척수손상　　라. 고열

① 가, 나, 다　② 가, 다　③ 나. 라
④ 라　⑤ 가, 나, 다, 라

0072

후두경련의 유발요인으로 옳은 것은?

보기
가. 직접적인 후두외상　　나. 아나필락시스
다. 과열된 공기 흡기　　라. 알코올중독

① 가, 나, 다　② 가, 다　③ 나. 라
④ 라　⑤ 가, 나, 다, 라

0073

후두경련의 가장 일반적인 원인으로 옳은 것은?

① 독성물질 흡입　② 과격한 삽관시도　③ 기관지 경련
④ 후두개염　⑤ 연기흡입

0074

청색증에 관한 설명으로 옳지 않은 것은?

① 대개 손톱과 입술에서 관찰되어진다.
② 호흡문제에서 늦게 나타나는 신호로 간주된다.
③ 환자의 환기상태가 나빠지게 된 이후 거의 즉시 발생한다.
④ 청색증의 푸른색은 탈산소화된 헤모글로빈이 있음으로써 생성된다.
⑤ 청색증이 환자에게 나타나지 않을 때조차도 심각한 조직의 저산소증은 가능하다.

정답　71 ①　72 ①　73 ②　74 ③

0075

혈중에 산소가 거의 없는 경우로 옳은 것은?

① 저산소혈증 ② 저산소증 ③ 무산소증
④ 저환기 ⑤ 빈혈

0076

혈중의 산소가 감소된 경우로 옳은 것은?

① 저산소혈증 ② 저산소증 ③ 무산소증
④ 저환기 ⑤ 빈혈

0077

혈중에 산소가 결핍된 상태로 옳은 것은?

① 저산소혈증 ② 저산소증 ③ 무산소증
④ 저환기 ⑤ 빈혈

0078

호흡곤란의 초기 징후로 옳은 것은?

① 호흡률이 정상보다 증가되거나 감소됨 ② 푸른색의 피부
③ 말하기가 어려움 ④ 의식상태 변화
⑤ 호흡을 보조하기 위해 호흡 부속근 사용

정답 75 ③ 76 ① 77 ② 78 ①

MeMo

0079

호흡 부속근으로 옳지 않은 것은?

① 늑간근 ② 흉골상부근육 ③ 복근
④ 횡격막 ⑤ 쇄골상부근육

0080

다음과 같은 징후를 보이는 호흡으로 옳은 것은?

보기

• 뇌압 증가 등으로 발생 • 빠르고 깊은 형태의 비정상적인 호흡

① 죽음 직전의(agonal) 호흡 ② 중추신경성 과환기 ③ 비오씨 또는 실조성호흡
④ 체인스톡호흡 ⑤ 쿠스마울호흡

0081

다음과 같은 징후를 보이는 호흡으로 옳은 것은?

보기

• 뇌압 증가 등으로 발생 • 주기적인 무호흡 • 불규칙한 호흡률과 깊은 호흡

① 죽음 직전의(agonal) 호흡 ② 중추신경성 과환기 ③ 비오씨 또는 실조성호흡
④ 체인스톡호흡 ⑤ 쿠스마울호흡

0082

다음과 같은 징후를 보이는 호흡으로 옳은 것은?

보기

• 뇌간손상 등으로 발생 • 점차적으로 삼키고 느린 호흡 • 더 깊고 빠른 호흡

① 죽음 직전의(agonal) 호흡 ② 중추신경성 과환기 ③ 비오씨 또는 실조성호흡
④ 체인스톡호흡 ⑤ 쿠스마울호흡

정답 79 ④ 80 ② 81 ③ 82 ④

0083

다음과 같은 징후를 보이는 호흡으로 옳은 것은?

보기
- 당뇨성 케톤산증 등으로 발생
- 느리거나 빠르고, 깊고, 헐떡거리는 호흡

① 죽음 직전의(agonal) 호흡 ② 중추신경성 과환기 ③ 비오씨 또는 실조성호흡
④ 체인스톡호흡 ⑤ 쿠스마울호흡

0084

다음과 같은 징후를 보이는 호흡으로 옳은 것은?

보기
- 뇌의 산소결핍 등으로 발생
- 삼키는 듯하며 느린 호흡
- 드문 호흡 노력

① 죽음 직전의(agonal) 호흡 ② 중추신경성 과환기 ③ 비오씨 또는 실조성호흡
④ 체인스톡호흡 ⑤ 쿠스마울호흡

0085

호흡음 청진을 위해 많이 이용되는 부위로 옳은 것은?

① 흉부 전 ② 상복부 ③ 흉부의 액와면
④ 흉골의 각 사이드에서 가까운 전(anterior) 흉부 ⑤ 흉부의 후면(posterior)

0086

백-밸브 마스크로 삽관한 환자에게 환기를 하는 동안 백을 압박하는 것이 점점 어려워지는 경우로 옳지 않은 것은?

① 기흉이나 긴장성 기흉의 진행 ② 기관내튜브의 막힘
③ 기관내삽관 ④ 증가된 뇌내압
⑤ 식도삽관

정답 83 ⑤ 84 ① 85 ⑤ 86 ④

0087

산소맥박측정기(Pulse-Ox)에 대한 설명으로 옳지 않은 것은?

① Pulse-Ox는 말초혈관의 헤모글로빈 농도를 측정한다.

② 환자의 귓불에 접착된 Pulse-Ox는 정확한 측정결과를 얻을 수 있다.

③ 병원 전 Pulse-Ox의 사용은 부정확하고 환자사정과 치료결정에 중요한 정보를 별로 제공하지 않는다.

④ 만약 환자가 호흡문제의 징후를 나타낸다면, 환자의 Pulse-Ox 측정치가 비록 정상범위이더라도 100%의 산소를 투여해야 한다.

⑤ Pulse-Ox 측정치는 산소화 문제들로 인한 혈압이나 맥박율의 변화가 오기 전에 때때로 산소화 문제를 지적할 수 있다.

0088

Pulse-Ox 판독 오류 경우로 옳지 않은 것은?

① 무맥박의 사지 모니터링
② 저혈량의 심각한 빈혈 환자
③ 증가된 뇌내압
④ 비정상적인 헤모글로빈의 이상상태
⑤ 일산화탄소 중독

0089

해수면에서 중등도의 저산소증을 암시하는 Pulse-Ox 판독치로 옳은 것은?

① 95~99%
② 91~94%
③ 86~91%
④ 81~85%
⑤ 75~80%

0090

감속시 인대가 찢어져 2차적으로 생명을 위협하는 출혈을 일으킬 수 있는 장기로 옳은 것은?

① 대동맥 ② 간 ③ 신장 ④ 비장 ⑤ 방광

정답 87 ③ 88 ③ 89 ② 90 ②

핵심문제

0091

환자를 즉시 병원으로 이송해야하는 적응증 중 이학적인 소견에 해당되는 것은?

보기

가. 글라스고우 혼수점수 13점 이하	나. 축기혈압 90mmHg이하
다. 흉벽동요수	라. 분당호흡수 10회 이하 혹은 29회 이상

① 가, 나, 다　② 가, 다　③ 나, 라
④ 라　⑤ 가, 나, 다, 라

0092

패혈성 쇼크에 대한 설명으로 옳지 않은 것은?

① 두피의 출혈로 속까지 이르는 경우는 거의 없다.
② 두,경부 골절시 우선적 관심사는 중추신경계 손상과 기도폐쇄의 위험성이다.
③ 두개골 기저부 골절의 징후는 대개 초기에는 잘 나타나지 않는다.
④ 압좌성 안면부 골절시 적극적인 기도확보가 필요하다.
⑤ 척추골절은 경추부와 요추부에서 흔히 발생한다.

0093

76세 알코올중독 환자가 외상 며칠후에 경련 발작 후 의식을 잃었다면 가장 가능성이 있는 진단명은?

① 뇌내출혈　② 뇌좌상　③ 경막하 혈종
④ 뇌진탕　⑤ 경막상 혈종

정답　91 ⑤　92 ①　93 ③

0094

정면충돌 후 두피에서 심한 출혈이 있고 다시 의식이 명료해졌으나 잠시 후 의식수준이 저하되고 맥박은 빠르고 요골과 대퇴동맥에서는 촉지되지 않았다. 이때 가장 우선적으로 요구되는 응급처치는 무엇인가?

① 경추고정 및 기도유지　② 정맥로 확보　③ 지혈 및 두피 열상처치
④ 긴급이송　⑤ 생체징후 측정

0095

안구손상 중 심각한 응급상황으로 조합된 것은?

보기
가. 전방출혈　나. 중심망막동맥폐쇄
다. 결막출혈　라. 망막박리

① 가, 나, 다　② 가, 다　③ 나, 라
④ 라　⑤ 가, 나, 다, 라

0096

척추손상이 있는 환자에서 나타날 수 있는 소견들로 조합된 것은?

보기
가. 저체온증　나. 혈압저하
다. 따뜻하고 건조한 피부　라. 쿠싱반사

① 가, 나, 다　② 가, 다　③ 나, 라
④ 라　⑤ 가, 나, 다, 라

정답　94 ①　95 ③　96 ①

핵심문제

0097

2차 평가 시 유두선 아래부위에서만 무감각과 마비증상이 나타난다면 어느 부위 아래에서의 손상을 의미하는가?

① 제3경추손상　② 제4흉추손상　③ 제10흉추신경
④ 제1요추신경　⑤ 제1천골신경

0098

20대 여자가 교통사고후 좌측 흉통을 주소로 내원했다. 내원 시 혈압이 80/60mmHg, 맥박은 분당 125회였다. 2차 검사상 경정맥이 팽대되어 있으며 좌측흉부에 찰과상이 관찰되었다. 흉부 청진상 좌측 폐야의 호흡음이 감소되어 있었으며 심음은 우측 흉골연에서 가장 크게 청진되었다. 임상적으로 가장 의심되는 상황은?

① 심장압전　② 긴장성 기흉　③ 심장좌상
④ 혈흉　⑤ 외상성 대동맥류

0099

흡입성 흉부창상에 대한 설명 중 옳은 조합은?

보기
가. 공기가 창상부위를 통해 흉강내로 들어가는 것을 흡입성 창상이라 한다.
나. 흡입성 창상으로 인해 기흉이 유발되면 호흡곤란이 발생된다.
다. 가장 우선되어야할 처치는 기도유지와 산소공급이다.
라. 창상부위의 처치는 소독거즈나 바셀린거즈를 덮고 사면을 밀폐시킨다.

① 가, 나, 다　② 가, 다　③ 나, 라
④ 라　⑤ 가, 나, 다, 라

정답　97 ②　98 ②　99 ①

0100

여러 차례의 전신발작의 과거력이 있는 남자 환자가 전신발작을 하고 있다 다음 설명으로 옳지 않은 것은?

① 발작이 끝날 때 까지 기도유지를 해준다.

② 발작이 끝나면 이차적으로 손상이 발생하지 않았는지 신체검사를 실시한다.

③ 청색증이 발생하면 즉시 보조호흡을 실시한다.

④ 가능한 환자가 복용하고 있는 모든약을 병원으로 가지고 간다.

⑤ 경련 중첩 상태로 진행될수 있으므로 환자를 병원으로 이송한다.

0101

중증화상 환자의 범주에 드는 환자는?

보기

가. 전체 체표면적의 30%이상인 부분층 화상
나. 전체 체표면적의 5%이상인 전층화상
다. 흡입화상
라. 태양열 화상이 15% 이하인 화상

① 가, 나, 다　② 가, 다　③ 나, 라
④ 라　⑤ 가, 나, 다, 라

0102

흉부손상 중 가장 빈번하게 발생하는 것은?

① 기흉　② 연가양흉부　③ 피하기종
④ 늑골골절　⑤ 혈흉

0103

70세 된 외상이 없는 환자가 자연 뇌출혈을 일으켰다면 다음 중 가장 큰 원인은 무엇인가?

① 고혈압　② 빈혈　③ 일산화탄소 중독
④ 당뇨병　⑤ 뇌색전증

정답　100 ③　101 ①　102 ④　103 ①

핵심문제

0104

지혈대 적용에 대한 조치로 맞는 것은?

① 지혈대를 출혈부위 바로위에 위치하고 출혈이 멈출 때까지만 돌려서 지혈대를 단단히 조인다.
② 가능한 한 적용할 사지의 원위부위에 지혈대를 사용한다.
③ 꽉 조인 후 조금씩 풀면서 원위부에서 맥박이 촉지되는 순간 고정한다.
④ 지혈대를 착용후 이송 중 출혈이 멈추면 잠시 풀었다가 다시 적용한다.
⑤ 원위부위에서 맥박의 강도가 약해질 때까지 조인 후에 고정한다.

0105

심근경색 환자에게 morphine을 투여하는 이유는?

① 맥박 횟수를 정상 상대로 감소시키기 위하여
② 통증으로 인한 산소요구량을 감소시키기 위해
③ 심장 수축력을 증가시키기 위하여
④ 혈관벽의 근육을 이완시키기 위하여
⑤ 장유동을 감소시키기 위하여

0106

다음 중 전염성 질환이 아닌 것으로 연결된 것은?

① 수두-풍진
② 소아마비-결핵
③ 볼거리-백일해
④ 임질-AIDS
⑤ 간질-당뇨병

0107

유행성 출혈열의 원인균은 다음 중 무엇인가?

① 세균
② 칸디다
③ 박테리아
④ 바이러스
⑤ 포도상구균

정답 104 ① 105 ② 106 ⑤ 107 ④

0108

다음 중 아나필락시스 때 투여될 수 있는 것은?

보기

가. 0.9%생리식염수
나. diphenhydramine 50mg iv, chlorpheniramine 10mg IV tid
다. epinephrine 1:10,000 0.3-0.5mg IV
라. epinephrine 1:1,000, 0.3-0.5mg SC& IM

① 가, 나, 다 ② 가, 다 ③ 나, 라
④ 라 ⑤ 가, 나, 다, 라

0109

아프가점수에 고려하지 않는 사항은?

① 심장 박동수 ② 호흡수 ③ 피부색깔
④ 울음소리크기 ⑤ 근육감소

0110

제대탈출증의 비정상적인 분만에 대처할 때 응급구조사는 아래의 어떤 사항을 제외하고 수행할 수 있는가?

① 제대의 압력완화
② 분만 산모를 슬흉위로 눕힌다.
③ 제대를 자궁안으로 밀어넣는다.
④ 산모에게 산소를 공급한다.
⑤ 손가락을 질내에 삽입하여 제대와 태아의 선진부 사이에 넣는다.

정답 108 ① 109 ④ 110 ③

0111

김씨 부인은 하복부 통증, 혈뇨, 2일 동안의 열을 호소하고 있다. 신체검진은 방관부위에 동통과민과 정상 활력징후를 나타내고 있다면 원인이 무엇이겠는가?

① 자궁외임신 ② 방광염증 ③ 난소종양
④ 골반염 ⑤ 요로결석

0112

초기 급성 맹장염에서 보이는 증상이 아닌 것은?

① 식욕부진 ② 오심 및 구토 ③ 복통 우측 하복부 통증
④ 고열 ⑤ 복통

0113

소장폐쇄의 가장 흔한 원인은?

① 종양 ② 탈장 ③ 장의 유착
④ 숙변 ⑤ 장중첩

0114

소아의 심실세동 초기 제세동 시 추천되는 에너지 양은?

① 10J/kg ② 5J/kg ③ 4J/kg
④ 2J/kg ⑤ 200J/kg

정답 111 ② 112 ④ 113 ③ 114 ④

0115

두개내압 항진 시 응급처치에 해당하는 것은?

보기
가. 고농도의 산소투여
나. 15%manitol 1.0-1.5gm/kg 4-6시간마다 반복투여
다. Lasix 20-40mg,4-6시간마다 투여
라. Dexamethasone 10mg IV 후 6시간마다 4mg IV

① 가, 나, 다 ② 가, 다 ③ 나, 라
④ 라 ⑤ 가, 나, 다, 라

0116

다음 중 저산소증을 유발할수 있는 상태들로 조합된 것은?

보기
가. 심근경색증 나. 쇼크
다. 급성 약물중독 라. 늑골골절

① 가, 나, 다 ② 가, 다 ③ 나, 라
④ 라 ⑤ 가, 나, 다, 라

0117

삽관 시도를 위해 소모되는 최대허용시간은?

① 10초 ② 15초 ③ 20초 ④ 30초 ⑤ 50초

0118

저혈량 쇼크 시 증상으로 바른 조합은?

보기
가. 젖산증가 나. 수축기혈압 90mmHg이하
다. 모세혈관을 통해 수분이 혈관으로 이동 라. 빈맥

① 가, 나, 다 ② 가, 다 ③ 나, 라
④ 라 ⑤ 가, 나, 다, 라

정답 115 ⑤ 116 ⑤ 117 ④ 118 ⑤

MeMo

핵심문제

0119

신속히 병원으로 이송해야하는 화상환자로 옳은 조합은?

보기

가. 광범위한 부위에 3도 화상이 있는 경우에
나. 얼굴, 관절, 손, 발등에 화상이 있는 경우
다. 기존 질병이 있던 화상환자
라. 외상이 동반된 화상환자

① 가, 나, 다　② 가, 다　③ 나, 라
④ 라　⑤ 가, 나, 다, 라

0120

몸무게가 70kg인 남자가 흉부에 1도 화상, 양하지에 2도 화상, 우측상지에 2도 화상을 입었을 경우 Parkland공식에 의해 수액투여시 수액량은 얼마가 되겠는가?

① 7,550ml　② 7,540ml　③ 7,660ml　④ 3,780ml　⑤ 6,300ml

0121

얼굴과 연부조직 손상 시 고려사항들이다. 잘못 진술된 것은?

① 안면부손상은 출혈이 별로 없다.
② 차가운 찜질로 응급처치하며 출혈부위를 소독거즈로 덮고 압박하여 지혈시킨다.
③ 뺨을 완전히 관통한 이물질은 현장에서 제거하고 출혈부위를 압박한다.
④ 피부판은 본래의 해부학적 위치로 돌려서 소독된 거즈를 덮어준다.
⑤ 안면골 골절 시는 기도확보에 유의해야 한다.

정답　119 ⑤　120 ⑤　121 ①

0122

다음 기술 중 틀린 것은?

① GCS로 의식상태를 평가한 점수가 3~8일 때는 Coma를 의미한다.

② 운동기능은 남아 있지만 감각기능이 저하되어 이상한 감각을 호소할 수 있는데 이것은 동맥손상의 징후가 될 수 있다.

③ 외상시 의식은 있으면서 신체를 움직이지 못하면 척추손상을 의심할 수 있다.

④ AVPU척도에서 A에서 U로 갈수록 의식상태가 나쁜 것을 의미한다.

⑤ 의식상태를 측정하는 지표인 GCS에서 가장 중요한 요소는 Motor response이다.

0123

피부색은 피부 혈관속을 순환하는 혈액에 의해 결정되는데 다음 중 붉은 피부색을 보이는 경우이다. 맞는 것으로 이루어진 조합은?

보기

가. 고혈압　　나. 고열　　다. 일산화탄소중독　　라. 열사병

① 가, 나, 다　　② 가, 다　　③ 나, 라

④ 라　　⑤ 가, 나, 다, 라

0124

노인이 옆으로 넘어진 후 고관절부의 통증을 호소하고 다리를 외측으로 회전시킨 상태에서 움직이려하지 않는다. 가능성이 가장 많은 것은?

① 대퇴체부 골절　　② 대퇴원위부 골절　　③ 대퇴근위부 골절

④ 고관절 후방탈구　　⑤ 슬관절 골절

0125

기도를 유지할수 없는 Gag reflex가 없는 반무의식환자에게 사용될 수 있는 호흡보조기구는?

① 경구기도기　　② 경비기도기　　③ 경비산소투여관

④ 휴대용 구강호흡마스크　　⑤ 기도삽관

정답　122 ②　123 ⑤　124 ③　125 ①

Q126

임신 동안의 불쾌감, 두통, 부종과 고혈압 상태로 특진되는 것은 무엇인가?

① 임신중독증 ② 말초 신경염 ③ 자궁외임신
④ 자궁 내막증 ⑤ 입덧

Q127

3세 된 아동이 낮에는 잘 놀다가 밤에 거칠고 개짖는 기침으로 진전되며 이런 기침 발작은 몇 시간 안에 없어지기도 하나 며칠 밤을 계속하기도 한다. 병원 전 응급환자관리에서 바르지 못한 진술은?

① 구강 인후를 검사한다.
② 가습화된 산소를 산소마스크로 투여한다.
③ 시원한 공기중에서 숨쉬도록 한다.
④ 기침 발작이 심한 경우: 지도의사의 처방을 받아서 Racemic epinephrine 이나 Albuterol을 투여한다.
⑤ 병원으로 이송한다.

Q128

다음 설명 중 옳은 것은?

보기
가. 대뇌중 전두엽은 성격과 시각을 담당한다.
나. 대뇌겸은 대뇌를 우측 및 좌측 반구로 나눈다.
다. 두 개내압이 상승되면 시신경이 압박되어 동공 이상이 나타난다.
라. 천막은 대뇌와 소뇌를 구분한다.

① 가, 나, 다 ② 가, 다 ③ 나, 라
④ 라 ⑤ 가, 나, 다, 라

정답 126 ① 127 ① 128 ③

0129

뇌졸중의 임상 소견으로 짝지어진 것은?

보기

가. 의식소실　　나. 두통　　다. 실어증　　라. 편마비

①가, 나, 다　　②가, 다　　③나, 라

④라　　⑤가, 나, 다, 라

0130

두개골 기저부 골절을 설명하고 있다. 바른 조합은?

보기

가. 두개골 기저부는 뇌신경과 혈관들이 통과할 수 있도록 구멍 혹은 입구, 부비동,안와, 비강, 외이도 및 내이가 포함되어 있어서 구조적으로 약해져서 기저부 골절이 쉽게 발생하게 된다.

나. 배틀징후가 나타난다.

다. 너구리 눈이라 부르는 양측성 안와부위 반상출혈이 나타난다.

라. 환자를 진찰하는 초기에 배틀징후와 너구리 눈이 나타난다.

①가, 나, 다　　②가, 다　　③나, 라

④라　　⑤가, 나, 다, 라

0131

다음 중 전부하가 증가될 수 있는 상황은?

보기

가. 정맥환류증가　　나. 심장수축력증가

다. 후부하 감소　　라. 심박수 감소

①가, 나, 다　　②가, 다　　③나, 라

④라　　⑤가, 나, 다, 라

정답　129 ⑤　130 ①　131 ①

핵심문제

0132

노인환자의 문제를 진단하기는 어렵다. 다음은 노인의 여러 가지 특성에 관한 진술이다. 바른 진술은?

보기
가. 동통기전이 노인들 대부분에서 제대로 기능을 하지 못한다.
나. 같은 노인환자에서 다양한 문제들이 공존하기 때문에 다양한 건강문제들이 공존한다.
다. 정신의 황폐화와 치매는 노화과정에서 피할 수 없는 한부분이다.
라. 경미하거나 별로 중하지 않는 호소 때문에 응급출동을 요청하는 사례가 더 많다.

① 가, 나, 다 ② 가, 다 ③ 나, 라
④ 라 ⑤ 가, 나, 다, 라

0133

소아환자 평가의 일반적인 접근법에 대한 진술이다. 바른 조합은?

보기
가. 부모와 함께 있도록하고 응급구조사는 어린이와 같은 눈높이로 앉도록 한다.
나. 가능하면 어린이가 검사순서를 결정하도록 한다.
다. 어린이의 신뢰를 얻을 때까지 손상받은 부위를 만지지 않는다.
라. 침습성 응급처치를 시행할 때는 "아프지 않을 거야" 라고 얘기해준다.

① 가, 나, 다 ② 가, 다 ③ 나, 라
④ 라 ⑤ 가, 나, 다, 라

0134

다음은 방사선손상에 대한 설명이다 틀린 것은?

① 장기간 노출되면 백혈구 수가 감소한다.
② 방사선 노출시 중요한 관점은 시간, 거리, 차단물이다.
③ 인체를 모두통과하는 광범위한 세포손상을 일으키는 방사선은 감마선이다.
④ 전리방사선에 대한 세포손상은 축적되는 것이 아니기 때문에 폭로 당시만 증상이 없으면 괜찮다.
⑤ 암유병률 증가, 골수손상 등이 유발된다.

정답 132 ② 133 ① 134 ④

0135

병원 이외의 장소에서 응급분만을 유도할 경우는?

보기
가. 수분이내에 태아가 분만될 것으로 예상되는 경우
나. 천재지변으로 인하여 산모를 병원으로 이송할 수 없는 경우
다. 병원까지 이송할 응급차량이 없는 경우
라. 다태임산부로써 산통이 5분 간격으로 나타나는 경우

① 가, 나, 다　② 가, 다　③ 나, 라
④ 라　⑤ 가, 나, 다, 라

0136

간성혼수 치료에서 잘못된 것은?

① 단백질 섭취강화　② 장내용물 제거
③ 인슐린투여　④ 활력증상, 수분섭취량과 배설량 측정
⑤ neomycine(2-4gm/일) 투여

0137

주사를 맞고 있던 환자가 갑자기 쇼크에 빠졌다면 다음 중 무엇이겠는가?

① 패혈성 쇼크　② 과민성 쇼크　③ 심인성 쇼크
④ 신경성 쇼크　⑤ 저혈량성 쇼크

0138

출혈시 가장 좋은 지혈방법은?

① 부목고정　② 직접 압박법　③ 간접 압박법
④ 지혈대 사용　⑤ 이송

정답 135 ① 136 ① 137 ② 138 ②

MeMo

핵심문제

0139

난폭환자가 있다고 신고를 받고 출동한 응급구조의 조치가 아닌 경우는?

① 경찰을 기다린다.

② 안심을 시킨다.

③ 환자의 말을 듣고 풀어준다.

④ 응급의료진에게 인계하기 전까지 풀어주지 않는다.

⑤ 대화가 가능하면 대화를 시도한다.

0140

기관내삽관에 대해 옳은 것으로 조합된 것은?

보기

가. 가장 이상적인 기도유지 방법이다.
나. 위내용물의 폐흡인을 방지할수 있다.
다. 부적절한 깊이로 시행된 기관내삽관은 한쪽 폐만 환기되는 결과를 초래할 수 있다.
라. 심실세동환자에서 가장 우선적으로 시행되어야 할 조치이다.

① 가, 나, 다　② 가, 다　③ 나, 라

④ 라　⑤ 가, 나, 다, 라

0141

동상의 응급처치 중 옳지 않은 것은?

① 동상부위는 조심스럽게 다룬다.

② 혈액순환을 촉진시키기 위해 따뜻한 물주머니를 대준다.

③ 발의 동상인 환자는 혈액순환을 도모하기 위해 세워서 옮긴다.

④ 드레싱을 느슨하게 해준다.

⑤ 혈관확장제를 의사의 처방에 의해 투여할 수 있다.

정답　139 ③　140 ①　141 ③

MeMo

0142

열피로에 대한 설명 중 잘못된 것은?

① 증상은 주로 수분 소실로 인하여 발생한다.

② 환자는 무력감, 현기증, 두통, 식욕부진, 오심 등을 호소한다.

③ 환자가 소금물을 섭취하면 대게는 증상이 없어진다.

④ 생체징후는 정상이지만 얼굴은 창백해지고 피부는 축축해진다.

⑤ 무더운 환경에서 심한 운동이나 활동할 경우에 나타난다.

0143

열성경련환자의 처치 중 틀린 것은?

① 경련이 진정될 때까지 앉히거나 눕힌다. ② 물을 마시게 한다.

③ 더운 환경으로부터 옮겨 놓는다. ④ 고농도 염의 용액을 준다.

⑤ 심한 발한이 있으므로 닦아주고 청결하게 한다.

0144

국소적인 한냉손상을 잘유발할수 있는 요소로 조합된 것은?

보기

가. 영양상태가 나쁜 경우　　나. 알코올이나 약물의 남용

다. 순환장애　　라. 꼭 조인옷을 입은경우

① 가, 나, 다　　② 가, 다　　③ 나, 라

④ 라　　⑤ 가, 나, 다, 라

정답 142 ③ 143 ④ 144 ⑤

핵심문제

0145

독극물 복용시 구토를 유발시켜도 괜찮은 경우는?

보기

가. 강산이나 강알칼리	나. 석유화학제품
다. 환자가 의식이 없거나 전신경련중일 때	라. 살충제

① 가, 나, 다　② 가, 다　③ 나, 라
④ 라　⑤ 가, 나, 다, 라

0146

개의 교상에 대한 설명이다. 옳지 않은 것은?

① 교상부위에 출혈이 없다면 감염증이 발생할 가능성이 없다.
② 파상풍이 발생할 가능성이 많다.
③ 광견병이 발생할 가능성이 있으므로 개를 2주간 관찰해야 한다.
④ 교상부위는 대부분 천공형으로 피부가 손상된다.
⑤ 환자를 안정시킨다.

0147

우울증환자가 응급구조사의 처치에 협조하지 않고 계속 거절한다면 이때 바람직한 태도는?

① 엄하면서도 친절한 태도　② 경청하는 태도　③ 수용하는 태도
④ 권위적인 태도　⑤ 겸손하고 상냥한 태도

정답　145 ①　146 ①　147 ①

0148

무의식 당뇨병 환자에 대한 관리에 해당하는 것은?

보기
가. 기도관리 고농도산소투여
나. 50%덱스트로스 정맥투여
다. 알코올중독 의심시 Vit B1투여
라. 구강으로 당제제 투여

① 가, 나, 다 ② 가, 다 ③ 나, 라
④ 라 ⑤ 가, 나, 다, 라

0149

외상 전문병원으로 즉각 이송해야 할 사고로 옳은 것은?

① 20mph 이상의 오토바이 충돌
② 자동차로부터 튕겨나간 교통사고
③ 보행, 자전거 또는 자동차를 포함한 교통사고
④ 희생자 키의 2배 정도의 높이에서 낙상(3~3.5m)
⑤ 현장에서 확실하게 사망한 사람과 자동차를 같이 탄 교통사고환자

0150

'배틀징후' 의 발생부위로 옳은 것은?

① 눈 주위 ② 눈의 전측방 ③ 귓바퀴 후면
④ 하악 뒤쪽 ⑤ 쇄골 상부

0151

너구리눈(raccon's eyes)의 발생부위로 옳은 것은?

① 양측 눈 주위 ② 양측 눈의 전측방 ③ 양측 귓바퀴 후면
④ 양측 하악 뒤쪽 ⑤ 양측 쇄골 상부

정답 148 ① 149 ④ 150 ③ 151 ①

0152

기저부 두개골 골절에 대한 설명으로 옳은 것은?

① 너구리눈은 기저부 두개골 골절 10분 이내에 진행된다.

② 배틀징후는 단지 기저부 두개골 골절이 발생했음을 의미한다.

③ 뇌척수액은 '표적(target) 또는 후광(halo)징후' 를 만들면서 거즈나 종이 위에 올려 놓았을 때 혈액으로부터 분리될 유일한 물질이다.

④ 코로부터 나온 혈액을 이용할 때 '표적(target) 또는 후광(halo)징후' 의 체크는 가장 신뢰할 만하다.

⑤ 혈액이나 뇌척수액의 유출은 두개내압의 상승을 저하시키고 두개내압으로부터의 뇌손상을 제한하는 역할을 한다.

0153

척추골절 발생이 많은 부위로 옳은 것은?

① 경추와 흉추
② 흉추와 천추
③ 경추와 요추
④ 요추와 천추
⑤ 흉추와 요추

0154

척수의 길이를 따라 압박성 외상을 입었을 때 발생하는 손상으로 옳은 것은?

① 축 부하 손상(axial loading injury)

② 당겨짐 손상(distraction injury)

③ 척수의 손상(spinal stair-step injury)

④ 과다 젖힘 손상(hyperextension injury)

⑤ 굽힘-회전 손상(flexion-rotation injury)

정답 152 ⑤ 153 ⑤ 154 ①

0155

교수형 외상 기전(hanging mechanism)으로 옳은 것은?

① 축 부하 손상(axial loading injury)

② 당겨짐 손상(distraction injury)

③ 척수의 손상(spinal stair-step injury)

④ 과다 젖힘 손상(hyperextension injury)

⑤ 굽힘-회전 손상(flexion-rotation injury)

0156

안외근(눈바깥근)으로부터 안구의 운동범위 감소가 발생하는 골절로 옳은 것은?

① 후두골 ② 협골 ③ 하악골

④ 후두골, 협골 ⑤ 협골, 하악골

0157

뇌의 반충충격(contrecoup brain injury) 발생부위로 옳은 것은?

① 두개골 충격 부분

② 두개골 충격 이후의 시간에 발생한 대뇌출혈의 결과로서

③ 두개골의 입구상처와 출구상처 사이의 중간

④ 두개골의 출구상처

⑤ 원래 충격을 받은 반대 부분

0158

뇌척수막이 보호하는 부위로 옳은 것은?

① 뇌 ② 척수 ③ 말초신경

④ 뇌와 척수 ⑤ 뇌, 척수, 말초신경

정답 155 ② 156 ② 157 ⑤ 158 ④

핵심문제

0159

외막과 내막층 사이의 수막 내에서 발생하는 출혈로 옳은 것은?

① 경막외 혈종　② 경막하 혈종　③ 뇌내 혈종
④ 거미형의 혈관부종　⑤ 안구의 점상출혈

0160

18세 소년을 평가했을 때 환자가 당신에게 '당신은 또 누구야?', '당신이 왜 여기 있죠?' 등의 질문을 한다면 어떠한 증상으로 볼 수 있는가?

① 역행성 건망증　② 선행성 건망증　③ 특발성 건망증
④ 혈관부종성 건망증　⑤ 불법약물의 사용이나 남용

0161

18세 소년이 갑자기 자기 여자 친구에게 '내가 너를 여기에 데리고 왔니?', '네가 운전했니?' 등의 질문을 한다면 어떠한 징후로 볼 수 있는가?

① 새로운 역행성 건망증의 징후
② 새로운 선행성 건망증의 징후
③ 특발성 건망증에 대한 더 많은 징후들
④ 혈관부종성 건망증에 대한 더 많은 징후들
⑤ 불법 약물의 이용이나 남용에 대한 더 많은 징후들

0162

18세 소년을 지속적으로 처치 및 평가를 하는데 졸기 시작했고 지남력이 없어지기 시작했다. 그의 말투는 마치 그가 환각 상태인 것처럼 때때로 또렷하지가 않았고 터무니없었다. 이러한 증상으로 볼 때 어떠한 상태라고 생각하는가?

보기

가. 뇌진탕　나. 경막외 혈종　다. 척수손상　라. 일과성 허혈발작

① 가, 나, 다　② 가, 다　③ 나, 라
④ 라　⑤ 가, 나, 다, 라

정답　159 ②　160 ②　161 ①　162 ①

0163

대뇌허혈은 '쿠싱반사'라는 반응을 일으킬 수 있다. 이 반응의 특징으로 옳은 것은?

① 혈압감소, 맥박수 증가, 호흡수증가
② 혈압증가, 맥박수 증가, 호흡수증가
③ 혈압증가, 맥박수 감소, 이상한 호흡
④ 혈압감소, 맥박수 감소, 호흡수감소
⑤ 사지의 굴곡 또는 신전(posturing)과 함께 혈압감소

0164

통증을 주었을 때 양팔을 굴곡과 함께 내전을 하는 것으로 옳은 것은?

① 피질박리자세
② 대뇌제거자세
③ 통증에 대한 금단반응
④ 통증을 국소화시키고 반응을 조정하는 능력
⑤ 통증에 대한 금단반응과 통증을 국소화시키고 반응을 조정하는 능력

0165

통증을 주었을 때 양팔을 신전시키고 외전하는 것으로 옳은 것은?

① 피질박리자세
② 대뇌제거자세
③ 통증에 대한 금단반응
④ 통증을 국소화시키고 반응을 조정하는 능력
⑤ 통증에 대한 금단반응과 통증을 국소화시키고 반응을 조정하는 능력

0166

위 164, 165의 문제에서 볼 수 있는 반응의 이유로 옳은 것은?

① 통증자극에 대해 정상적, 협동이 잘 되고 국소적인 근육반응 발생
② 반사에 대한 이례적인 것들은 종종 마약 과용에서 볼 수 있다.
③ 반사적인 사지근육운동을 가져오는 경추부분 척수의 병소
④ 회복 환자가 거의 없는 중요한 뇌간의 손상
⑤ 심하지 않은 뇌손상 그리고 단지 전형적으로 일과성 반응 이상만을 나타낸다.

정답 163 ③ 164 ① 165 ② 166 ④

0167

뇌졸중을 일으킬 수 있는 원인으로 옳은 것은?

① 경막외 혈종 ② 경막하 혈종 ③ 뇌내출혈
④ 거미형의 혈관부종(spider angioedema) ⑤ 안구의 점상출혈

0168

증가된 두개내압에 대한 설명으로 옳지 않은 것은?

① 두개내의 부종이나 출혈은 두개내압을 증가시킬 것이다.
② 증가된 뇌내압은 뇌혈류의 감소와 척수쪽으로의 뇌척수액 측부순환의 결과를 가져온다.
③ 보상부전의 두개내압 상승은 대뇌의 혈관을 수축하게하는 저산소증과 고탄산증을 야기한다.
④ 두개내압 상승은 대뇌순환을 향상시키려는 시도에 있어서 전신의 혈압상승을 더 촉진한다.
⑤ 증가된 두개내압과 과탄산증은 과환기를 촉진한다.

0169

두개내압 상승에 의해 발생하는 증상으로 옳은 것은?

보기
가. 쿠싱반사 나. 체인스톡 호흡 다. 구토 라. 동공반응이 양측성으로 느림

① 가, 나, 다 ② 가, 다 ③ 나, 라
④ 라 ⑤ 가, 나, 다, 라

정답 167 ③ 168 ③ 169 ⑤

MeMo

0170

내이 손상을 일으킬 수 있는 외상으로 옳은 것은?

보기
가. 광풍외상(blast trauma)　　나. 다이빙 외상
다. 두개 기저골 골절　　라. 경추외상

① 가, 나, 다　② 가, 다　③ 나, 라
④ 라　⑤ 가, 나, 다, 라

0171

유두라인을 자극하는 신경으로 옳은 것은?

① T-1　② T-3　③ T-4
④ T-10　⑤ 두개골(한 쌍의 뇌신경)

0172

제와부위를 자극하는 신경으로 옳은 것은?

① T-1　② T-3　③ T-4
④ T-10　⑤ 두개골(한 쌍의 뇌신경)

0173

횡격막 신경이 기시하는 곳은?

① C-1에서의 말초 신경근　② C-3에서 C-5의 말초 신경근
③ C-6에서 C-7의 말초 신경근　④ T-4에서 T-10의 말초 신경근
⑤ 두개골(한 쌍의 뇌신경)

정답　170 ①　171 ③　172 ④　173 ②

핵심문제

0174

노인환자의 문제를 진단하기는 어렵다. 다음은 노인의 여러 가지 특성에 관한 진술이다. 바른 진술은?

보기

가. 손상부위 아래의 혈관확장	나. 손상부위 아래의 혈관수축
다. 자율신경계 방해	라. 경추외상

① 가, 나, 다　② 가, 다　③ 나, 라
④ 라　⑤ 가, 나, 다, 라

0175

척수손상 결과 나타날 수 있는 증상으로 옳은 것은?

보기

가. 무호흡 또는 횡격막 호흡	나. 지속발기증
다. 팔을 머리 위로 올리는 자세	라. 동공수축

① 가, 나, 다　② 가, 다　③ 나, 라
④ 라　⑤ 가, 나, 다, 라

0176

척수손상으로 인해 나타나는 증상이나 징후를 치료하기 위해 투여될 수 있는 약으로 옳은 것은?

보기

가. methylprednisolone	나. dexamethasone
다. dexamethasone	라. atropine

① 가, 나, 다　② 가, 다　③ 나, 라
④ 라　⑤ 가, 나, 다, 라

정답　174 ②　175 ①　176 ⑤

0177

환자의 시야 일부분이 갑자기 가려지는 '어두운 커튼' 증상이 나타나는 질환으로 옳은 것은?

① 전방출혈 ② 급성 망막동맥 폐쇄 ③ 망막 박리
④ 결막하 출혈 ⑤ 각막 찰과상

0178

안구 전반부의 심한 통증을 호소하고 '내 눈 안에 뭔가 있다'라고 소리치는 환자의 질환으로 옳은 것은?

① 전방출혈 ② 급성 망막동맥 폐쇄 ③ 망막 박리
④ 결막하 출혈 ⑤ 각막 찰과상

0179

갑작스런 무통성 시력상실을 일으키는 질환으로 옳은 것은?

① 전방출혈 ② 급성 망막동맥 폐쇄 ③ 망막 박리
④ 결막하 출혈 ⑤ 각막 찰과상

0180

홍채와 동공내의 출혈을 일으키는 질환으로 옳은 것은?

① 전방출혈 ② 급성 망막동맥 폐쇄 ③ 망막 박리
④ 결막하 출혈 ⑤ 각막 찰과상

정답 177 ③ 178 ⑤ 179 ② 180 ①

MeMo

핵심문제

0181

강한 재채기 또는 심한 구토로 인해 발생할 수 있는 질환으로 옳은 것은?

① 전방출혈 ② 급성 망막동맥 폐쇄 ③ 망막 박리
④ 결막하 출혈 ⑤ 각막 찰과상

0182

눈의 전방 내 출혈을 일으키는 질환으로 옳은 것은?

① 전방출혈 ② 급성 망막동맥 폐쇄 ③ 망막 박리
④ 결막하 출혈 ⑤ 각막 찰과상

0183

동상의 응급처치 중 옳지 않은 것은?

① 손실된 방수가 자연적으로 재생되기 때문에 일과성 시력상실만을 야기할 것이다.
② 눈의 미적인 아름다움을 유지하기 위해 합성 방수로 대체될 수 있으나 시각기능의 보존은 하지 못한다.
③ 미적인 아름다움과 시각기능 모두를 보전하기 위해 합성 방수로 대체될 수 있다.
④ 영구적인 시력상실이 올 수 있다.
⑤ 상실된 방수는 자연적으로 재생되기 때문에 단지 일과성의 깊이거리 감각만을 상실할 것이다.

0184

기관내삽관으로 인해 부교감신경을 자극했을 때 발생할 수 있는 증상으로 옳은 것은?

보기
가. 빈맥 또는 부정맥 나. 증가된 두개내압 상승
다. 과호흡 라. 서맥 또는 부정맥

① 가, 나, 다 ② 가, 다 ③ 나, 라
④ 라 ⑤ 가, 나, 다, 라

정답 181 ④ 182 ① 183 ④ 184 ③

0185

폐쇄성 두부손상 환자에게서 빈맥과 저혈압이 나타나는 이유로 옳은 것은?

① 두개내압 상승이 없다는 것이다.

② 두개내압 상승이 있다는 것이다.

③ 두개내압 상승이 있다는 것을 배제하지 않고 다른 손상이 있음을 암시한다.

④ 두개내압 상승이 있다는 것을 배제하면서 다른 손상이 있음을 암시한다.

⑤ 두개내압 상승이 있음을 확증하지만 다른 손상이 있음을 배제하지 않는다.

0186

두부손상 환자의 치료에 적용되지 않는 것은?

① 척추고정

② 기도유지와 관리

③ 삽관 후 고유속의 산소로 장기간 환기

④ 출혈 조절(통제)

⑤ 기도로부터 액체나 구토물의 흡인

0187

두개내압을 낮추는 약물로 옳은 것은?

보기

가. aspirin
나. furosemide
다. morphine sulfate
라. mannitol

① 가, 나, 다

② 가, 다

③ 나, 라

④ 라

⑤ 가, 나, 다, 라

정답 185 ③ 186 ③ 187 ③

MeMo

핵심문제

0188

Glasgow Coma scale의 평가항목으로 옳은 것은?

① 호흡률, 수축기 혈압, 모세혈관 재충혈

② 병력 기억코드, AMPLE

③ 의식수준, 맥박률, 호흡률, 혈압, 운동반응(motor response)

④ 청각자극에 집중하고 그것을 확인할 수 있는 환자의 능력

⑤ 다양한 자극에 대한 눈뜨기 반응, 언어적 반응, 그리고 운동성 반응

0189

Glasgow Coma scale의 가장 높은 점수는?

① 10 ② 15 ③ 25 ④ 50 ⑤ 100

0190

Glasgow Coma scale의 가장 낮은 점수는?

① 0 ② 1 ③ 3 ④ 15 ⑤ 50

0191

목에 개방성 상처가 있는 환자의 평가에서 중요한 점은?

보기

가. 폐쇄성 드레싱 사용　　나. 기도문제 예상

다. 척수손상에 대한 강한 의심　　라. 모세혈관 재충혈

① 가, 나, 다　　② 가, 다　　③ 나, 라

④ 라　　⑤ 가, 나, 다, 라

정답 188 ⑤ 189 ② 190 ③ 191 ①

0192

목에 개방성 상처가 발생했을 때 공기색전에 대한 잠재성을 감소시키기 위한 환자의 체위로 옳은 것은?

① 왼쪽으로 ② 오른쪽으로 ③ 트렌델렌버그 체위로
④ 역 트렌델렌버그 체위로 ⑤ 반좌위(semi-fowler' s position)

0193

두부손상 환자에 대한 항쇼크바지(PASG) 착용에 관한 설명으로 옳은 것은?

① 두부손상 환자에게 PASG 적용은 금기이다.
② PASG가 제공되어야 하나 환자가 상승된 두개내압의 증상과 징후를 보일 때까지 부풀리지 말아야 한다.
③ PASG가 제공될 수 있으나 신경성쇼크 또는 저혈량쇼크의 증상과 징후가 나타날 때까지 부풀리지 않는다.
④ PASG의 적용과 부풀림은 증가된 두개내압이 있는 상태에서 IV 접근을 하는 데 보조하기 위해 추천된다.
⑤ PASG의 적용과 부풀림은 두개내압이 감소되고 있는 상태에서 보조하기 위해 추천된다.

0194

두부손상 환자에 대한 IV fluid의 선택으로 옳은 것은?

① 추가적으로 숨겨져 있는 손상들이 예상되므로 생리식염수나 락테이트 링거액만 투여
② 경련이 예상되고 Dilantin은 생리식염수나 락테이트 링거액과 양립할 수 없기 때문에 5%DW만 사용한다.
③ 수액투여는 두개내압이 상승된 상태에서는 금기이므로 5%DW만 사용한다.
④ 어느 교질액이나 사용 가능
⑤ 어느 정질액이나 사용 가능

정답 192 ③ 193 ③ 194 ①

0195

환자의 동공 크기가 동일하지 않은 상태로 옳은 것은?

① 공동응시이상 ② 인형눈 응시 ③ 안염
④ 안구진탕 ⑤ 동공부동

0196

동시에 다른 방향을 바라보는 환자의 눈으로 옳은 것은?

① 공동응시이상 ② 인형눈 응시 ③ 안염
④ 안구진탕 ⑤ 동공부동

0197

제3뇌신경의 압력 증가로 나타나는 증상으로 옳은 것은?

① 영향 받은 쪽 동공의 반응성과 크기 변화
② 병소 반대쪽 동공의 반응성과 크기 변화
③ 양측성의 동공 반응성과 크기 변화
④ 영향 받은 쪽과 양측성의 동공 반응성과 크기 변화
⑤ 병소 반대쪽과 양측성의 동공 반응성과 크기 변화

0198

만니톨에 대한 설명으로 옳지 않은 것은?

① 만니톨은 삼투성 이뇨제의 역할을 하고 대뇌부종과 연관한 두개내압 감소를 위해 매우 효과적인 커다란 글루코즈 입자이다.
② 만니톨은 환자의 심장에서 가장 가까운 IV port에서 매우 느린 IV push를 통해 투여되어져야 한다.
③ 만약 두개내 출혈이 있다면 만니톨 투여가 출혈률을 증가시키고 좀 더 심각한 뇌손상을 야기할 수 있다.
④ 만니톨 투여는 울혈성 심부전이나 나트륨 고갈을 야기할 수 있다.
⑤ 만니톨 투여는 환자가 급성의 폐부종이나 최근에 울혈성 심부전으로 진행된 환자라면 금기이다.

정답 195 ⑤ 196 ① 197 ① 198 ②

0199

Furosemide(Lasix®)에 대한 설명으로 옳지 않은 것은?

① 전신성 이뇨제이므로 탈수나 전해질 불균형을 야기할 수 있다.

② 혈관이완 효과는 환자의 혈압을 낮추므로 대뇌의 저산소증과 고탄산증을 증가시킨다.

③ 설파로 분류되는 약물에 대한 알레르기가 있는 환자에게는 금기이다.

④ 대뇌 이뇨율을 증가시키기 위해 종종 만니톨과 병행해서 투여된다.

⑤ 마니톨보다 대뇌 이뇨에 더 효과적이다.

0200

폐조직 타박상으로 발생할 수 있는 결과로 옳은 것은?

보기

가. 국소적인 무기폐　　나. 국소적인 폐부종

다. 1,000~1,500ml의 혈액 상실　　라. 부정맥

① 가, 나, 다　　② 가, 다　　③ 나, 라

④ 라　　⑤ 가, 나, 다, 라

0201

'기침해서 혈액을 뱉다'는 의미의 용어로 옳은 것은?

① hematemesis(토혈)　　② hemolysis(용혈)

③ hemocytophagia(혈액세포 식균작용)　　④ hemoptysis(객혈)

⑤ hemolytic sputum(용혈성 객담)

정답　199 ⑤　200 ①　201 ④

0202

늑골골절에 대한 설명으로 옳지 않은 것은?

① 늑골골절의 통증은 커서 호흡운동이 제한적일 수 있고 저환기가 발생할 수 있다.
② 소아 흉부 둔상환자는 성인보다 늑골골절이 덜하지만 하부기관의 외상을 더 입는다.
③ 노인 흉부 둔상환자는 젊은 환자보다 늑골골절과 그 하부기관의 외상에서 더 많다.
④ 흉부 앞쪽의 둔상은 한 개나 그 이상 늑골의 후면 각에서 늑골골절을 야기할 수 있다.
⑤ 10~12늑골은 흉골에 부착되지 않았으므로 가장 빈번하게 골절을 입는다.

0203

연가양 흉부분절의 역행성 운동에 관한 설명으로 옳은 것은?

① 가장 작은 연가양 분절조차도 자주 역행적인 움직임을 나타낸다.
② 양압환기는 역행성 운동을 생성하는 메커니즘을 거꾸로 전환시킨다.
③ 역행성 운동은 흡기 동안 흉부분절이 돌출되고 호기 동안 흉부 쪽으로 함몰되는 것으로써 관찰된다.
④ 역행성 운동은 흉부의 한쪽 면이 각 호흡 시 움직이지 않는 반면, 반대면은 정상적으로 움직이는 것으로써 관찰된다.
⑤ 환자의 횡격막 기능이 남아 있는 한, 연가양 흉부분절의 역행성 운동은 단지 표면적인 환기량의 감소결과를 가져온다.

0204

기이맥의 설명으로 옳은 것은?

① 각 호기 동안 빨라지는 맥박
② 심전도 리듬이 있음에도 불구하고 맥이 없는 것
③ 너무 빨라서 셀 수 없는 맥
④ 호기 동안 수축기혈압이 10mmHg 이상 떨어짐
⑤ 흡기 동안 수축기혈압이 10mmHg 이상 떨어짐

정답 202 ⑤ 203 ② 204 ⑤

0205

전기적 교대맥의 설명으로 옳은 것은?

① 심전도 리듬이 매 3~4주기마다 빨라진다.

② 심전도 리듬이 매 3~4주기마다 느려진다.

③ P, QRS, T파의 폭이 매 3~4주기마다 변화한다.

④ P, QRS, T파의 폭이 매 2주기마다 한번 변화한다.

⑤ P, QRS, T파의 폭이 정상과 반대이다.

0206

기흉의 발생원인으로 옳은 것은?

보기

가. 흉부 둔상　　나. 관통상　　다. 과격한 기침　　라. 알코올중독

① 가, 나, 다　　② 가, 다　　③ 나, 라

④ 라　　⑤ 가, 나, 다, 라

0207

일반적으로 '종이봉지 증후군'으로 설명되는 늑막손상의 발생원인으로 옳은 것은?

① 과팽창된 흉부의 관통상　② 낙하로부터 생긴 감속외상(흉부가 과팽창되는 동안)

③ 과팽창된 흉부에 생긴 둔상　④ 과도한 흡연　⑤ 과호흡

0208

긴장성 기흉의 초기 징후로 옳은 것은?

① 손상 받은 부위 쪽으로의 기관편의

② 손상 받은 부위에서 멀리 떨어진 쪽으로의 기관편의

③ 심각한 호흡곤란과 빈호흡

④ 빈맥과 말초부의 청색증

⑤ 긴장성 부정맥과 호흡곤란

정답　205 ④　206 ①　207 ③　208 ③

핵심문제

0209

긴장성 기흉이 늦게 진행되는 징후는?

① 손상 받은 부위 쪽으로의 기관편의

② 손상 받은 부위에서 멀리 떨어진 쪽으로의 기관편의

③ 심각한 호흡곤란과 빈호흡

④ 빈맥과 말초부의 청색증

⑤ 긴장성 부정맥과 호흡곤란

0210

긴장성 기흉의 증상과 징후로 옳지 않은 것은?

① 격앙됨(흥분), 증가되는 호흡곤란, 증가되는 환기저항(방해)

② 피하기종

③ 경정맥 팽대

④ 손상 반대부위에 과도공명음의 타진 반응

⑤ 빈호흡, 빈맥, 저혈압

0211

혈흉의 증상과 징후로 옳지 않은 것은?

① 손상부위 전체에서 호흡음이 감소하거나 없음

② 편평한 경정맥

③ 빈호흡, 빈맥, 저혈압

④ 청색증

⑤ 발한

정답 209 ② 210 ④ 211 ①

MeMo

0212

심근의 타박상에 대한 설명으로 옳지 않은 것은?

① 심하고, 둔탁한 전흉부의 외상은 심근 타박상의 가장 빈번한 원인이다.
② 이전에 심질환이 없는 상태에서 심근의 타박상은 급성 심근경색과 유사한 흉통이 있지만 급성 심근경색과는 다르게 드물게 부정맥이나 전위(변위)가 수반된다.
③ 심근의 타박상은 심근 수축의 강도를 감소시키고 심박출량을 감소시킨다.
④ 이전에 심질환이 없는 경우에 심근 타박상은 급성 심근경색증보다 흉터가 덜하면서 치유된다.
⑤ 심근의 타박상은 심근의 혈종, 혈복강, 또는 심근 조직의 괴사를 가져올 수 있다.

0213

흉골과 흉추 사이의 심장의 외상성 압박으로 인한 심근 타박상이 발생될 수 있는 방향으로 옳은 것은?

① 우심방과 우심실 ② 좌우심방 ③ 좌심방과 좌심실
④ 좌우심실 ⑤ 대동맥

0214

심장은 두 층으로 구성된 보호낭에 의해 둘러싸여 있다. 심근의 외부면 안쪽 층으로 옳은 것은?

① 심외막, 또는 장측 심막 ② 벽측의 심막 ③ 심내막
④ 심근층 ⑤ 심외막, 또는 벽측심막

0215

심장을 둘러싸고 있는 낭의 바깥층으로 옳은 것은?

① 심외막, 또는 장측 심막 ② 벽측의 심막 ③ 심내막
④ 심근층 ⑤ 심외막, 또는 벽측심막

정답 212 ② 213 ① 214 ① 215 ②

0216

심장 보호낭의 층 사이에 관한 설명으로 옳은 것은?

① 공기 쿠션(완충물)을 함유한다.

② 연골 쿠션(완충물)을 함유한다.

③ 소량의 윤활액을 함유한다.

④ 관통상으로 인해 혈액이 차지 않는 한 완전하게 비어 있다.

⑤ 관통상으로 인해 공기가 차지 않는 한 완전하게 비어 있다.

0217

심낭압전의 발생기전으로 옳은 것은?

① 폐로 혈액의 흐름이 있는 심막낭 양 층의 관통상

② 종격동으로 혈액의 흐름이 있는 심막낭 양 층의 관통상

③ 종격동으로 혈액의 흐름이 있는 심막낭 바깥층의 관통상

④ 종격강 내에 혈액이나 다른 유형의 수액 축적

⑤ 심막강 내에 혈액이나 다른 유형의 수액 축적

0218

심낭압전의 증상과 징후로 옳지 않은 것은?

① 빈맥과 빈호흡

② 호기 동안 덜 팽만되는(또는 편평해지는) 정도의 팽만된 경정맥

③ 좌측 흉부에서의 감소된 호흡음

④ 기이맥이나 전기적 교호의 증상

⑤ 감소되는 맥압

정답 216 ③ 217 ⑤ 218 ③

MeMo

0219

흉부 박리성 동맥류의 증상과 징후로 옳지 않은 것은?

① 뒷면에서 척추로 방사되는 배꼽 주변의 찢는 듯하거나 타는 듯한 통증의 호소

② 감속 외상의 병력

③ 한쪽 손목에서 요골맥박이 감소되거나 없지만 다른 쪽 손목에서는 요골맥박이 있고 정상

④ 고혈압

⑤ 저혈압

0220

아산화질소 투여의 경우가 아닌 것은?

① 산발적인 사지골절로 인해 통증 호소를 하는 의식이 명료하고 지남력이 있는 환자

② 심각한 복통을 호소하는 무외상성 환자

③ 흉통을 호소하는 무외상성 환자

④ 과환기되고 있는 무외상성 환자

⑤ 추가적인 둔상이나 관통상이 없는 화상 환자

0221

아산화질소 투여의 금기사항이 아닌 것은?

① 모든 통증 호소를 부정하지만 아주 심각한 불안 반응을 경험하고 있는 의식이 명료하고 지남력 있는 무외상 환자

② 흉통을 호소하는 변화된 의식수준이 있는 무외상 환자

③ 산발적인 사지골절에서 온 심각한 통증 호소를 하는 변화된 의식수준이 있는 환자

④ 흉통을 호소하는 흉부 외상환자

⑤ 산발적인 사지골절로부터의 통증 호소를 하는 만성폐쇄성폐질환 환자

정답 219 ① 220 ② 221 ①

Q222

아산화질소의 투여방법으로 옳은 것은?

① 1분 동안 환자의 얼굴에 안전하게 잘 고정된 비재호흡마스크를 통해 투여한다. 그리고 나서 나머지 이송을 중지한다.

② 이송시간의 마지막 잠깐 동안만 환자의 얼굴에 안전하게 잘 고정된 비재호흡마스크를 통해 투여한다.

③ 지속적으로 환자의 얼굴에 안전하게 잘 고정된 비재호흡마스크를 통해 투여한다. 그리고 환자의 의식수준의 변화가 진행되거나 응급실에 도착 시에만 중단한다.

④ 지속적으로 환자얼굴에 고정이 된 안면마스크를 통해 투여한다. 그리고 통증이 유의하게 감소되었거나 환자가 마스크를 떨어뜨렸을 때에만 중단한다.

⑤ 만약 환자가 의식이 없다면 백밸브마스크를 통해서만 투여한다.

Q223

흉부의 관통상에 관한 폐쇄성 드레싱으로 옳은 것은?

① 호기 동안 공기가 빠져나가게 하기 위해 3면만 밀봉

② 흡기 동안 공기가 빠져나가게 하기 위해 3면만 밀봉

③ 호기 동안 공기가 빠져나가게 하기 위해 2면만 밀봉

④ 흡기 동안 공기가 빠져나가게 하기 위해 2면만 밀봉

⑤ 상처를 통한 공기교환 방지를 위해 4면 모두 밀봉

Q224

긴장성 기흉의 병원 전 바늘 감압위치로 옳은 것은?

① 쇄골중간선의 5번째 또는 6번째 늑간강

② 액와중간선의 2번째 또는 3번째 늑간강

③ 쇄골중간선의 5번째 늑간강

④ 쇄골중간선의 2번째 늑간강

⑤ 액와중간선의 2번째 늑간강

정답 222 ④ 223 ① 224 ④

0225

긴장성 기흉의 바늘 감압에 대한 설명으로 옳지 않은 것은?

① 기흉이 없다면, 바늘 감압이 기흉을 만들어낼 수 있다.

② 적절한 늑간강의 상부 경계선을 형성하는 늑골의 하부 모서리를 따라 바늘이 삽입되어져야 한다.

③ 환자에게 증상이 남아 있다면, 두 번째 감압이 필요하고 원래 시행했던 부분의 근위부에서 시행되어져야 한다.

④ 환자의 증상 개선이 일시적이었고 증상과 징후가 재출현한다면, 원래 시행했던 부분의 근위부에서 또 다른 감압이 시행되어져야 한다.

⑤ 조동밸브가 없는 상태에서, 바늘 감압은 긴장성 기흉을 단순기흉으로 전환시키고 환자의 상태를 좋게 한다.

0226

심장의 외상환자에 대한 처치로 옳은 것은?

① 전문심장구조술(ACLS)의 표준 프로토콜에 따라 ACLS 약물을 투여한다.

② 단지 약물투여만을 하면서 산소와 함께 지지적 치료를 하는데는 제한이 있다.

③ 종격압 증가로 인한 흉통을 감소시키기 위해 바늘 감압을 시행한다.

④ 일반 외상환자와 같은 약물을 투여한다.

⑤ ECG를 평가하고 흉통을 감소시키기 위해 바늘 감압을 시행한다.

0227

흉부 삽입물 관리에 관한 설명으로 옳은 것은?

보기

가. 삽입물의 출입구에 폐쇄드레싱을 한다.
나. 느슨한 드레싱으로 안정화시킨다.
다. 삽입물로 인해 심폐소생술이 방해 받는다면 삽입물을 제거한다.
라. 삽입물부터 제거하고 처치를 시행한다.

① 가, 나, 다　② 가, 다　③ 나, 라
④ 라　⑤ 가, 나, 다, 라

정답　225 ②　226 ①　227 ①

0228

다음 소기관 중 복막으로 완전하게 덮여지지 않아서 후복막강에 위치해 있는 것은?

보기

가. 십이지장　나. 췌장　다. 복부 대동맥　라. 하대정맥

① 가, 나, 다　② 가, 다　③ 나, 라
④ 라　⑤ 가, 나, 다, 라

0229

좌상복부의 측면 외상으로 인해 발생할 수 있는 손상 장기로 옳은 것은?

① 간과 좌측 신장　② 비장과 좌측 신장
③ 상행성 결장, 비장, 좌측신장　④ 하행성 결장, 간, 좌측신장
⑤ 충수, 간, 좌측신장

0230

복부 대동맥의 원위 말단에서 좌우로 분지되는 것은?

① 복부내 동맥들　② 대퇴동맥들　③ 총장골 동맥들
④ 대복재정맥들　⑤ 슬와부 동맥들

0231

복막염을 일으키는 원인으로 옳은 것은?

① 복부내 출혈　② 복부내에서 흩어진 장 내용물
③ 복부내에서 흩어진 소화액들　④ 복강내에 들어오는 공기
⑤ 화학물질 섭취

정답　228 ⑤　229 ②　230 ③　231 ③

0232

반동압통(rebound tenderness)을 호소하는 경우로 옳은 것은?

보기

가. 복부에 직접적으로 압력을 적용하는 동안
나. 옆구리에 직접 압박을 적용하는 동안
다. 옆구리에 간접적인 압박을 적용하는 동안
라. 복부에 적용된 직접적인 압력 제거 동안

① 가, 나, 다　② 가, 다　③ 나, 라
④ 라　⑤ 가, 나, 다, 라

0233

복부의 근성방위(abdominal guarding)를 일으키는 자극으로 옳은 것은?

보기

가. 옆구리에 적용된 압력　나. 복부에 적용된 압력
다. 가슴에 적용된 압력　라. 복부 내용물의 움직임

① 가, 나, 다　② 가, 다　③ 나, 라
④ 라　⑤ 가, 나, 다, 라

0234

심각한 복부손상 환자에 대한 정맥 내 관리로 옳지 않은 것은?

① 환자가 저혈압이라면 적어도 한 개의 IV는 이송 전에 시작되어져야 한다.
② 큰 구경의 카테터와 외상 튜브만이 사용되어진다.
③ 빈맥이 250ml bolus 수액에 반응하지 않는다면 또 다른 250ml bolus를 투여한다.
④ IV 유속은 수축기 혈압 90mmHg을 유지하기 위해 적정선으로 유지되어야 한다.
⑤ 적극적인 수액소생의 필요성은 쇼크의 증상과 징후가 진행되기 전에 예상되어져야 한다.

정답　232 ④　233 ③　234 ①

0235

병원 전 처치 동안 주입될 수 있는 정맥수액의 한계량으로 옳은 것은?

① 500ml ② 1,000ml ③ 2,000ml
④ 3,000ml ⑤ 4,000ml

0236

내장이 돌출된 복부의 처치로 옳은 것은?

보기
가. 돌출장기를 복부내로 원위치시킴
나. 고유속의 산소와 큰 구경의 IV 세트
다. 공기압 항쇼크바지(PASG)를 적용하고 복부부위만 적당히 팽창시킴
라. 폐쇄 드레싱으로 덮인 젖은 드레싱의 적용

① 가, 나, 다 ② 가, 다 ③ 나, 라
④ 라 ⑤ 가, 나, 다, 라

0237

좌상복부의 삽입물 관리로 옳은 것은?

보기
가. 고유속의 산소와 큰 구경의 IV 세트
나. 삽입물을 먼저 제거하고 처치 시행
다. 삽입물이 들어간 부위에 폐쇄드레싱을 하고 헐거운 드레싱으로 안정화시킴
라. 저혈압으로 PASG의 복부부분 사용을 요할 때만 삽입물을 제거

① 가, 나, 다 ② 가, 다 ③ 나, 라
④ 라 ⑤ 가, 나, 다, 라

정답 235 ④ 236 ③ 237 ②

MeMo

0238

근염좌의 발생기전으로 옳은 것은?

① 폐쇄된 근막내에서 발생하는 부종과 울혈 ② 근섬유의 과신장
③ 한 개 이상 관절캡슐의 인대들이 찢어짐 ④ 과도한 힘에 의한 근섬유의 수축
⑤ 건과 인대의 파열

0239

구획증후군의 발생기전으로 옳은 것은?

① 근육의 폐쇄된 근막내에서 발생하는 부종과 울혈
② 근섬유가 과신장
③ 한 개 이상 관절캡슐의 인대들이 찢어짐
④ 과도한 힘에 의한 근섬유의 수축
⑤ 건과 인대의 파열

0240

손상받은 다리가 짧게 보이는 경우로 옳은 것은?

보기
가. 고관절 전방의 탈구 나. 고관절 후방의 탈구
다. 고관절 골절 라. 고관절부위의 부종

① 가, 나, 다 ② 가, 다 ③ 나, 라
④ 라 ⑤ 가, 나, 다, 라

0241

손상받은 다리의 측부 회전이 있고 서혜부에서 촉진 가능한 돌출부가 있는 경우로 옳은 것은?

① 고관절 전방의 탈구 ② 고관절 후방의 탈구 ③ 고관절 골절
④ 고관절부위의 부종 ⑤ 고관절부위의 염좌

정답 238 ② 239 ① 240 ① 241 ①

핵심문제

0242

손상받은 다리의 무릎이 특징적으로 굽혀지면서 몸 안쪽으로 회전되는 경우로 옳은 것은?

① 고관절 전방의 탈구　② 고관절 후방의 탈구　③ 고관절 골절
④ 고관절부위의 부종　⑤ 고관절부위의 염좌

0243

환자의 팔은 머리 위로 뻗쳐져 있고, 어깨가 움직이지 않은 경우로 옳은 것은?

① 전반부 탈구　② 후반부 탈구　③ 하부 탈구
④ 상부 탈구　⑤ 횡단골절

0244

환자의 어깨가 움푹 들어가거나 싸울 자세(공격 또는 수비자세)를 보이고, 팔을 그의 가슴에 가깝게 그리고 가슴 앞에서 잡고 있는 경우로 옳은 것은?

① 전반부 탈구　② 후반부 탈구　③ 하부 탈구
④ 상부 탈구　⑤ 횡단골절

0245

환자의 팔이 평균적으로 돌아가 있고 팔꿈치와 전박을 몸에서 멀리 떨어져 잡고 있는 경우로 옳은 것은?

① 전반부 탈구　② 후반부 탈구　③ 하부 탈구
④ 상부 탈구　⑤ 횡단골절

정답　242 ②　243 ③　244 ①　245 ②

MeMo

0246

자동차 정면충돌사고 환자가 무의식, 무맥, 무호흡 상태를 나타냈으나 심전도상에는 심실고유율동을 나타냈다. 응급구조사가 추측할 수 있는 환자에 대한 소견들 중 맞는 것으로 모두 조합된 것은?

보기
가. 심실압전　　나. 긴장성 기흉　　다. 골반골골절　　라. 폐좌상

①가, 나, 다　　②가, 다　　③나, 라
④라　　⑤가, 나, 다, 라

0247

강에서 수영하다가 물에 따진 환자를 구조 후 평가해보니 무맥, 무호흡 상태였다. 이 환자에 대한 응급처치 내용 중 옳은 것은?

① 일단 환자를 강에서 육지로 이송한 후 인공호흡을 실시한다.
② 익수환자는 언제나 경추손상을 의심해야 한다.
③ 폐속에 흡인된 물을 배출시키기 위해 기관삽관 후 흡인을 실시한다.
④ 자기 호흡이 있는 환자라도 반드시 산소를 투여한다.
⑤ 빠른 시간내 소생을 위해서 환자의 자세와는 무관하게 흉부압박부터 실시한다.

0248

냉동실에서 갇혀 있다 구출된 환자가 무맥, 무호흡 상태로 체온이 27℃이다. 심전도는 심실세동을 나타내고 있어 일단 3회의 제세동 실시와 기관내삽관을 하고 따뜻한 산소를 투여한 후 체온을 측정해보니 아직 29℃였다. 이후 환자에게 실시할 처치 중 가장 효과적인 것은?

① 다시 제세동을 3회 실시한다.
② 정맥로 확보 후 환자의 의식회복을 위해 계속적으로 사지를 마사지한다.
③ 능동적 가온법으로 43℃ 정도의 수액으로 정맥로 확보를 한다.
④ epinephrine 1mg을 투여한다.
⑤ 담요로 환자의 몸을 감싸 보온시킨다.

정답　246 ①　247 ④　248 ③

MeMo

핵심문제

Q249

저체온으로 심정지가 발생한 환자의 인명구조술시 주의할 점으로 모두 조합된 것은?

보기
가. 환자는 약간의 자극에도 심실세동이 발생할 수 있으므로 체위변경시 주의한다.
나. 약 30~50초간 경동맥을 확인한 후 맥박이 없을 경우 계속 제세동을 실시한다.
다. 심박동수가 매우 느리더라도 흉부압박을 실시하지 않는다.
라. 환자 이송 시 환자의 머리를 심장보다 높게 유지하여 뇌부종을 예방한다.

① 가, 나, 다　② 가, 다　③ 나, 라
④ 라　⑤ 가, 나, 다, 라

Q250

심정지 환자를 소생시키는 전문 심장구조술 팀요원의 역할로 전부 묶여진 것은?

보기
가. 기도확보하고 기관내삽관을 실시하는 역할
나. 흉부를 압박하는 역할
다. 심전도를 감시하고 제세동하는 역할
라. 환자평가 후 임상적 판단이나 환자의 예후를 설명하는 역할

① 가, 나, 다　② 가, 다　③ 나, 라
④ 라　⑤ 가, 나, 다, 라

Q251

76세 노인환자가 집에서 쓰러졌다는 연락을 받고 현장에 도착해보니 환자는 무호흡, 무맥박 상태로 누워있었다. 심폐소생술을 곧 실시하였고 심전도상 심실세동이 보여 200-300-360J로 제세동 3회를 실시하였다. 그러나 리듬의 변화가 없어 기관내삽관, 정맥로 확보, BVM으로 산소투여했으나 리듬이 무수축 상태로 나타났다. 이 환자에게 응급구조사가 현장에서 할 수 있는 처치로 전부 조합된 것은?

보기
가. epinephrine 1mg을 정맥으로 한꺼번에 주입한다.
나. 다시 360J로 전기 충격을 준다.
다. 심전도의 유도(Lead)를 2개 이상 바꾸어 보면서 리듬을 확인한다.
라. 경정맥 심박조율기(TVP) 부착을 고려한다.

① 가, 나, 다　② 가, 다　③ 나, 라
④ 라　⑤ 가, 나, 다, 라

정답 249 ② 250 ① 251 ②

0252

86세 75kg 노인환자가 무맥, 무호흡, 심전도상 심실세동 상태를 나타내어 200, 300, 360J로 제세동 3회를 실시하였으나 리듬의 변화가 없어 심폐소생술을 실시하며 기관내삽관, 산소투여 후 정맥로 확보를 시도하였다. 그러나 정맥의 허탈이 심해 연속 2회 전주와정맥, 요측피정맥에서 실패하였다. 이 환자를 위한 응급구조사의 다음 처치로 가장 옳은 것은?

① 360J로 전기 제세동을 실시한다.

② 기관내삽관을 통해 epinephrine 2-2.5mg을 투여한다.

③ 기관내삽관을 통해 lidocaine 75mg을 투여한다.

④ 지연되더라도 반드시 정맥로 확보 후 epinephrine 1mg을 투여한다.

⑤ 정맥로 확보 후 lidocaine 75mg을 투여한다.

0253

다음은 자동제세동기로 심전도 분석시 유의할 사항에 대한 설명이다. 가장 옳은 설명은?

① 1차 평가에서 심정지가 확인된 환자에서만 분석을 시작한다.

② 심전도 분석 중이라도 심폐소생술은 중단하지 않는다.

③ 간섭현상에 의한 파형이 있어도 리듬의 분석을 확실하게 할 수 있다.

④ 자동제세동기로 언제나 감지가 가능한 리듬은 심실세동파이다.

⑤ 리듬 분석을 위해 제세동 전극과 다른 심전도 전극을 흉부에 부착시켜야 한다.

0254

심정지 환자에게서 나타날 수 있는 심전도의 종류로 전부 조합된 것은?

보기	
가. 무맥성 심실빈맥	나. 심실상성 빈맥
다. 무맥성 전기 활동성 동서맥	라. 완전방실차단

① 가, 나, 다　　② 가, 다　　③ 나, 라

④ 라　　⑤ 가, 나, 다, 라

정답　252 ②　253 ①　254 ②

핵심문제

0255

부목 적용에 대한 옳은 설명은?

보기

가. 부목을 대는데 가장 좋은자세는 중립자세(neutralposition)이다.
나. 관절부위의 골절이나 탈구는 일반적으로 발견 당시 자세대로 고정한다.
다. 부목적용 과정이 완료되면 맥박, 순환,감각을 확인한다.
라. 부목을 대기전에 항상 뼈를 일직선으로 정렬시킨다.

①가, 나, 다 ②가, 다 ③나, 라
④라 ⑤가, 나, 다, 라

0256

교통사고로 전방충돌 후 골반 촉진 시 심한 움직임과 통증을 호소하였다면 적절한 처치는?

보기

가. 골반골을 고정하고 출혈에 의한 쇼크 처치를 시행한다.
나. 항쇼크용바지(PASG)를 착용시킨다.
다. 정맥내 수액을 투여한다.
라. 신속한 주입을 위해 외상용 튜브와 가압기 세트를 사용한다.

①가, 나, 다 ②가, 다 ③나, 라
④라 ⑤가, 나, 다, 라

0257

격렬한 운동을 하던 중 근육에 심한 통증 유발 시 옳은 처치는?

보기

가. 자세를 변경시켜 준다.
나. 사지의 축을 따라 견인해 본다.
다. 휴식후 혈류대사균형을 회복시켜 준다.
라. 부목을 대어 준다.

①가, 나, 다 ②가, 다 ③나, 라
④라 ⑤가, 나, 다, 라

정답 255 ① 256 ⑤ 257 ②

0258

근골격계 손상의 합병증 시 나타나는 구획증후군에 대한 설명으로 옳은 것은?

보기
가. 근막으로 둘러싸인 폐쇄공간으로 출혈이 되어 생긴다.
나. 출혈은 혈관과 신경을 압박한다.
다. 전완이나 하지에 잘 생긴다.
라. 병변부위에 감각장애가 나타난다.

① 가, 나, 다 ② 가, 다 ③ 나, 라
④ 라 ⑤ 가, 나, 다, 라

0259

관절낭의 연결조직이 찢어져서 염증, 부종, 반상출혈성 변색을 나타내는 관절 손상은?

① 염좌 ② 연축 ③ 좌상 ④ 타박상 ⑤ 둔상

0260

교통사고 시 가장 높은 사망률을 나타내는 손상 호발부위는?

① 두부와 체강손상 ② 두부와 사지골절 ③ 체강손상과 척추골절
④ 척추골절과 사지골절 ⑤ 체강손상과 사지골절

0261

근골격계 손상 관리에 관한 설명으로 옳지 않은 것은?

① 심각한 통증증가가 없거나 움직임에 대한 저항에 직면하지 않는다면 splint를 하기 전에 각 골절을 곧게 하기 위해 부드럽게 견인을 한다.
② 환자의 처음 자세를 변화시키지 말고 관절 근처의 탈구나 변형에 대해 부목을 댄다.
③ 원위부 순환에 문제가 생긴다면 관절 근처의 탈구나 변형은 조종된다. 그러나 조종은 통증이 심각하게 증가된다거나 움직임에 대한 저항이 생기면 중단해야 한다.
④ 뼈의 말단이 튀어나온 어떠한 개방성 골절이라도 뼈의 말단이 제자리로 되돌아갈 때까지 부드럽게 견인을 해야 한다.
⑤ 손상을 입은 위와 아래 관절을 포함하지 않는다면 고정은 완전하지 않다.

정답 258 ⑤ 259 ① 260 ① 261 ④

0262

사지를 패드댄 splint에 고정하기 위해 붕대를 이용할 때 사지 주위에 붕대를 감고 부목을 대는 방법으로 옳은 것은?

① 부목의 중간지점에서 몸쪽을 향해 처음으로 감은 후, 몸으로부터 멀어지면서 감는다.
② 손상부위에서 몸체로부터 먼 부위를 먼저 감은 후 몸쪽으로 감는다.
③ 부목의 가장 원위부에서 몸을 향해 감는다.
④ 부목의 가장 근위부에서 몸에서 멀어지면서 감는다.
⑤ 당신이 이러한 처치를 시작하는데 있어 가장 익숙하더라도 사지에 붕대가 감겨져 있는 상황에 대한 의학적 진단 선택은 입증되지 않는다.

0263

골반골절 관리에 관한 설명으로 옳지 않은 것은?

① 골반골절은 2리터 이상의 보이지 않는 혈액 손실을 야기할 수 있기 때문에 잠재적인 생명 위협 상황이 된다.
② 골반 내부의 출혈을 피하기 위해 골반골절을 안정화시키기 위한 항쇼크바지(PASG)의 복부부분만을 팽창시킨다. 하지손상과 연관한 관리를 위해 한쪽이나 양쪽이 요구될 때가 아니면 다리부분은 팽창시키지 않는다.
③ 비록 초기의 활력징후가 안정되더라도, 외상 튜브를 이용한 2개의 큰 구경의 IV 주입이 시작되어져야 한다. 저혈압이 발생하지 않는 한 양쪽 IV를 개방성 유지(TKO)로 가동한다.
④ 1,000ml의 락테이트 링거액이나 생리식염수는 수축기혈압 90-100mmHg를 유지하기 위해 투여할 수 있다.
⑤ 모든 골반골절 환자는 외상센터로 신속하게 이송한다.

0264

홍조를 띠는 피부의 염증으로 옳은 것은?

① 홍반　② 반상출혈　③ 황달
④ 얼룩(반점)　⑤ 청색증

정답　262 ③　263 ②　264 ①

MeMo

0265

모세혈관의 파괴에 의해 발생되고 표면의 부종만을 수반하는 폐쇄성 피부 손상은?

① 혈종　② 열상　③ 찰과상　④ 절개　⑤ 타박상

0266

비의료인에 의해서 '거위 알'이라고 불리며, 손상부위 아래 조직내에 형성되는 혈액주머니로 옳은 것은?

① 혈종　② 열상　③ 찰과상　④ 절개　⑤ 타박상

0267

표피나 진피층에 긁혀서 발생하는 손상은?

① 혈종　② 열상　③ 찰과상　④ 절개　⑤ 타박상

0268

매끄럽고 직선의 모서리가 있는 개방된 연부조직 손상은?

① 혈종　② 열상　③ 찰과상　④ 절개　⑤ 타박상

0269

울툴불퉁하고 꺼칠꺼칠한 모서리가 있는 개방된 연부조직 손상은?

① 혈종　② 열상　③ 찰과상　④ 절개　⑤ 타박상

정답　265 ⑤　266 ①　267 ③　268 ④　269 ②

핵심문제

Q270

박리의 설명으로 옳은 것은?

① 피부의 일부분이 완전하게 제거
② 피부의 일부분이 불완전하게 제거되고 부착된 부분이 펄럭거림
③ 손(발)가락, 사지의 일부분이 끊김
④ 사지 전체가 완전하게 절단
⑤ 표피부분이 선상으로 절단

Q271

절단의 설명으로 옳은 것은?

① 피부의 일부분이 완전하게 제거
② 피부의 일부분이 불완전하게 제거되고 부착된 부분이 펄럭거림
③ 손(발)가락, 사지의 일부분이 끊김
④ 사지 전체가 완전하게 절단
⑤ 표피부분이 선상으로 절단

Q272

부분층 화상(partial-thickness burn)이란?

① 1도 화상 ② 2도 화상 ③ 3도 화상
④ 4도 화상 ⑤ 탄화

Q273

전층 화상(full-thickness burn)이란?

① 1도 화상 ② 2도 화상 ③ 3도 화상
④ 4도 화상 ⑤ 탄화

정답 270 ② 271 ③ 272 ② 273 ③

0274

9의 법칙(rule of nines)에 의한 성인의 두부 후면과 목을 덮는 화상면적은?

① 4.5% ② 9% ③ 10% ④ 13.5% ⑤ 18%

0275

9의 법칙(rule of nines)에 의한 둔부를 포함하여 성인의 등(back) 상부와 하부를 덮는 화상면적은?

① 4.5% ② 9% ③ 10% ④ 13.5% ⑤ 18%

0276

9의 법칙(rule of nines)에 의한 무릎부터 발가락까지 성인 다리의 전면 하부를 덮는 화상면적은?

① 4.5% ② 9% ③ 10% ④ 13.5% ⑤ 18%

0277

9의 법칙(rule of nines)에 의한 어깨부터 손가락까지 성인 팔의 전면부와 후면부를 덮는 화상면적은?

① 4.5% ② 9% ③ 10% ④ 13.5% ⑤ 18%

0278

9의 법칙(rule of nines)에 의한 생식기를 포함하여 성인의 복부 전면부를 덮는 화상면적은?

① 4.5% ② 9% ③ 10% ④ 13.5% ⑤ 18%

정답 274 ① 275 ① 276 ① 277 ② 278 ③

0279

손바닥 법칙(rule of palms/Palmar Surface Area Technique)을 이용할 때, 환자의 손바닥부분은 대략 환자의 신체표면의 몇 %인가?

① 5% ② 4.5% ③ 3% ④ 2% ⑤ 1%

0280

손바닥으로 화상면적을 측정할 때 사용하는 부위로 옳은 것은?

① 손바닥과 손가락

② 손바닥, 손가락, 엄지손가락

③ 주먹을 만드는 손바닥, 손가락, 엄지손가락

④ 손바닥만: 손가락이나 엄지손가락은 포함하지 않음

⑤ 손가락만: 손바닥은 실제적으로 포함 안 됨

0281

9의 법칙(rule of nines)에 의한 소아의 두부 후면과 목을 덮는 화상면적은?

① 4.5% ② 9% ③ 10% ④ 13.5% ⑤ 18%

0282

9의 법칙(rule of nines)에 의한 둔부를 포함하여 소아 등(back)의 상부와 하부를 덮는 화상면적은?

① 4.5% ② 9% ③ 10% ④ 13.5% ⑤ 18%

정답 279 ⑤ 280 ④ 281 ② 282 ⑤

0283

9의 법칙(rule of nines)에 의한 어깨부터 손가락까지 소아 팔의 전면부와 후면부를 덮는 화상면적은?

① 4.5% ② 9% ③ 10% ④ 13.5% ⑤ 18%

0284

9의 법칙(rule of nines)에 의한 생식기를 포함하여 소아의 복부 전면부를 덮는 화상면적은?

① 4.5% ② 9% ③ 10% ④ 13.5% ⑤ 18%

0285

건조가피(ecchar)의 설명으로 옳은 것은?

① 2도 화상에서 형성되는 상처 딱지
② 1도 화상에서 형성되는 물집
③ 화상을 입은 조직의 붉은 변색
④ 화상을 입은 조직의 흰색의 변색
⑤ 3도 화상부위에서 형성되는 탄력이 없고, 단단하고, 가죽 같은 괴사조직

0286

심각한 진피화상과 관련된 전신합병증이 아닌 것은?

① 고체온 ② 저체온 ③ 저혈량
④ 기관의 기능부전(failure) ⑤ 감염

정답 283 ② 284 ③ 285 ⑤ 286 ①

핵심문제

0287

사지(extremity)에 대한 주변의 3도 화상이 심각한 이유로 옳은 것은?

① 사지 절단이 요구될 것이기 때문
② 환자가 고체온에 더 민감해질 것이기 때문
③ 환자가 전신감염에 더 민감해질 것이기 때문
④ 비록 사지가 치유된다 하더라도 모든 기능적 능력을 잃을 것이기 때문
⑤ 화상부위 아래와 근처 조직으로의 혈류가 심각하게 제한될 수 있기 때문

0288

폭발물에 의한 손상으로 옳은 것은?

① 귀의 광풍손상
② 단단한 복부 기관의 광풍손상
③ 신체 표면의 35% 이상의 화상
④ 잔해로부터의 관통상
⑤ 폐의 광풍손상

0289

하부기도의 열손상 원인으로 옳은 것은?

① 연기 흡입
② 광풍손상에 의해 생긴 공기압 변화
③ 독성 가스 흡입
④ 극단적으로 건조하고 뜨거운 공기의 흡입
⑤ 과열된 증기 흡입

정답 287 ⑤ 288 ⑤ 289 ⑤

0290

전기적 화상손상에 대한 설명으로 옳지 않은 것은?

① 흐르는 전류의 접촉은 전기 유입부로부터 유출부에 이르기까지 범위가 확장되면서 내부적이고 볼 수 없는 열화상의 원인이 된다.

② 흐르는 전류의 접촉은 호흡근의 기능을 불가능하게 하고 급성 호흡정지의 원인이 될 수 있다.

③ 비록 전기적 근원에 신체적으로 직접 접촉하지 않았더라도 고압으로 흐르는 전기에 아주 근접한 경우 옷자락에 불이 붙거나 섬광화상을 유발할 수 있다. 그 결과 외적 열화상이 된다.

④ 신체를 통한 전기흐름의 통과는 심실세동을 유도할 수 있고 급성 심정지를 야기할 수 있다.

⑤ 전기흐름의 접촉에 의해 야기된 내적 손상은 대개 근육과 뼈를 따라 더 크다. 이러한 조직들은 혈관이나 유수화된 신경들보다 전기를 더 쉽게 전도하기 때문이다.

0291

화상센터로의 필수적인 이송이 요구되지 않는 환자는?

① 체표면적(BSA) 50%의 일광화상이 있는 20세 여성

② 체표면적(BSA) 20%의 부분층 화상이 있는 35세 남성

③ 한 발을 포함하여 체표면적(BSA) 10%의 부분층 화상이 있는 15세 남자

④ 과열된 증기노출 이후 얼굴의 표면 홍반이 있는 20세 남성

⑤ 오른손의 외측 반에 제한된 부분층 열화상이 있는 30세 여성

0292

화상 후 첫 24시간 동안의 전체 IV 수액주입 요구를 결정한 이후, 화상환자를 위한 수액소생술 유속 계산을 하는 파크랜드(Parkland)나 브룩방법(Brooke method) 중 한 가지의 선택에서 24시간 전체 수액량의 50%를 주입해야 할 시간으로 옳은 것은?

① 4 ② 6 ③ 8 ④ 10 ⑤ 12

정답 290 ⑤ 291 ① 292 ③

핵심문제

Q293

산 함유물질(acid-containing substances)의 화학화상으로 인한 세포손상 기전으로 옳은 것은?

① 화상의 깊이를 실제적으로 제한하는 응고괴사(coagulation necrosis)를 일으키면서 접촉 부분에서 두껍고 불용성의 덩어리(침전물, 응고물)를 형성
② 세포 내용물을 누출시키고 급속하게 심각한 저혈량증을 유발하면서, 뜨겁게 세포막을 태워버림
③ 세포막의 이온화 과정이 계속됨에 따라 점차 더 깊은 화상이 됨
④ 세포막의 비이온화 과정이 계속됨에 따라 점차 더 깊은 화상이 됨
⑤ 접촉된 모든 조직의 액화성 괴사를 야기하면서 표면과 하부조직의 점차적인 관통(파고듦), 정지되지 않는다면 점점 더 깊은 조직의 외상을 점차적으로 야기

Q294

알칼리 함유물질의 화학화상으로 인한 세포손상 기전으로 옳은 것은?

① 화상의 깊이를 실제적으로 제한하는 응고괴사(coagulation necrosis)를 일으키면서 접촉 부분에서 두껍고 불용성의 덩어리(침전물, 응고물)를 형성
② 세포 내용물을 누출시키고 급속하게 심각한 저혈량증을 유발하면서, 뜨겁게 세포막을 태워버림
③ 세포막의 이온화 과정이 계속됨에 따라 점차 더 깊은 화상이 됨
④ 세포막의 비이온화 과정이 계속됨에 따라 점차 더 깊은 화상이 됨
⑤ 접촉된 모든 조직의 액화성 괴사를 야기하면서 표면과 하부조직의 점차적인 관통(파고듦), 정지되지 않는다면 점점 더 깊은 조직의 외상을 점차적으로 야기

Q295

솔로 털어 제거를 하고 다량의 물로 세척해야 할 손상물질로 옳은 것은?

① 건조석회
② 페놀
③ sodium metal
④ 올레오레진 열매/후춧가루 스프레이(oleoresin capsicum 또는 pepper spray)
⑤ 최루가스(tear gas)

정답 293 ① 294 ⑤ 295 ①

0296

알코올과 다량의 물로 세척해야 할 손상물질로 옳은 것은?

① 건조석회 ② 페놀 ③ 나트륨 물질
④ 최루가스 ⑤ 후추가루 스프레이

0297

솔로 털어 제거를 하고 오일로 상처를 덮어야 할 손상물질로 옳은 것은?

① 건조석회 ② 페놀 ③ 나트륨 물질
④ 최루가스 ⑤ 후추가루 스프레이

0298

침투력이 약한 방사선으로부터 강한 방사선의 순서로 옳은 것은?

보기
1. 중성자 방사선 2. 베타 방사선 3. 감마 방사선 4. 알파 방사선

① 1, 2, 3, 4 ② 4, 3, 1, 2 ③ 4, 2, 3, 1
④ 4, 2, 1, 3 ⑤ 1, 4, 2, 3

0299

방사선 손상관리에 관한 설명으로 옳지 않은 것은?

① 환자를 오염물로부터 격리할 필요가 있다면 경험 많은 응급구조사가 해야 한다.
② 임신한 응급구조사는 방사선 손상 환자를 구출하거나 오염제거 과정에 절대로 참여하지 않아야 한다.
③ 모든 오염제거 방법 수행 이후조차도, 인체는 잠재적인 이온화된 방사선 오염물질이 남아있다. 그러므로 모든 방사선 손상 환자는 다른 사람들로부터 격리되어져야 한다.
④ 방사선 손상 환자의 오염제거는 모든 옷을 벗기고 비누와 물을 이용해 철저하게 씻어내는 것이다.
⑤ 제거된 모든 의복과 오염제거 시 사용했던 모든 물은 안전하게 담아서 안전하게 저장될 수 있는 장소로 옮겨져야 한다.

정답 296 ② 297 ③ 298 ③ 299 ③

0300

심장을 통과하는 전기 충격 전도 순서는?

보기
1. 방실결　2. interatrial(심방내)와 intrenodal(절간) 면적　3. 히스속
4. interatrial and internodal tracts　5. purkinje섬유　6. 동방결절

① 6, 5, 4, 1, 2, 3　② 6, 5, 1, 4, 3, 2　③ 6, 4, 1, 3, 2, 5
④ 4, 6, 1, 3, 2, 5　⑤ 4, 6, 1, 5, 3, 2

0301

심실 고유 진성자극의 이상적 최대 조건하에서의 증가율(purkinje 섬유의 정상적인 자연방전율)은?

① 10~20회/분　② 15~40회/분　③ 40~60회/분
④ 60~100회/분　⑤ 80~100회/분

0302

방실결절 진성자극의 이상적 최대 조건하에서의 증가율은?

① 10~20회/분　② 15~40회/분　③ 40~60회/분
④ 60~100회/분　⑤ 80~100회/분

0303

동방결절 진성자극의 이상적 최대 조건하에서의 증가율은?

① 10~20회/분　② 15~40회/분　③ 40~60회/분
④ 60~100회/분　⑤ 80~100회/분

정답 300 ③ 301 ② 302 ③ 303 ④

0304

표준 ECG 용지에는 가는 선과 굵은 선의 정사각형이 있는데, 가로 간격은 시간을 나타낸다. 작은 정사각형 하나(가는 선)는 몇 초를 나타내는가?

① 0.02초 ② 0.04초 ③ 0.10초 ④ 0.15초 ⑤ 0.20초

0305

큰 정사각형 하나(굵은 선)는 몇 초를 나타내는가?

① 0.02초 ② 0.04초 ③ 0.10초 ④ 0.15초 ⑤ 0.20초

0306

표준 ECG 용지의 세로 간격은 심전도 기록장치의 전압량 진폭을 나타낸다. ECG 모니터는 정확하게 눈금을 재는데, 1㎷의 에너지를 내는 세로 파동의 높이는?

① 작은 정사각형 한 칸 ② 작은 정사각형 두 칸 ③ 큰 정사각형 한 칸
④ 큰 정사각형 두 칸 ⑤ 작은 정사각형 세 칸

0307

정상적인 심전도에서 심방의 탈분극을 나타내는 것은?

① P파 ② T파 ③ QRS군 ④ P-R간격 ⑤ 감춰진 QRS군

0308

정상적인 심전도에서 심방의 재분극을 나타내는 것은?

① P파 ② T파 ③ QRS군 ④ P-R간격 ⑤ 감춰진 QRS군

정답 304 ② 305 ⑤ 306 ④ 307 ① 308 ⑤

309

정상적인 심전도에서 심실의 탈분극을 나타내는 것은?

① P파 ② T파 ③ QRS군 ④ P-R간격 ⑤ 감춰진 QRS군

310

정상적인 심전도에서 심실의 재분극을 나타내는 것은?

① P파 ② T파 ③ QRS군 ④ P-R간격 ⑤ 감춰진 QRS군

311

정상적인 심전도에서 심방 자극에서 심실에 도달할 때 나타나는 것은?

① P파 ② T파 ③ QRS군 ④ P-R간격 ⑤ 감춰진 QRS군

312

심실세포가 재분극하는 동안 다른 심실세포의 조기탈분극을 유발하는 전기자극의 균등하지 않은 시기는?

① 절대적인 재분극 상태 ② 절대적인 편광 상태 ③ 상대적인 재분극 시기
④ 제2의 재분극 시기 ⑤ 절대적인 불응기

313

심전도상 심실세포의 조기탈분극을 유발하는 전기자극의 균등하지 않은 시기는?

① QRS군의 상반기 ② T파의 상반기 ③ T파의 하반기
④ QRS군의 하반기 ⑤ T파의 어떤 부분

정답 309 ③ 310 ② 311 ④ 312 ⑤ 313 ②

핵심문제

MeMo

0314

심실재분극 동안에는 심실의 탈분극은 이르고 심실세포가 재분극되기에 충분히 강한 자극 시기가 온다. 이 시기는?

① 상대 상태 재분극 ② 상대 상태 탈분극 ③ 절대 재분극 기간
④ 보조 재분극 기간 ⑤ 상대 재분극 기간

0315

심전도상 재분극 동안에 심실의 조기탈분극을 유발하기에 충분히 강한 자극 시기는?

① QRS군의 상반기 ② T파의 상반기 ③ T파의 하반기
④ QRS군의 하반기 ⑤ T파의 어떤 부분

0316

정상적인 P-R 간격시간(초)은?

① 0.04~0.08 ② 0.04~0.12 ③ 0.08~0.20
④ 0.12~0.20 ⑤ 0.14~0.22

0317

정상적인 QRS파 간격시간(초)은?

① 0.04~0.08 ② 0.04~0.12 ③ 0.08~0.20
④ 0.12~0.20 ⑤ 0.14~0.22

정답 314 ⑤ 315 ③ 316 ④ 317 ②

318

불규칙한 맥박을 가진 환자가 있다. ECG는 정상적인 R-R 간격을 기록하고 있고, PR 간격은 0.14초, QRS도 0.14초이다. 거기에는 많으면 두 번의 P파동과 QRS가 있고 이소작용이 존재하지 않을 수도 있다. 이 환자 상태는?

① 1도 방실차단
② 2도 방실차단, 유형1(Mobitz I, Wenckebach)
③ 2도 방실차단, 유형2(Mobitz II, infranodal)
④ 3도 방실차단, 유형2(완전방실차단)
⑤ 아무 영향도 미치지 않는다.

319

다음과 같은 ECG를 보이는 부정맥은?

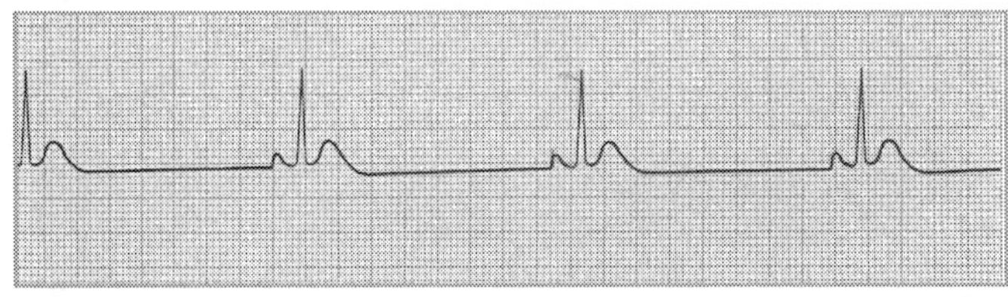

① 동빈맥 ② 동부정맥 ③ 동정지
④ 동서맥 ⑤ 유주심박조율

320

다음과 같은 ECG를 보이는 부정맥은 ?

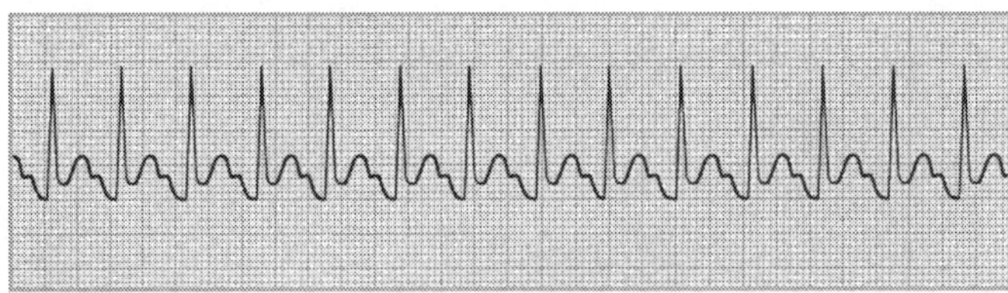

① 동정지 ② 동부정맥 ③ 동빈맥
④ 동서맥 ⑤ 유주심박조율

정답 318 ③ 319 ④ 320 ③

0321

다음과 같은 ECG를 보이는 부정맥은 ?

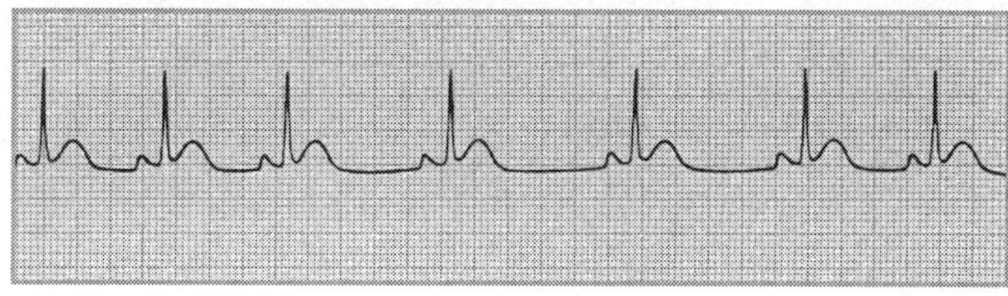

① 동정지 ② 동빈맥 ③ 동부정맥
④ 동서맥 ⑤ 유주심박조율

0322

다음과 같은 ECG를 보이는 부정맥은?

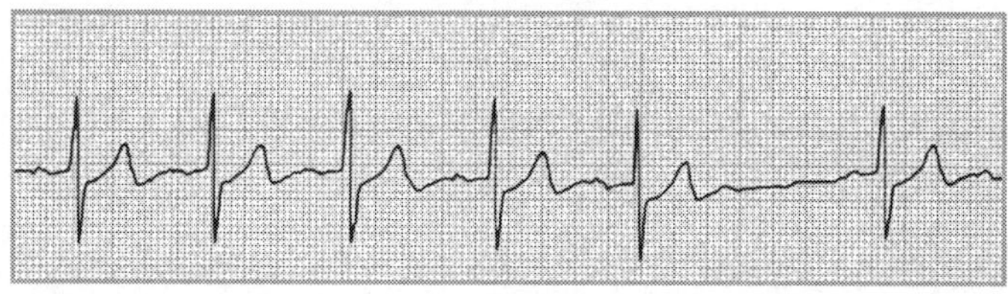

① 유주심박조율 ② 동빈맥 ③ 동부정맥
④ 동서맥 ⑤ 동정지

0323

다음과 같은 ECG를 보이는 부정맥은 ?

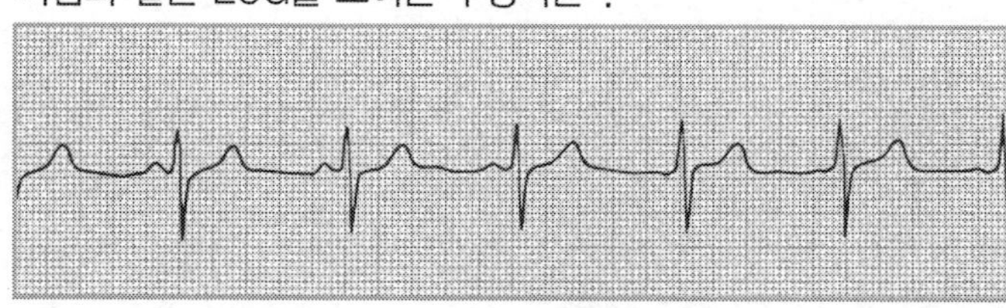

① 동정지 ② 동빈맥 ③ 동부정맥
④ 동서맥 ⑤ 유주심박조율

정답 321 ③ 322 ⑤ 323 ⑤

0324

다음과 같은 ECG를 보이는 부정맥은 ?

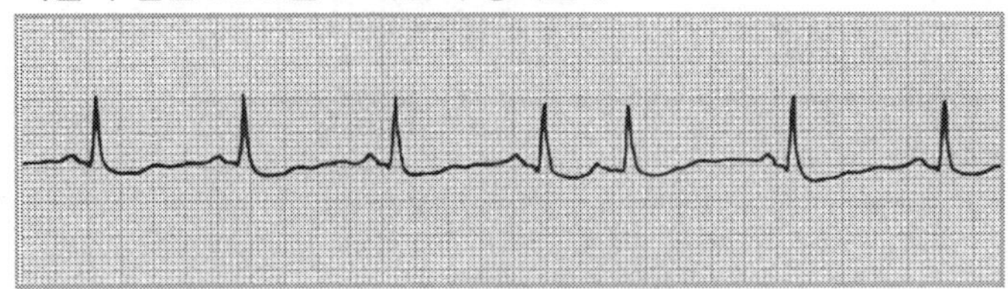

① 기외성 심박수축　　② 동빈맥　　③ 동부정맥
④ 동서맥　　⑤ 유주심박조율

0325

다음과 같은 ECG를 보이는 부정맥은 ?

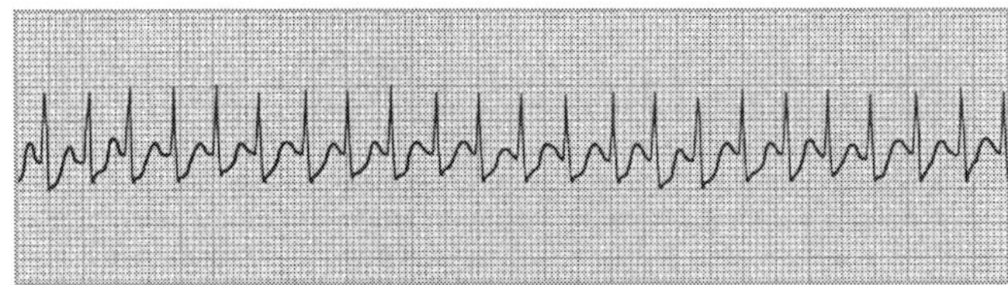

① 기외성 심박수축　　② 동부정맥　　③ 발작성 심실상성 빈맥
④ 동서맥　　⑤ 유주심박조율

0326

다음과 같은 ECG를 보이는 부정맥은?

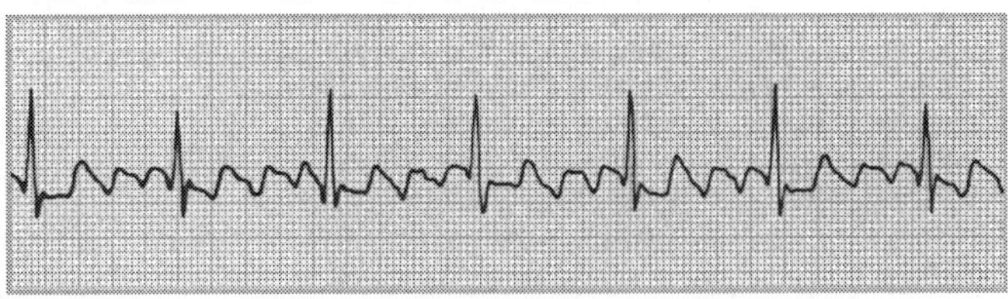

① 심방조동　　② 동부정맥　　③ 발작성 심실상성 빈맥
④ 동서맥　　⑤ 유주심박조율

정답　324 ①　325 ③　326 ①

0327

다음과 같은 ECG를 보이는 부정맥은?

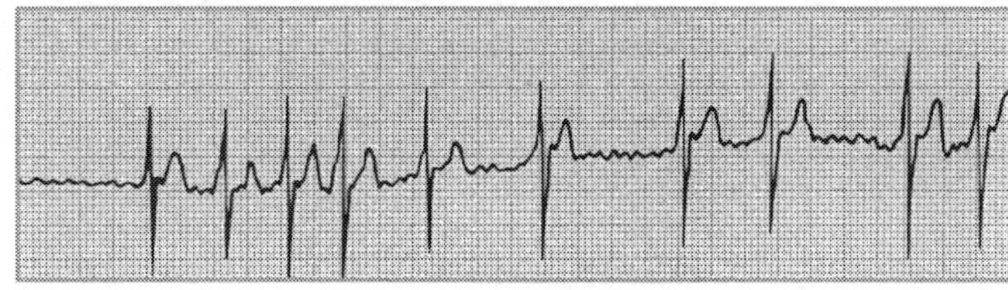

① 심방세동　② 심방조동　③ 발작성 심실상성 빈맥
④ 동서맥　⑤ 유주심박조율

0328

다음과 같은 ECG를 보이는 부정맥은 ?

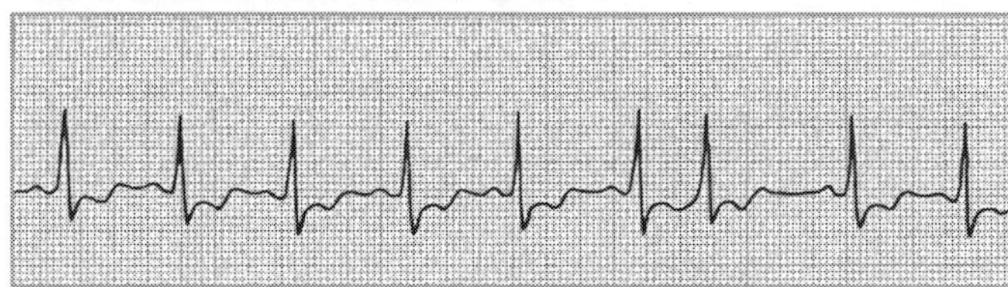

① 접합부성 기외수축　② 심방조동　③ 발작성 심실상성 빈맥
④ 동서맥　⑤ 발작성 접합부성 빈맥

0329

다음과 같은 ECG를 보이는 부정맥은 ?

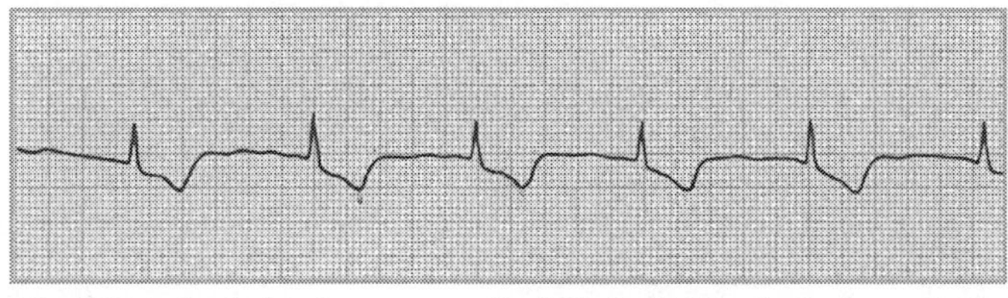

① 접합부성 기외수축　② 발작성 접합부성 빈맥　③ 발작성 심실상성 빈맥
④ 동서맥　⑤ 접합부성 이탈율동

정답　327 ①　328 ①　329 ⑤

0330

다음과 같은 ECG를 보이는 부정맥은 ?

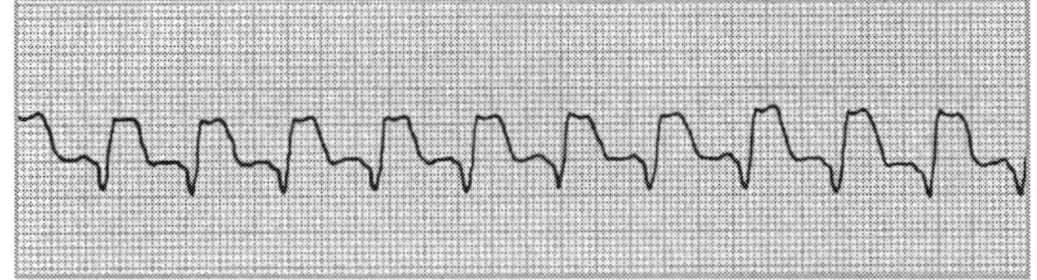

① 접합부성 가속율동 ② 발작성 접합부성 빈맥 ③ 발작성 심실상성 빈맥
④ 동서맥 ⑤ 접합부성 이탈율동

0331

조기흥분증후군은 대부분 정상보다 짧은 P-R 간격이 특징이다. 조기흥분증후군의 설명으로 옳은 것은?

① 심실은 심방과 같은 시기에 전기자극이 있다.
② 심실은 심방보다 전에 전기자극이 있다.
③ 심실 이전탈분극 생산하는 별도의 충동은 생성할 수 있다.
④ 부비동 또는 심방충동 심실이 정상보다 일찍 A/V 노드 교차점과 전기자극이 우회 있다.
⑤ 부비동 또는 정상보다 심방충동을 통해 그의 purkinje 시스템이 더 빠르게 이동한다.

0332

Lown-ganong-Levine 증후군은 정상 PR 간격보다 더 짧은 것이 특징인데, QRS군은?

① 항상 거꾸로
② 정상기간보다 길다.
③ 정상범위를 넘지 않는 환자도 bundle branch block을 차지하고 있다.
④ β심음파 때문에 정상기간보다 짧다.
⑤ δ심음파 때문에 정상기간보다 짧다.

정답 330 ① 331 ④ 332 ③

0333

저체온증 환자에게 종종 느린 심전도가 나타나면, QRS 복합의 끝부분에 긍정적인 편향이 나타난다(lead Ⅱ). 이 파는 무엇인가?

① 잭슨파 ② J파 ③ 오스본파
④ 잭슨파나 J파 ⑤ J파나 오스본파

0334

40세 남자 환자가 일주일에 3번 신장투석을 받은 과거력이 있고, 주호소는 심한 허약감이 었다. 질문 중에 그는 어제 투석치료를 받지 않았다고 하였다. 그가 앓고 있는 것으로 의심되는 질환은 무엇이며 심전도의 특징은?

① 저칼륨혈증 / 각 T 파는 U 파를 따라가면서
② 고칼륨혈증 / 각 T 파는 U 파를 앞서나가는 것
③ 저칼륨혈증 / 각 T 파는 U 파를 앞서나가는 것
④ 고칼륨혈증 / T파는 뾰족하고 매우 높게
⑤ 저칼슘혈증 / T파는 뾰족하고 매우 높게

0335

59세 여성 환자가 외상으로 인해 실신하였다. 그녀는 고혈압 때문에 Lasix를 복용 중이며, 비타민 K의 냄새와 맛을 참을 수 없어서 비타민 K를 복용하지 않았다. 그녀는 자신의 항우울제가 자기 입을 건조하게 만든다며 다량의 물을 마시고 많은 소변을 보았다. 이 환자의 증상은 무엇이며 ECG의 특징은?

① 저칼륨혈증 / 각 T파에 뒤이은 U파
② 고칼륨혈증 / 각 T파에 선행하는 U파
③ 저칼륨혈증 / 각 T파에 선행하는 U파
④ 고칼륨혈증 / 매우 높고 정점의(뾰족한) T파
⑤ 저혈당증 / 매우 높고 정점의(뾰족한) T파

정답 333 ⑤ 334 ④ 335 ①

0336

supraventricular 충동이 심실과 탈분극에 도달하기 전에 완전히 재분극되어 있었고, PRI는 종종 정상 기간보다 큰 QRS가 왔다. 다음 중 이런 현상을 설명하는 것은 어느 것인가?

① PVCs(조기심실수축) ② 방실해리 ③ 심실내 편위전도
④ 융합박동 ⑤ 심실성 보충 수축

0337

환자의 심전도는 pacemaker spikes를 보이고, 각각의 정상적인 기간보다 큰 QRS를 보여주었다. 그러나 가끔은 다른 사람들보다 pacemaker spike 형태가 매우 다른 넓은 QRS가 나타났다. 다음 가장 유력한 원인이 되는 것은?

① 맥박 pacemaker가 충동 전보다 일찍 작용함
② 심장박동기와 심실 사이에 정기적인 유명 분리
③ 간혹 정상보다 낮은 전압출력의 탈선 전도 박동기
④ 환자의 맥박 pacemaker와 기계의 충동이 동시에 발사
⑤ 심실탈출, 맥박 pacemaker가 늦어서 사라짐

0338

심실상성 빈맥과 심실빈맥의 차이로 옳은 것은?

① 방실해리가 항상 심실빈맥의 조건이다.
② 환자가 의식이 있다 하더라도, 맥박이 없으면 심실빈맥 리듬이다.
③ 환자가 의식이 명료하다면 심실상성 리듬이다.
④ 맥박이 있다면 심실상성 리듬이다.
⑤ QRS 복합체가 0.14 초 이상이면 심실상성 리듬이다.

정답 336 ③ 337 ④ 338 ①

0339

환자가 가슴통증, 어깨, 팔, 목, 또는 턱의 불편함은 없고 가슴에 '무거운 것이 누르고 있는 것 같다.' 고 호소한다면 어떤 상태인가?

① 안정성 협심증보다 덜 위험하다.

② 불안정성 협심증만큼 위험하다.

③ 안정성 협심증보다 위험하지만 불안정성 협심증이나 전경색 협심증보다는 덜 위험하다.

④ 국소 빈혈이나 경색과 관련이 없다.

⑤ 심장 국소 빈혈이 아니라, 질환 식도의 환류이다.

0340

휴식을 취하면 증상이 소실되는 경우는?

① 안정성 협심증이다.

② 불안정 협심증이다.

③ 불안정하거나 pre infarction협심증이다.

④ 국소 빈혈이 있는 심장과 관련이 있다

⑤ 심장질환이 아닌 식도의 역류를 나타낸다.

0341

휴식 동안 흉통이 발생한다면?

① 전형적인 안정성 협심증이다.

② 불안정성 협심증이거나 안정성 협심증이다.

③ 전형적인 불안정성 협심증, 전경색협심증이다.

④ 심장허혈과 관련이 없다.

⑤ 식도의 역류 질환이다.

정답 339 ② 340 ① 341 ③

MeMo

핵심문제

Q342

심근경색(MI)의 발생기전으로 옳은 것은?

① 가슴통증 ② 허혈성 ③ 괴사성
④ 가슴통증이나 허혈성 ⑤ 허혈이나 괴사성

Q343

급성 심근경색과 관련된 합병증을 유발하는 것은?

① 심장 박동 불규칙 ② 관상동맥 경축 ③ 급성 부피 과부화
④ 급성 호흡부전 ⑤ 죽상경화성 심장병

Q344

가장 일반적인 합병증이나 급성 심근경색의 부작용은?

① 심장 박동 불규칙 ② 관상동맥 경축 ③ 급성 부피 과부화
④ 급성 호흡부전 ⑤ 죽상경화성 심장병

Q345

급성 심근경색의 사망 원인 중 가장 흔한 것은?

① 심장 박동 불규칙 ② 관상동맥 경축 ③ 급성 부피 과부화
④ 급성 호흡부전 ⑤ 죽상경화성 심장병

Q346

경색의 위치와 크기는 관상동맥 혈관의 흐름이 방해되고 있는 위치이다. 대부분 경색이 일어나는 부위는?

① 우심실 ② 우심방 ③ 좌심방
④ 좌심실 ⑤ 대동맥

정답 342 ③ 343 ⑤ 344 ① 345 ① 346 ④

0347

심근경색에만 나타나는 심장 근육벽의 두께와 관련된 부분은?

① 심내막하, 또는 정상 Q파, 경색
② 심내막하, 또는 비정상 Q파, 경색
③ 2도 경색
④ 심근전층, 또는 정상 Q파, 경색
⑤ 심근전층, 또는 비정상 Q파, 경색

0348

가장 두꺼운 심근에서 발생하는 심근경색을 무엇이라 하는가?

① 심장내막밑 경색, Q-wave가 없는 경색
② 심장내막밑 경색, 병적인 Q-wave를 보이는 경색
③ 3도 경색
④ 벽경유, Q-wave가 없는 경색
⑤ 벽경유, 병적인 Q-wave를 보이는 경색

0349

좌심실 질환과 관련된 설명이 아닌 것은?

① 좌심부전일 경우, 좌측 동맥압이 상승된 압력이 역류되어 폐정맥과 폐모세혈관에 전달된다.
② 폐모세혈관이 너무 상승되었을 경우 모세혈관 파열되거나 혈흉이 발생한다.
③ 폐모세혈관이 너무 상승되었을 경우 혈장이 폐포로 힘이 전달되어 폐부종을 유발시킨다.
④ 점차적으로 폐포내 수분이 저류되는 것은 치료를 하지 않으면 저산소증으로 사망하게 된다.
⑤ 급성 심근경색은 좌심실부전의 가장 흔한 원인이므로 외상성 폐부종을 가진 모든 환자는 급성 심근경색이 있다고 예측해야 한다.

0350

폐부종과 관련되어 기관지 협착이 발생한 경우 나타나는 폐음은?

① rales(수포음)
② rhonchi(건성수포음)
③ wheezing(쌕쌕거림, 천명음)
④ stridor(협착음, 그렁거림)
⑤ snoring(코골기)

정답 347 ① 348 ⑤ 349 ② 350 ③

MeMo

핵심문제

Q351

목정맥의 팽대가 의미하는 것은?

① 급성 좌심실부전이 발생한 후 즉시 나타난다.

② 우심실부전만 발생한 경우이다.

③ 단지 심장눌림증과 긴장성 기흉과 관련되어 있다.

④ 좌심부전이 진행되어 가고 있다면 우심실과 정맥계안으로 압력이 역류되어 발생된다.

⑤ 폐색전이 폐혈관이 폐쇄되었을 경우에 발생된다.

Q352

우심실부전의 가장 흔한 원인은?

① 좌심실부전 ② 만성고혈압 ③ 만성폐쇄성 호흡기 질환

④ 폐색전증 ⑤ 우심방과 우심실 경색

Q353

좌심실부전에서만 나타날 수 있는 증상이 아닌 것은?

① 간 울혈로 인해 우측복부에 간이 촉지됨 ② 사지부종

③ 복수 ④ 폐부종 ⑤ 목정맥 팽대

Q354

울혈성 심질환을 가진 환자에 대한 병원 전 단계 처치로 옳지 않은 것은?

① 의식이 있는 환자라면 도와줄 수 있고 양압 인공환기기를 적용한다.

② 니트로글리세린 투여를 고려한다.

③ 제3공간으로 수분이 이동되어 발생된(저혈액성) 저혈압이 의심이 된다면 도파민을 투여하기 전에 생리식염수 300ml를 먼저 투여한다.

④ 이뇨제와 강심제 투여를 고려한다.

⑤ 기존 부정맥을 치료한다.

정답 351 ④ 352 ① 353 ④ 354 ③

0355

심인성 쇼크를 가장 잘 설명한 것은?

① 부정맥을 교정한 후 발생
② 저혈액량을 교정 후 발생
③ 심장의 펌프기능 부전으로 발생
④ 부정맥과 저혈액량 교정 후 발생
⑤ 부정맥과 저혈액량 교정 후, 심장의 펌프기능 부전으로 발생

0356

심인성 쇼크에 관한 설명으로 옳지 않은 것은?

① 좌심실부전으로 인체의 대사성 기능을 만족시킬 수 없는 경우 발생된다.
② 좌심실 경색이 40% 이상인 경우 발생된다.
③ 청소년 환자는 심장눌림증이나 긴장성 기흉으로 인해 2차적으로 발생된다.
④ 흥분제 사용은 급성 심인성 쇼크를 유발할 수 있다.
⑤ 만성 알코올중독증이나 비전형적인 질환이 없는 환자라면 심인성 쇼크는 30세 이상의 연령에서 발생된다.

0357

심인성 쇼크 환자처치법으로 옳지 않은 것은?

① 경색의 크기와 불안감을 감소시키기 위해 천천히 이송한다.
② 혈관수축제 투여를 고려한다.
③ 저혈압이 있으면 똑바로 누운자세를 취해준다.
④ 니트로글리세린 투여를 고려한다.
⑤ 빈맥과 서맥 치료를 즉시 시작한다.

정답 355 ⑤ 356 ⑤ 357 ①

Q358

급사의 정의로 옳은 것은?

① 경고 증상없이 발생한다.

② 사망하기 전 적절한 치료를 받고 징후가 교정된 후 이차적으로 발생한다.

③ 증상과 징후가 발생한 후 1시간 이내에 사망한다.

④ 증상과 징후가 발생한 후 2시간 이내에 사망한다.

⑤ 증상과 징후가 발생한 후 24시간 이내에 사망한다.

Q359

심폐정지 환자를 처치하는 방법으로 옳지 않은 것은?

① 기본심폐소생술이 전문심장소생술의 기관내삽관, 정맥주사, 약물투여보다 더 중요하다고 확신한다.

② 환자가 처음 심실빈맥이 나타났다면 심폐소생술은 기관삽관과 정맥로 확보보다 먼저 시행한다.

③ 정맥로 확보는 가능하면 중심순환 가까이에 확보한다.

④ 약물투여는 기관내삽관보다 우선순위로 시행해야 하므로 전문기도유지는 정맥로 확보 후에 시행한다. 그리고 '정맥로 우선' 원칙으로 약물투여는 먼저 시행되어야 한다.

⑤ 제세동 시행 후 맥박 확인과 심전도 분석을 위해 환기와 흉부압박을 멈추어서는 안 된다.

Q360

다음 중 PEA를 유발하는 병인은?

보기

가. 저혈량증　　나. 저산소증　　다. 산증　　라. 고칼륨혈증

① 가, 나, 다　　② 가, 다　　③ 나, 라

④ 라　　⑤ 가, 나, 다, 라

0361

다음 중 PEA를 유발하는 병인은?

보기

가. 저혈당증 나. 저체온증 다. 약물중독 라. 저칼륨혈증

① 가, 나, 다 ② 가, 다 ③ 나, 라
④ 라 ⑤ 가, 나, 다, 라

0362

다음 중 PEA를 유발하는 병인은?

보기

가. 심장압전 나. 긴장성 기흉 다. 혈전증 라. 외상

① 가, 나, 다 ② 가, 다 ③ 나, 라
④ 라 ⑤ 가, 나, 다, 라

0363

다음과 같은 무맥성 전기활동의 원인은?

보기

- 1주에 3번 신장투석을 하는 44세 남성으로 무호흡, 무맥박 상태이다.
- 심폐소생술은 시행되고 있다.
- 심전도는 T파가 상승된 동성빈맥이며, QRS복합체는 정상이다.
- 간헐적으로 조기심실수축(6회/분)이 나타나고 맥박이 없음을 다시 확인하였다.

① 저혈량증 ② 고칼륨혈증 ③ 저산소증
④ 저혈당 ⑤ 저칼륨혈증

0364

위 환자에게 투여해야 하는 약물로 옳은 것은?

① Lidocaine ② Atropine ③ Isuprel
④ D50W ⑤ Sodium bicarbonate

정답 361 ⑤ 362 ⑤ 363 ② 364 ⑤

핵심문제

0365

복부동맥류 파열 환자의 주증상과 징후로 옳지 않은 것은?

① 저혈압　② 단측 파행　③ 급한 배변감
④ 요통과 옆구리 통증　⑤ 동일하지 않은 대퇴동맥 맥박

0366

동맥류가 발생되는 원인으로 옳지 않은 것은?

① 매독　② 악성 신경성 증후군　③ Marfan' s syndrome
④ 동맥경화증　⑤ 만성 고혈압

0367

대동맥 박리에 관한 서술로 옳지 않은 것은?

① 대동맥 박리는 운동이나 긴장이 없이도 쉽게 파열된다.
② 대동맥박리의 가장 흔한 원인은 죽상경화증과 고혈압이다.
③ 흉부동맥류로 시작하여 대동맥 판막, 목동맥, 빗장뼈 아랫동맥들, 복부대동맥과 동맥들까지 연결된다.
④ 대동맥류 호발부위는 복부대동맥이다.
⑤ 임신부는 대동맥류가 발생하기 쉽다.

0368

고혈압의 특징으로 옳은 것은?

① 수축기 혈압 130 mmHg 이상　② 이완기 혈압 130 mmHg 이상
③ 이완기 혈압 100 mmHg 이상　④ 수축기 혈압 100 mmHg 이상
⑤ 이완기 혈압 90 mmHg 이상

정답　365 ②　366 ②　367 ④　368 ②

MeMo

0369

고혈압의 징후와 증상으로 옳지 않은 것은?

① 혼미 ② 두통 ③ 오심없는 구토
④ 경련과 뇌혈관 질환 ⑤ 상황에 부적절한 행동

0370

제세동에 관한 내용으로 옳지 않은 것은?

① 저산소증, 산독증, 저체온증 전해질 불균형, 약물중독 환자에게는 제세동의 효과가 낮게 나타난다.
② 반복적인 제세동은 제세동의 역치를 낮게 해주어 효과를 높여준다.
③ 제세동을 위해서 크림을 피부에 도포해야 한다.
④ 제세동의 어떤 유형은 전류가 환자의 흉부를 지나가기 때문에 화상을 입을 수 있다.
⑤ 제세동 패드를 체내형 인공심박조율기가 있는 곳에서 1인치 내에 붙였을 때, 인공심박조율기가 고장이 나거나 손상을 입을 수 있다.

0371

제세동기 패드를 붙이는 위치에 관한 설명으로 옳지 않은 것은?

① 우쇄골 아래, 위흉골 측면
② 좌유두 측면, 앞겨드랑선 안
③ 마음에 들지 않아도 접촉 바깥쪽(앞쪽 겨드랑이선) 그리고 다른 한 곳, 좌, 우, 위 등쪽을 볼 수 있게 허락해야 한다.
④ 제세동기를 다룰 때 절대 흉골에 위치시키면 안 된다.
⑤ 정확한 위치에 제세동 손잡이를 위치시키지 않으면 비효율적이거나 심근에 손상을 준다.

정답 369 ⑤ 370 ② 371 ⑤

0372

다음에서 말하는 '병원 전 효율적인 제세동 방법' 중 옳지 않은 것은?

① 단중파 제세동기는 양극에 직접적으로 흐른다.

② 다형파 제세동기는 첫 번째 파가 직접적으로 흐르고 반대파는 돌아온다.

③ 다형파는 단형보다 강한 쇼크를 주지만 심실세동에는 성공률이 낮다.

④ 단형 제세동기가 먼저 나왔다.

⑤ 몇몇 단형 제세동기는 고장으로 인해 사용하지 않는다.

0373

'55세 심실세동 환자' 첫 번째는 단형 제세동을 사용하였다. (심실빈맥과 경동맥 촉지가 잘 되지 않았다.) 이 환자가 4분 후 갑작스럽게 심실세동과 맥박이 소실되었다. 몇 joule로 제세동을 시행할 것인가?(단형 제세동기)

① 360 joules　② 300 joules　③ 200 joules

④ 100 joules　⑤ 1 joule per kilogram

0374

'57세 심실세동 환자' 첫 번째는 단형 제세동을 사용하였다. (심실빈맥과 경동맥 촉지가 잘 되지 않았다.) 이 환자가 4분 후 급작스럽게 심실세동과 맥박이 소실되었다. 몇 joule로 제세동을 시행할 것인가?(다형 제세동기)

① 100 joules　② 200 joules　③ 300 joules

④ 360 joules　⑤ 1 joule per kilogram

0375

56세 여자 환자가 의식이 없는 상태로 현장에서 발견되었다. 심폐소생술과 자동제세동을 실시하였고 심전도는 맥박이 없는 심실빈맥이다. 응급구조사가 시행해야 될 제세동 용량은?

① 100 joules　② 200 joules　③ 300 joules

④ 360 joules　⑤ 1 joule per kilogram

정답　372 ③　373 ①　374 ②　375 ②

MeMo

0376

375번 환자의 심전도는 무수축이다. 응급구조사가 시행해야 될 제세동 용량은?

① 200 joules ② 300 joules ③ 360 joules
④ 1 joule per kilogram ⑤ 해당없음

0377

동시성 제세동기는 심전도의 어느 파에 초점을 두고 있는가?

① P파 ② Q파 ③ R파 ④ S-T간격 ⑤ T파

0378

응급 동시성 제세동의 적응증은?

① 접합부성 빈맥 ② 다형 심방빈맥 ③ 무맥성 단형 심실빈맥
④ 맥박이 있는 심실빈맥 ⑤ 무의식, 무맥박 심실상성 빈맥

0379

의식이 있는 환자로서 불안한 증상을 나타내는 질환은?

보기
가. 혼미한 의식 나. 저혈압
다. 차고 축축한 피부 라. 맥박 150회/분 이상

① 가, 나, 다 ② 가, 다 ③ 나, 라
④ 라 ⑤ 가, 나, 다, 라

정답 376 ⑤ 377 ③ 378 ④ 379 ⑤

0380

의식이 있고 안정성 협심증 진단을 받은 환자의 처치법으로 옳지 않은 것은?

① 정맥로를 확보한다.

② 불안정성 협심증을 예방하기 위해 동시성 제세동을 즉시 시행한다.

③ QRS복합체가 좁고 규칙적인 리듬이라면 목동맥 마사지와 아데노신을 투여한다.

④ QRS복합체가 넓고 규칙적인 리듬이라면 아미오다론을 투여한다.

⑤ QRS복합체가 좁고 규칙적이고 아미오다론에 효과가 없다면 동시성 제세동을 시행한다.

0381

환자가 맥박이 있을 경우 동시성 제세동을 시행해야 하는 경우는?

보기

가. WPW 증후군	나. 심방세동과 150회/분 이하
다. 심방세동과 150회/분 이상	라. 심실조동과 150회/분 이하

① 가, 나, 다　② 가, 다　③ 나, 라

④ 라　⑤ 가, 나, 다, 라

0382

동시성 제세동을 시행하기 전 의식이 불안정한 환자에게 투여하는 진정제에 관한 설명으로 옳지 않은 것은?

① valium

② midazolam

③ 정맥로 확보가 안되어 있다면 진정제를 투여하지 않는다.

④ 근육주사로 진정제를 주기 위해 제세동하는 시간을 놓치지 않아야 한다.

⑤ 진정제 투여를 하지 않으면 환자가 극도의 통증을 느끼므로 진정제 투여가 되지 않는다면 제제동을 시행해서는 안 된다.

정답　380 ②　381 ④　382 ⑤

0383

특발성 심실상성 빈맥 또는 심방세동 리듬을 제세동할 경우 필요한 용량은?

① 100J, 200J, 300J, 400J
② 25J, 50J, 75J, 100J
③ 50J, 100J, 200J, 300J
④ 50J
⑤ 100J

0384

심방세동 리듬을 제세동 시행할 경우 필요한 용량은?

① 100J, 200J, 300J, 400J
② 25J, 50J, 75J, 100J
③ 50J, 100J, 200J, 300J
④ 50J
⑤ 100J

0385

심실세동 리듬을 제세동 시행할 경우 필요한 용량은?

① 100J, 200J, 300J, 400J
② 25J, 50J, 75J, 100J
③ 50J, 100J, 200J, 300J
④ 50J
⑤ 100J

0386

발살바 방법으로 옳지 않은 것은?

① 배변 시 힘주는 것
② 성대를 부분적으로 폐쇄시켜 휘파람 부는 것
③ 일어서고 눕고를 강하게 2-3번 하는 것
④ 깊게 흡기를 한 후 주머니 호흡하는 것
⑤ 깊은 흡기를 하여 촛불 끄기로 호기를 내보는 것

정답 383 ③ 384 ① 385 ① 386 ③

MeMo

핵심문제

0387

목동맥 마사지 방법이 자극하는 것은?

① 목동맥체의 압력수용기를 자극하여 미주신경 압력을 증가시켜 심박동수를 저하시킨다.

② 목동맥체의 압력수용기를 자극하여 미주신경 압력을 감소시켜 심박동수를 저하시킨다.

③ 목동맥의 분비선과 호르몬을 혈류와 심근으로 보내어 심박동수를 저하시킨다.

④ BBB에 작용하여 미주신경과 심박동수를 감소시킨다.

⑤ 교감신경을 자극하여 심박동수를 감소시킨다.

0388

목동맥 마사지 방법에 관한 서술이 아닌 것은?

① 목동맥 잡음이 있다면 시행하지 않는다.

② 목동맥 중 강한 맥박이 있는 쪽에서 시행한다.

③ 심박동수가 감소하면 즉시 그만둔다.

④ CVA 병력을 가진 사람에게는 목동맥 마사지의 금기증이다.

⑤ 15-20초 이내에 시행한다.

0389

전기적 교대맥의 설명으로 옳은 것은?

보기

가. 아트로핀에 반응하지 않는 동성서맥	나. 2도 2형 방실차단
다. 완전방실차단	라. 심실반응이 느린 심방세동

① 가, 나, 다 ② 가, 다 ③ 나, 라

④ 라 ⑤ 가, 나, 다, 라

정답 387 ① 388 ② 389 ②

MeMo

0390

표준 TCP 사용 시 심박동수는?

① 분당 40회 ② 분당 60회 ③ 분당 90회
④ 분당 100회 ⑤ 분당 110회

0391

심전도 감시, 제세동, 심박조율기는 0~200A의 전류를 요구한다. 심박조율기를 사용하기 전 출력 전압은 얼마로 조정해야 하는가?

① 0 ② 50 ③ 100 ④ 150 ⑤ 200

0392

심박조율기에 사용하는 전압을 조정하는 방법은?

① 심박조율기 켜기 전에 전압을 정해둔다.
② 최대전압까지 50mA씩 증가시킨다.
③ 심실포획이 될 때까지 50mA 감소시킨다.
④ 심실포획이 될 때까지 서서히 증가시킨다.
⑤ 심실포획이 될 때까지 서서히 감소시킨다.

0393

경피 심박조율기에 관한 설명이 아닌 것은?

① 임상증상이 있는 차단환자와 퍼킨제섬유 이하의 차단이 있는 환자에게 아트로핀을 투여하기 위해 TCP 사용을 지체해서는 안 된다.
② 가능하면 의식이 있는 환자는 TCP 사용 전 진정제로 전처치를 한다.
③ TCP패드 사용하기 전 제품 사용설명서를 반드시 읽어야 한다.
④ 응급구조사가 둘이라면 한 사람은 TCP를 준비하고, 한 사람은 아트로핀을 투여한다.
⑤ 'OVERDRIVE' TCP는 2005 AHA guidelines에서 강력하게 추천하고 있다.

정답 390 ② 391 ① 392 ④ 393 ⑤

MeMo

핵심문제

394~403. 다음 심전도를 판독하시오.

0394

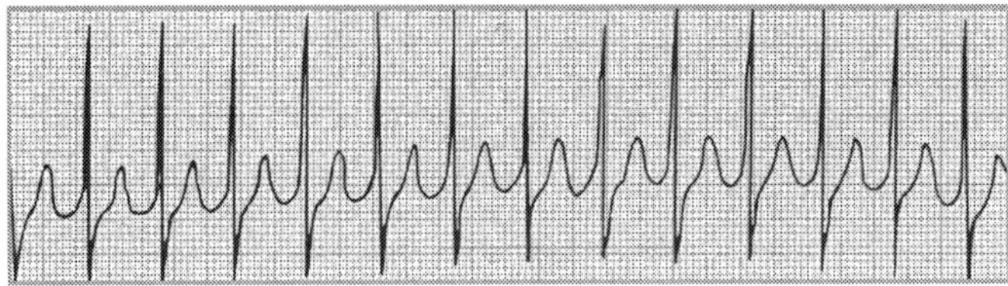

0395

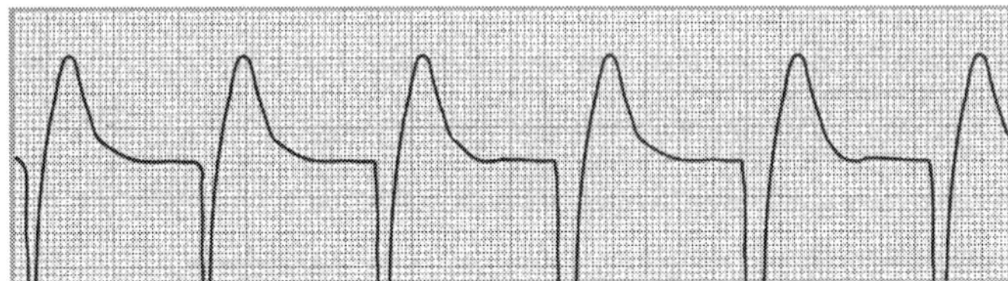

0396

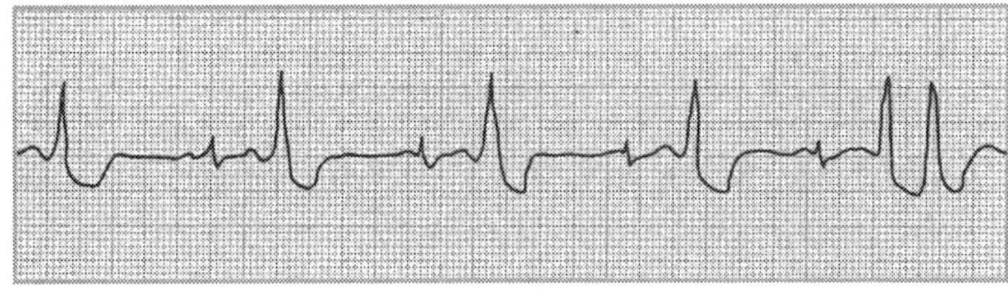

정답 394 발작성 심실상성 빈맥 395 심실이탈율동(심실고유율동) 396 기외성 심실수축

MeMo

Q397

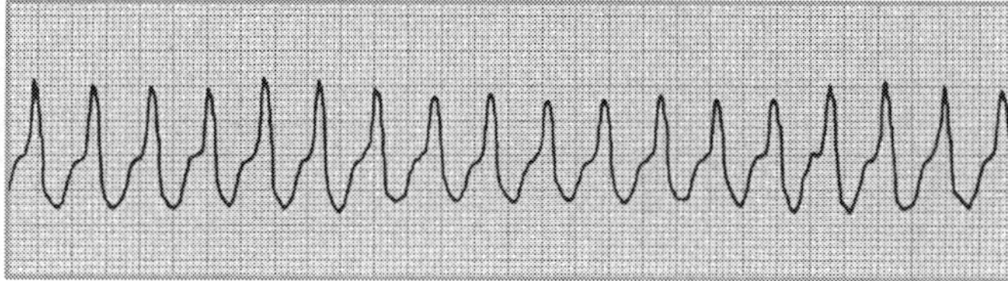

Q398

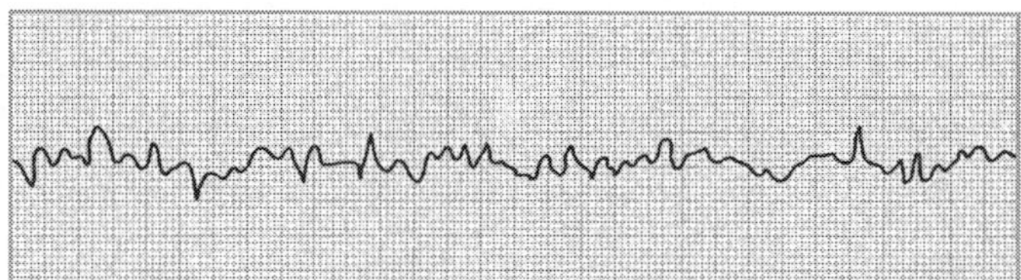

Q399

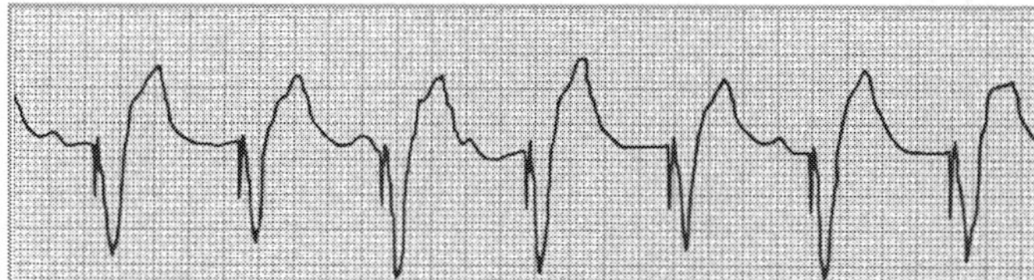

정답 397 심실빈맥 398 심실세동 399 인공심박조율

MeMo

핵심문제

0400

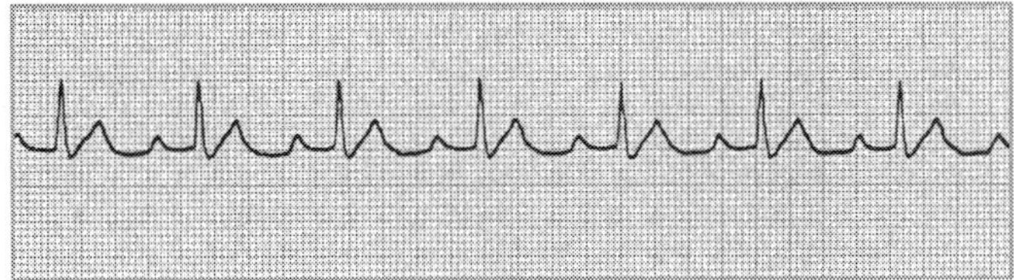

0401

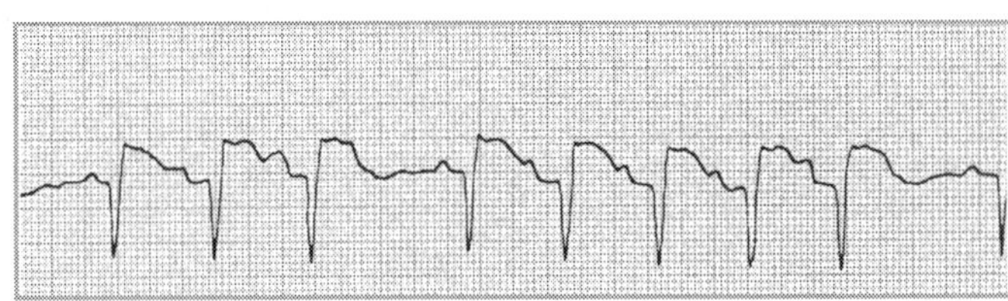

0402

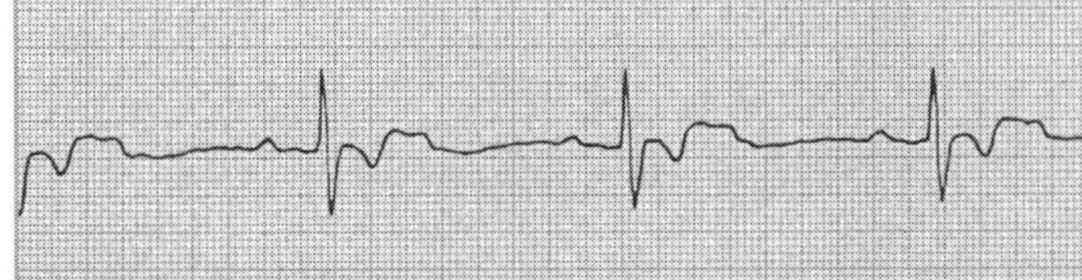

정답 400 1도 방실차단 401 2도 방실차단(Morbitz I) Wenckebach 현상 402 2도 방실차단(Morbitz II)

0403

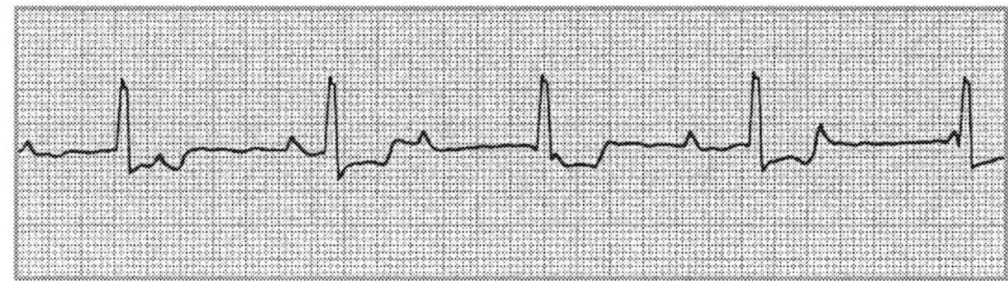

0404

의식저하를 주호소로 내원한 환자의 ECG이다. 혈압 90/50, 맥박 130, 좌심실 기능 정상 시 처치는?

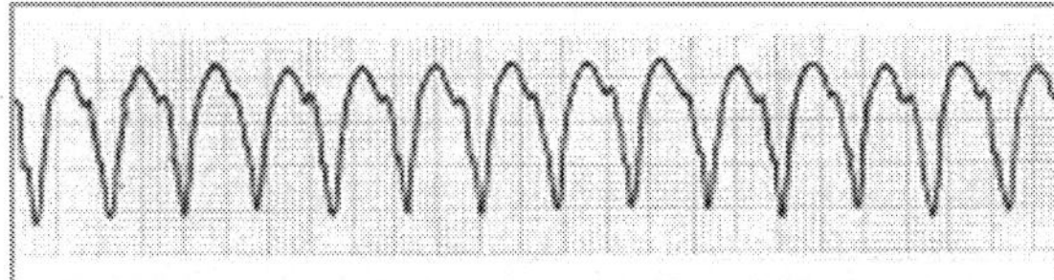

보기

가. 아데노신　　나. 심조율전환　　다. 베라파밀　　라. 리도카인

①가, 나, 다　　②가, 다　　③나, 라
④라　　⑤가, 나, 다, 라

0405

수영사고로 무호흡, 무맥 시의 처치로 맞는 것은?

보기

가. 익수환자는 경추손상을 의심한다.
나. 물 밖으로 건져낸 후 구조호흡을 실시한다.
다. 자가호흡이 있는 환자라도 반드시 산소투여
라. 체내의 물을 빼준 후 CPR을 실시한다.

①가, 나, 다　　②가, 다　　③나, 라
④라　　⑤가, 나, 다, 라

정답　403 3도 방실차단　404 ④　405 ②

핵심문제

0406

저체온증 심정지 환자의 처치로 맞는 조합은?

보기

가. 체위 변경 시 주의한다.
나. 15-30초간 맥박을 촉지한다.
다. 심박동수가 느리더라도 흉부압박을 하지 않는다.
라. 환자 이송 시 머리를 심장위치보다 높게 하여 이송한다.

①가, 나, 다　②가, 다　③나, 라
④라　⑤가, 나, 다, 라

0407

27℃ 환자가 심실세동이어서 제세동하고 기관내삽관을 하였다. 체온을 재니 29℃였다. 효과적인 것은?

보기

가. 심폐소생술　나. 에피네프린 투여
다. 능동적 가온법　라. 제세동 실시

①가, 나, 다　②가, 다　③나, 라
④라　⑤가, 나, 다, 라

0408

감전으로 발생할 수 있는 손상의 유형으로 바른 조합은?

보기

가. 내부장기 손상　나. 심실세동
다. 마이오글로빈요　라. 표피손상

①가, 나, 다　②가, 다　③나, 라
④라　⑤가, 나, 다, 라

정답　406 ②　407 ②　408 ①

0409

심계항진이 있으며, SPO_2 80, 맥박 160이고 식은땀이 나고 호흡곤란이 있으며 다음의 심전도 리듬을 보이는 환자의 치료제는?

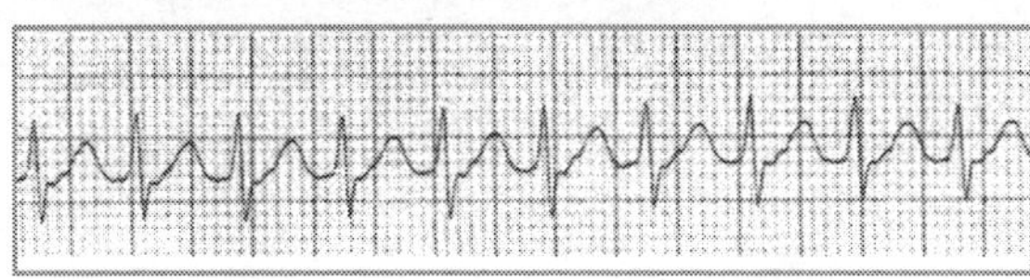

① 아데노신 ② 에피네프린 ③ 베라파밀
④ 심조율전환 ⑤ 아트로핀

0410

급성 심근경색에서 인공심박조율술을 시행해야 하는 경우로 조합된 것은?

보기
가. 혈역학적 변화를 초래하는 동조율 서맥 나. 지연성 동정지
다. 저혈압을 초래하는 2도 I형 방실차단 라. 1도 방실차단 또는 완전방실차단

① 가, 나, 다 ② 가, 다 ③ 나, 라
④ 라 ⑤ 가, 나, 다, 라

0411

심실세동 환자의 처치로 옳은 것은?

보기
가. 200J로 전기충격 시행 나. 3번째 전기충격은 360J로 반복
다. 최우선 치료약물은 에피네프린 라. 리도카인, 브레틸리움 투여

① 가, 나, 다 ② 가, 다 ③ 나, 라
④ 라 ⑤ 가, 나, 다, 라

정답 409 ④ 410 ① 411 ⑤

핵심문제

0412

흉통이 있으며, 수축기 혈압 80mmHg인 환자의 치료로 맞는 조합은?

보기
가. 산소공급　　나. 니트로글리세린 설하 투여
다. 생리식염수 정맥투여　　라. 반좌위(semifowler' s)

① 가, 나, 다　　② 가, 다　　③ 나, 라
④ 라　　⑤ 가, 나, 다, 라

0413

심근경색증 환자의 치료법으로 혈전용해제 투여법이 있다. 다음 중 혈전용해제를 사용할 수 있는 경우는?

① 한달 전에 외상을 입은 후 회복된 환자　　② 임신한 부인
③ 분만 후 1개월이 되어 수유 중인 부인　　④ 30분 이상의 흉통을 동반한 55세 남자
⑤ 혈압이 조절되지 않는 고혈압 환자

0414

57세 된 남자가 흉통과 심한 호흡곤란을 호소한다. 지남력이 없으며 극도로 불안해한다. 양측 기저부에서 악설음이 들리고 약하고 불규칙한 경동맥 맥박을 나타내며 혈압은 60/30, 심전도상 150-190회/분의 심방세동 시 처치는?

① 통증완화를 위해 nitroglycerin을 설하로 투여
② adenosine 6mg을 IV로 빠른 투여 후 환자 재평가
③ verapamil 2.5mg을 IV로 천천히 투여 후 환자 재평가
④ 진정제투여, 100J로 동시성 역충격 실시, 환자 재평가
⑤ atropine 1mg을 정맥으로 투여 후 환자 재평가

정답　412 ②　413 ④　414 ④

Q415

56세 된 여성이 "심계항진"을 호소한다. 흉통이나 숨이 차는 것은 없다고 한다. 혈압은 134/82, 맥박은 180, 호흡은 18이다. 심전도상 p파가 없는 좁은 QRS간격의 빈맥을 나타낸다. 이 환자에 대한 처치는?

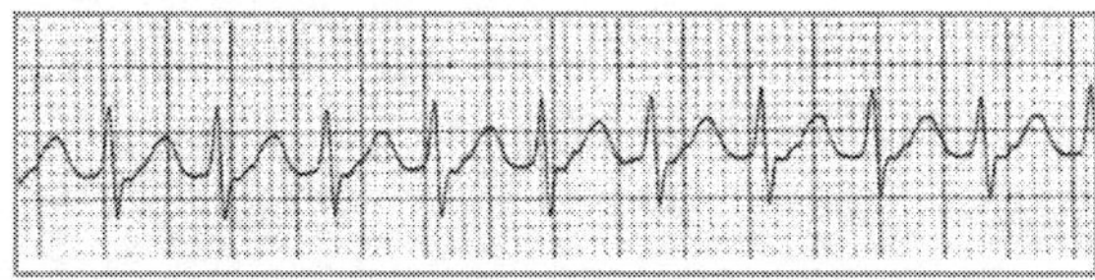

① 산소, IV, 미주신경흥분수기, adenosine 6mg 빨리 IV

② 산소, IV, verapamil 2.5mg 천천히 IV

③ 산소, IV, atropine 1mg IV 매3-5분마다 최고 3mg까지

④ 산소, IV, 진정시키고 50J로 동시성 역충격 실시

⑤ 산소, IV, lidocain 1mg/Kg 투약

Q416

자동체외형제세동기(AED)의 전극이 부착될 때는?

① 분석단추를 누르는 동안 심폐소생술은 계속되어야 한다.

② 기계가 분석모드에 있을 때 환자에 대한 모든 접촉은 피해야 한다.

③ AED상품에 따라 리듬의 평가는 거의 60-90초를 해야 한다.

④ 기록지, 경보음, 또는 음성합성 상태에 의해 무수축이 있으면 충격을 줄을 기계가 말한다.

⑤ 충격 사이에는 심박동을 확인하기 위해 반드시 심음을 청진하여야 한다.

Q417

기외성 심실상성 빈맥(PSVT)이 있는 불안정한 환자에게 50J로 동시성 역충격을 실시하였다. 이제 모니터에서 심실세동이 나타난다. 환자는 맥박이 없으며 무호흡 상태이다. 최선의 처치는?

① epinephrine 1mg IV 투여

② 100J로 동시성 역충격 실시

③ 심폐소생술 실시, 삽관 후 IV선 확보

④ 동시성 스위치를 끄고 즉시 200J로 제세동

⑤ adenosine 6mg 정맥투여

정답 415 ① 416 ② 417 ④

Q418

급성 심근경색증 환자의 흉통을 경감시키기 위해 니트로글리세린을 사용한다. 투여 시 주의점은?

① 흉통 환자에게 모두 사용할 수 있다.

② 정맥으로 투여해야 하므로 정맥로가 확보되어 있어야 한다.

③ 수축기 혈압이 100mmHg 이상인지 꼭 확인 후 투여하여야 한다.

④ 동맥혈 산소포화도를 꼭 확인한 후 투여하여야 한다.

⑤ 산소와 같이 주는 것은 금기이므로 산소투여를 중단한다.

Q419

부정맥 발생 후 48시간 이상된 MI환자에서의 처치로 옳은 것은?

① 복부내 동맥들 ② 대퇴동맥들 ③ 총장골 동맥들

④ 대복재정맥들 ⑤ 슬와부 동맥들

Q420

급성 폐부종이 있는 환자의 혈압이 120/80mmHg이다. 첫번째 취할 수 있는 처치는?

① 산소, nitroprusside, dopamine

② 산소, amrinone, aminophylline, 혈전용해제

③ 산소, furosemide, 설하 나이트로글리세린, 몰핀

④ 산소,dobutamine, furosemide, aminophylline

⑤ 산소, nitroglycerine, dopamine, dobutamine

정답 418 ③ 419 ③ 420 ③

0421

55세 된 여성이 심한 흉통으로 응급실에 도착한다. 혈압은 126/72, 맥박은 138, 호흡은 14, 심전도상 이탈율동(ectopy)이 없는 동성빈맥을 나타낸다. 이 환자의 처치는?

① 산소, IV, nitroglycerin, morphine

② 산소, IV verapamil 2.5mg 천천히 IV

③ 산소, IV, nitroglycerin, morphine, lidocaine

④ 산소, IV, 미주신경흥분수기, adenosine 6mg 빨리 IV

⑤ 산소, IV, 50J의 전기적 역충격

0422

다음 심전도의 소견은?

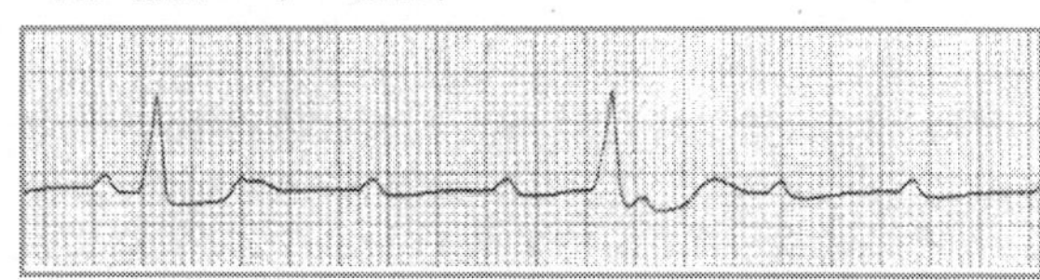

① 동성부정맥 ② 1도 방실차단 ③ 2도 1형방실차단

④ 2도 2형 방실차단 ⑤ 3도방실차단

0423

심근경색증의 심전도 소견이다. 해당되지 않는 것은?

① 2유도 이상의 흉부유도에서 ST분절의 상승이 2mm 이상 있다.

② 전형적인 T파의 역전이 존재한다.

③ 의미있는 Q파가 관찰된다.

④ PR간격이 0.2초 이상으로 길어져 있다.

⑤ 2유도 이상의 사지유도에서 ST분절의 상승이 2mm 이상 있다.

정답 421 ① 422 ⑤ 423 ④

핵심문제

0424

쇼크 발생 시 반드시 혈역학적 감시를 한다. PCWP가 15mmHg보다 낮으면서 쇼크 상태라면 이것이 의미하는 것은?

① 심근수축력에 의한 쇼크를 의미한다.
② 순환혈액량의 감소에 의한 쇼크를 의미한다.
③ 정상을 의미한다.
④ 심장질환을 의미한다.
⑤ 수분과다를 의미한다.

0425

34세 환자가 빈맥을 주소로 내원하였다. 환자는 식은땀을 흘리고 창백하였고, PR 190, SBP 70이다. 가장 우선되어야 할 치료는?

① 동시성 심전환술 50-100 J
② lidocaine 1mg 1kg, IV bolus
③ propranolol 1mg, IV bolus
④ verapamil 5mg, IV bolus
⑤ epinephrine 1mg, IV bolus

0426

폐부종 (Pulmonary edema)의 임상적 증상과 거리가 먼 것은?

① Dyspnea
② Cyanosis
③ 경정맥 팽대
④ Bradycardia
⑤ Pink-frothy sputum

0427

Epinephrine이 효과적이지 않을 때 무수축을 치료하기 위한 약물은?

① Propranolol
② Atropine
③ Lidocaine
④ Dopamine
⑤ Procainamide

정답 424 ② 425 ① 426 ④ 427 ②

MeMo

0428

정맥허탈로 인하여 전주와 정맥주사가 어려울 때 심실세동 시 기관내삽관을 통해 줄 수 있는 것은?

① aminophylline 200mg 투여
② epinephrine 2-2.5mg 투여
③ verapamil 5mg 투여
④ digoxin 1mg 투여
⑤ t-PA 100mg 투여

0429

흉통이 발생하고 6시간 이내에 발견된 환자로서 심근경색의 전형적인 흉통이 30분 이상 지속되는 경우 심전도상 전형적인 급성 심근경색 소견이 있는 경우 고려해야할 처치는?

보기

가. 중심정맥로를 확보한다.
나. 심근 전층에 경색이 초래된 경우 혈전용해제 투여를 고려한다.
다. 국소적 심근부에 경색이 발생된 경우 혈전용해제를 고려한다.
라. 심실빈맥 시에도 안정된 상태이면 리도카인을 투여할 수 있다.

① 가, 나, 다
② 가, 다
③ 나, 라
④ 라
⑤ 가, 나, 다, 라

0430

다음은 심폐소생술 시 사용하는 에피네프린에 관한 설명 중 옳은 것은?

① 알파 교감신경수용체를 선택적으로 흥분시켜 혈관을 수축한다.
② 말초혈관저항을 감소시킨다.
③ 심폐소생술 시 3분마다 1mg씩 투여한다.
④ 제세동의 역치를 증가시켜 쉽게 제세동이 이루어질 수 있도록 한다.
⑤ 정맥내 주사가 불가능할 경우 설하로 투여한다.

정답 428 ② 429 ③ 430 ③

0431

다음은 경피인공심박조율에 관한 설명이다. 옳은 것으로 된 조합은?

> 보기
>
> 가. 특별한 기술을 요하지 않으면서도 높은 성공률을 유지할 수 있다
> 나. 경정맥 심박조율을 시행할 수 없는 경우에 사용한다.
> 다. 거의 합병증을 유발하지 않으므로 심박조율이 필요한 경우 가장 먼저 시도되고 있는 방법이다.
> 라. 적용이 지연될수록 심박조율의 성공률이 감소한다.

① 가, 나, 다 ② 가, 다 ③ 나, 라
④ 라 ⑤ 가, 나, 다, 라

0432

환자를 처치하는 도중 미주신경흥분수기와 아데노신을 투여해도 변함이 없다. 좌심실 구출율 30% 이하 시 치료는?

① 전기적 심조율전환 ② 경피인공심박조율 ③ Verapami l투여
④ 제세동 ⑤ Amiodarone 투여

0433

급성 심근경색증에서 심실조기수축이 발생한 환자에게 리도카인을 투여하여야 하는 경우는?

> 보기
>
> 가. 심실조기수축이 정상 QRS파에 가까이 발생하거나 T파와 겹쳐지는 경우(R-ON-T 현상)
> 나. 심실조기수축 시 연속적으로 2개 이상 발생하는 경우
> 다. 심실조기수축이 2가지 이상의 형태로 발생하는 경우
> 라. 심실조기수축의 발생이 환자의 흉통과 연관되지 않거나 고혈압 또는 심부전을 초래하는 경우

① 가, 나, 다 ② 가, 다 ③ 나, 라
④ 라 ⑤ 가, 나, 다, 라

정답 431 ⑤ 432 ⑤ 433 ①

0434

심부체온 28℃ 이하에서 발생한 심실세동에 대한 처치이다. 옳은 것은?

① 에피네프린을 투여하고 재가온 치료를 한다.

② 즉시 흉부압박을 하면서 재가온 치료를 한다.

③ 1회의 제세동을 하고 재가온 치료를 한다.

④ 프로카인아마이드를 투여하고 재가온 치료를 한다.

⑤ 경피박동조율기로 치료하면서 재가온 치료를 한다.

0435

심인성 심정지에서 가장 흔히 관찰되는 심전도 소견은?

① 심실세동 ② 무수축 ③ 무맥성 전기활동

④ 발작성 상심실성 빈맥 ⑤ 동서맥

0436

심폐소생술 시 호흡보조에 관한 사항이다. 옳지 않은 내용의 조합은?

보기

가. 구조자의 호기로 호흡할 경우에 환자는 저산소혈증에 빠지게 된다.
나. 구강 대 구강법으로 인공호흡을 시도할 때는 강한 압력으로 1초 이내에 호흡시켜야 한다.
다. 인공호흡 시 흉곽이 팽창되지 않으면 좀 더 강한 압력으로 반복해 시도한다.
라. 1인, 2인 구조 모두 흉부압박과 인공호흡의 비율은 기관삽관 시 5:1로 유지한다.

① 가, 나, 다 ② 가, 다 ③ 나, 라

④ 라 ⑤ 가, 나, 다, 라

정답 434 ③ 435 ① 436 ⑤

0437

심정지 시 사용되는 약물에 관한 설명이다. 올바른 조합을 고르시오.

보기

가. 에피네프린의 작용은 부교감신경 차단효과에 의해 심박수를 증가시킨다.
나. 에피네프린은 무수축이 지속되면 3~5분마다 1mg씩 반복 투여한다.
다. 심실세동이나 무맥성 심실빈맥의 경우 에피네프린은 투여하지 않는다.
라. 무수축 시 아트로핀은 투여하지 않는다.

① 가, 나, 다　　② 가, 다　　③ 나, 라
④ 라　　⑤ 가, 나, 다, 라

0438

기관내삽관을 확인하는 방법으로 옳은 것은?

보기

가. 흉곽의 관찰　　나. 호흡음 청진
다. 호기말 이산화탄소 분압($ETCO_2$)　　라. 동맥혈 산소포화도 측정

① 가, 나, 다　　② 가, 다　　③ 나, 라
④ 라　　⑤ 가, 나, 다, 라

0439

심실세동이 발생한 환자 치료는 신속한 제세동 시행이 중요하다. 이때 제세동의 효과를 높이기 위한 방법으로 옳은 것은?

보기

가. 환자의 몸에 정확히 밀착하기 위해서는 손잡이 밑면에 젤리를 바르지 않는 것이 좋다.
나. 초기 제세동 에너지가 많으면 부작용이 생기므로 100J 정도가 적당하다.
다. 제세동 손잡이로 환자를 누르면 손상이 생길 수 있으므로 가볍게 접촉만 시킨다.
라. 공기는 전류의 흐름을 방해하므로 호기말에 제세동하는 것이 좋다.

① 가, 나, 다　　② 가, 다　　③ 나, 라
④ 라　　⑤ 가, 나, 다, 라

정답 437 ③ 438 ① 439 ④

MeMo

0440

심폐소생술 중 에피네프린의 효과에 대해 옳게 설명한 것은?

① 관상동맥 혈관저항을 감소시킨다.

② 심박출량을 증가시킨다.

③ 말초혈관저항을 증가시키고 관상동맥 관류압을 증가시킨다.

④ 심실빈맥을 완화시킨다.

⑤ 말초동맥압을 증가시키고 뇌관류압을 감소시킨다.

0441

호기말 이산화탄소 분압($ETCO_2$) 모니터는 응급센터에서 기관내삽관의 적절성을 확인하는 방법으로 사용된다. 다음 중 식도내 삽관임에도 불구하고 가양성(false positive)의 결과가 나오는 경우에 해당되는 것은?

보기

가. 심한 비만
나. 에피네프린을 기관내 튜브로 주입시
다. CPR 동안 부적절한 흉부압박
라. 백-밸브 환기에 의한 위장팽만

① 가, 나, 다 ② 가, 다 ③ 나, 라
④ 라 ⑤ 가, 나, 다, 라

0442

심폐소생술 과정에서 sodium bicarbonate 투여의 적응증으로 옳은 것은?

보기

가. 심폐소생술 시 매 5분마다. 20mEq(1A)을 투여한다.
나. 신부전 환자에서 혈중 K 농도가 7.2mEq/L일 때
다. 동맥혈 검사상 pH 7.21 HCO3 8mEq/L인 당뇨환자
라. 심환계 항우울제에 중독된 환자

① 가, 나, 다 ② 가, 다 ③ 나, 라
④ 라 ⑤ 가, 나, 다, 라

정답 440 ③ 441 ③ 442 ③

MeMo

핵심문제

0443

50세 남자가 갑자기 흉통이 발생하여 내원하였다. 내원 즉시 의식이 소실되었으며 심전도 감시기에서 심실세동이 관찰되었다. 이 경우의 응급처치로 옳은 것은?

보기
가. 에피네프린 1mg 정주가 가장 우선된 처치이다.
나. 기관내삽관이 가장 우선된 처치이다.
다. 보호자에게 사망했다고 설명한다.
라. 즉시 200J로 제세동을 실시한다.

① 가, 나, 다 ② 가, 다 ③ 나, 라
④ 라 ⑤ 가, 나, 다, 라

0444

심실세동 시 3차례의 제세동 후 순환이 회복되지 않을 경우 우선적으로 투여 가능한 약물은?

① 바소프레신 ② 아미오다론 ③ 마그네슘
④ 칼슘 ⑤ 리도카인

0445

심실세동 환자에서 자동제세동기(AED)를 사용하여 제세동 중인 환자가 응급센터에 내원하였다. 응급구조사는 AED로 이미 2회의 전기적 충격을 가하였다. 응급센터에서 이 환자에게 대한 적절한 조치는?

① 즉시 AED를 제거한 후 수동식 제세동기로 제세동한다.
② 환자의 경동맥을 촉진한 후 맥박이 촉진되지 않으면 수동식 제세동기로 제세동한다.
③ 환자의 경동맥을 촉진한 후 맥박이 촉진되지 않으면 AED로 제세동한다.
④ 기관내삽관을 먼저 한 후 맥박이 촉진되지 않으면 AED로 제세동한다.
⑤ 에피네프린 1mg을 투여한 후 맥박이 촉진되지 않으면 수동식 제세동기로 제세동한다.

정답 443 ④ 444 ② 445 ③

MeMo

0446

무수축 치료에 관한 설명이다. 옳은 내용은?

보기
가. 심전도상 무수축이 관찰되면 우선 기관내삽관을 시행한다.
나. 무수축 발생 시에는 원인 질환의 교정이 중요하다.
다. 무수축은 fine VF과 감별이 어려우며 fine VF가 의심되면 제세동을 시도해 본다.
라. 에피네프린의 투여는 무수축의 치료에 도움이 되지 못한다.

① 가, 나, 다 ② 가, 다 ③ 나, 라
④ 라 ⑤ 가, 나, 다, 라

0447

56세 환자가 호흡과 맥박이 없는 상태로 발견되었으며 심전도 검사상 130회/분의 동성빈맥을 나타냈다. 이 환자에 대한 다음의 응급처치 중 가장 적절한 것은?

① 심폐소생술의 시작 및 500ml 생리식염수를 bolus로 투여한다.
② 기관내삽관 및 에피네프린투여
③ 심폐소생술 시작 및 아트로핀투여
④ 심폐소생술의 시작 및 200J의 비동시성 전기적 심조율전환 시행
⑤ 심폐소생술의 시작 및 50J의 동시성 전기적 심조율전환 시행

0448

성인에서 심폐소생술 중 기관내 튜브를 통한 약제투여 방법 중 옳은 것은?

보기
가. 투여 직전 수차례 인공환기를 시행한다.
나. 35cm의 긴 카테터를 통하여 주입한다.
다. 정주용량의 2-2.5배를 투여한다.
라. 약제투여 시 흉부압박을 중지한다.

① 가, 나, 다 ② 가, 다 ③ 나, 라
④ 라 ⑤ 가, 나, 다, 라

정답 446 ① 447 ① 448 ⑤

MeMo

핵심문제

0449

심폐소생술 중 약물투여에 관한 사항이다. 옳은 것은?

① 심정지 전 정맥로가 확보되지 않았다면 즉시 중심정맥로를 확보해야 한다.

② 상지의 말초정맥으로 주사하면 중심순환까지 약물이 도달하는 데까지 5분 정도 소요된다.

③ 기도로 약물을 투여할 때의 용량은 정맥주사할 때와 같다.

④ 중심정맥으로 투여하면 약물 최대혈중농도에 빨리 도달한다.

⑤ 기관내관으로 약물을 투여할 때 증류수에 희석하면 생리식염수보다 흡수율이 낮다.

0450

1시간 전부터 심한 흉통을 호소하며 목이나 팔로 전이되는 방사통이 있다는 연락을 받고 응급구조사가 출동하였다. 응급구조사가 처치한 항목 중 옳지 않은 것은?

① 환자를 안정시키고 운동을 제한한다.

② 산소를 공급하며 기도유지와 호흡처치를 계속한다.

③ 의사에 의하여 처방된 약(Nitroglycerin)의 복용을 도와준다.

④ 입원이 필요한 환자이므로 입원준비를 시켜 병원으로 이송한다.

⑤ 환자가 가지고 있는 약(Nitroglycerin)의 복용을 도와준다.

0451

57세 남자 환자가 테니스 경기 중 갑자기 가슴이 답답하다고 한다. 관찰결과 급성 심근경색증이 의심된다. 증상과 관련이 없는 것은?

① 흉부 통증과 목이나 팔로 전이되는 방사통

② 부정맥과 실신

③ 호흡곤란 및 폐부종

④ 흉골부위의 통증

⑤ 휴식 혹은 안정 시 흉부통증의 소실

정답 449 ④ 450 ④ 451 ⑤

0452

53세 여자 환자가 1시간 전부터 발생한 흉통으로 쓰러진 채 식은 땀을 흘리고 있었다. 흉통은 점차 심해지고 흉골 아래부위에 위치한다고 한다. 다음 중 가장 적절치 않은 처치는?

① 산소를 공급하고 환자를 안정시킨다.
② 환자를 앉힌 후 심호흡과 흉부 마사지를 계속하라고 한다.
③ 의사의 지시에 따라 Nitroglycerine을 경구로 투여한다.
④ 환자를 의료기관으로 신속히 후송한다.
⑤ 기도를 유지시키고, 호흡을 관찰한다.

0453

급성 심근경색환자에서 심장박동조율술을 시행하여야 하는 경우로 옳은 것은?

① 혈역학적 변화를 초래하는 서맥 (맥박<50회)
② 저혈압을 초래하는 2도 1형 방실차단으로서 아트로핀에 반응하지 않는 경우
③ 전좌각차단
④ 2도 2형 방실차단 또는 완전방실차단
⑤ 모두 맞음

0454

관상동맥질환에 의한 흉통이 의심되는 환자에게 급성 심근경색이나 급사의 발생가능성이 높은 경우에 해당되지 않는 것은?

① 휴식을 취해도 경감되지 않는 지속적인 흉통이 있는 경우
② 폐부종이 동반된 경우
③ 흉통이 니트로글리세린 투여 후 경감된 경우
④ 지속성 심실빈맥이 발생되는 경우
⑤ Troponin-I의 상승

정답 452 ② 453 ⑤ 454 ③

핵심문제

0455

52세 남자가 흉통과 오심을 호소하였으며 니트로글리세린을 3회 설하투여했으나 통증의 감소가 없었다. 심전도 감시상 맥박수 115회/분의 동성빈맥을 보였고, 혈압은 120/80mmHg였다. 산소 3L/min 투여 후 가장 먼저 투여해야 하는 약물과 용량은?

① Atropine 0.5 mg I.V
② Diazepam 5mg I.V
③ Furosemide 20-40mg I.V
④ Morphine sulfate 2-3mg I.V
⑤ Lidocaine 75mg I.V

0456

한 차례의 실신을 주소로 내원한 환자가 지속적인 어지러움을 호소하고 있다. 맥박 분당 40회이며, 심전도상 완전방실차단이 관찰된다. 우선 취해야 할 조치는?

① 경정맥심박조율
② 아트로핀
③ 경피적심박조율
④ 에피네프린 정주
⑤ 도파민 정주

0457

다음 중 서맥을 주소로 내원한 환자에서 응급 경피적 인공심박조율(emergent transcutaneous pacing)이 시행되어야 하는 경우의 조합은?

보기

가. 급성 전벽 심근경색 환자에서 좌각차단이 발생한 경우
나. 분당 심박동수 35회의 동조율서맥을 주소로 내원한 환자가 호흡곤란을 호소하는 경우
다. 완전방실차단 환자에서 분당 30회의 비정상적인 심실수축이 관찰되는 경우
라. 급성 하벽 심근경색 환자에서 2도 1형 방실차단이 발생한 경우

① 가, 나, 다
② 가, 다
③ 나, 라
④ 라
⑤ 가, 나, 다, 라

정답 455 ④ 456 ③ 457 ①

0458

다음은 3시간 전부터 시작된 가슴불안(Chest discomfort)과 palpitation을 주소로 내원한 환자의 ECG 소견(심방세동, Atrial fibrillation)이다. 위와 같은 소견을 보이는 환자의 치료에 있어서 적절하지 못한 설명은?

① 환자가 혈역학적으로 불안정하면 즉시 심장율동전환이 선택되어야 한다.

② 아데노신은 위의 환자에게 투여하기에 부적절한 약물이다.

③ Digitalis가 심박동수 조절을 위해 선택될 수 있다.

④ 울혈성 심부전이 동반되어있는 환자에게 아미오다론은 금기이다.

⑤ 48시간 이상 경과된 환자는 항응고제 요법을 필요로 한다.

0459

조기흥분증후군 환자에서 발생한 심방세동의 치료로서 가장 적합한 약물은?

① verapamil ② Digitalis ③ Beta-blocker

④ Procainamide ⑤ Lidocaine

0460

40세 남자가 심계항진을 주소로 내원하였다. 혈압은 130/80, ECG는 접합부 빈맥(junctional tachycardia)이었다. 심장구축률(심장운동능력)<40%, 이 환자에 대한 처치는?

① 전기적 심조율전환 ② digoxin ③ amiodarone

④ propranolol ⑤ procainamide

정답 458 ④ 459 ④ 460 ③

핵심문제

0461

의식이 없는 상태로 전원된 환자의 직장온도가 29.5℃였으며, 심전도상 심실세동이 관찰되었다. 이 환자의 치료에 관한 내용 중 옳은 것은?

보기
가. 1회의 defibrillation을 한 후에도 심실세동이 계속되면 3회의 defibrillation을 더한다.
나. 30분간의 심폐소생술후에도 심실세동이 계속되면 심폐소생술을 중단한다.
다. 심폐소생술 중에는 3~5분 간격으로 1mg의 epinephrine을 정맥주사한다.
라. 정맥내로 43℃ 정도의 생리식염수를 투여한다.

① 가, 나, 다 ② 가, 다 ③ 나, 라
④ 라 ⑤ 가, 나, 다, 라

0462

다음 중 선택할 초기 에너지가 다른 것 하나는?

① 심방조동(Atrial flutter) ② 심방세동(Atrial fibrillation)
③ 발작성 심실상성 빈맥(PSVT) ④ 단형 심실빈맥(monomorphic VT)
⑤ 다형 심실빈맥(polymorphic VT)

0463

다음 2010 guideline에 의거한 심폐뇌소생술(CPCR, Cardiopulmonary Cerebral Resuscitation) 중 투약에 관련된 내용으로 옳지 않은 것은?

보기
가. Epinephrine 은 CPCR 시 3-5분 간격으로 계속 투여하는 약이다.
나. 기관내로 약을 투여하는 경우에는 정주용량의 2-2.5배를 생리식염수에 mix하여 10ml로 만들어 투여한다.
다. Amiodarone은 심방과 심실의 탈분극 기간과 불응기를 연장시키는 약재로 제세동, CPR, vasopressin 사용 후에도 지속되는 VF/VT에 사용할 수 있다.
라. Atropine은 1mg씩 3-5분 간격으로 투여하는 약으로 최대용량은 3mg이다.

① 가, 나, 다 ② 가, 다 ③ 나, 라
④ 라 ⑤ 가, 나, 다, 라

정답 461 ④ 462 ⑤ 463 ④

0464

호흡을 조절하는 화학수용체를 자극하는 것으로 옳은 것은?

① 산소분압의 감소　② 이산화탄소 분압의 증가
③ 수소이온 농도의 감소　④ 산소분압과 수소이온 농도의 감소
⑤ 산소분압과 수소이온 농도의 감소와 이산화탄소 분압의 증가

0465

호흡의 변형된 형태 중 무기폐(폐확장부전)를 악화시키는 원인으로 옳은 것은?

① 기침　② 재채기　③ 한숨　④ 딸꾹질　⑤ 그렁거림

0466

호흡의 변형된 형태로 옳지 않은 것은?

① 기침　② 재채기　③ 한숨　④ 딸꾹질　⑤ 그렁거림

0467

허파로부터 이물질을 밀어냄으로써 폐쇄된 기도를 보호하려는 호흡의 형태로 옳은 것은?

① 기침　② 재채기　③ 한숨　④ 딸꾹질　⑤ 그렁거림

0468

일반적인 호흡부전에 의한 호흡의 변형된 형태로 옳은 것은?

① 기침　② 재채기　③ 한숨　④ 딸꾹질　⑤ 그렁거림

정답　464 ⑤　465 ③　466 ④　467 ①　468 ⑤

핵심문제

0469

가끔 하벽 심근경색과 연관되는 호흡의 변형된 형태로 옳은 것은?

① 기침 ② 재채기 ③ 한숨 ④ 딸꾹질 ⑤ 그렁거림

0470

환자가 반듯이 누워있을 때 힘든 호흡으로 옳은 것은?

① 기좌호흡 ② 기립성 무호흡 ③ 과호흡
④ 발작성 야간성 호흡곤란 ⑤ 체위호흡

0471

수면 도중에 일어나는 어렵거나 힘든 호흡으로 옳은 것은?

① 기좌호흡 ② 기립성 무호흡 ③ 과호흡
④ 발작성 야간성 호흡곤란 ⑤ 체위호흡

0472

흉부의 촉진이 도움이 되지 않는 것은?

① 피하기종의 존재/부재 ② 편위운동의 대칭/비대칭
③ 기흉의 존재/부재 ④ 편측의 또는 양측의 촉각탕진음의 존재/부재
⑤ 생체불안정의 존재/부재

0473

허파의 외표면 내층의 조직층으로 옳은 것은?

① 점성 흉막 ② 장측 흉막 ③ 벽측 흉막
④ 폐렴의 늑막 ⑤ 실질의 늑막

정답 469 ④ 470 ① 471 ④ 472 ⑤ 473 ②

0474

흉벽의 내표면 내층의 조직층으로 옳은 것은?

① 점성 흉막 ② 장측 흉막 ③ 벽측 흉막
④ 폐렴의 늑막 ⑤ 실질의 늑막

0475

흉막질환 또는 흉막염증과 연관된 비정상적인 마찰음으로 옳은 것은?

① 마른 가죽 문지르는 소리
② 머리카락 문지르는 소리
③ 양쪽 손바닥을 문지를 때 나는 건조하고 거슬리는 소리
④ 정점의 고음
⑤ 휘파람

0476

흉부를 청진할 때 거칠고 덜거덕거리는 소리가 나는 것은 인후와 기관지에 진한 점액 또는 다른 분비물질이 있기 때문이다. 이러한 폐음으로 옳은 것은?

① 코 고는 소리 ② 협착음 ③ 천명음
④ 나음 ⑤ 수포음

0477

거칠고 고도의 정점인 소리가 흡기 시 들리고 상기도 폐쇄 시 나타나는 호흡음으로 옳은 것은?

① 코 고는 소리 ② 협착음 ③ 천명음
④ 나음 ⑤ 수포음

정답 474 ③ 475 ① 476 ④ 477 ②

Q478

흉부를 청진할 때 분비물이 있는 소리가 잘 들리는 호흡음으로 옳은 것은?

① 코 고는 소리 ② 협착음 ③ 천명음
④ 나음 ⑤ 수포음

Q479

응급구조사인 당신은 가족과 레스토랑에서 식사를 하다가 한 여인이 '여보세요, 여보세요'라고 소리치는 것을 들었다. 당신은 한 시야로 건너편에서 소리치는 여인을 가로질러 중간 체형의 중년 남자를 목격한다. 그는 거의 의자에 앉아있고, 보편적인 목매임 징후를 보인다. 그는 청색증을 보이고, 소리를 못 내고, 매우 괴로운 표정을 보인다. 이 상황에서 응급구조사인 당신이 가장 먼저 해야 할 처치로 옳은 것은?

① 6~10회 등 두드리기를 수행한다.
② 6~10회 복부 밀치기를 수행한다.
③ '목에 뭐가 걸렸나요? 기침할 수 있으세요?'라고 묻는다.
④ 구경꾼으로부터 정보를 요청한다.(소리친 여인은 이성을 잃어 작은 도움이 될 것이다.)
⑤ 특정인에게 119에 신고하라고 지시하고, 그의 구강을 손가락으로 쓸어낸다.

Q480

[위 479번 문항 계속] 기도폐쇄 환자의 치료를 진행했다. 10번 복부 밀치기를 시행했으나 기도 상태는 여전히 폐쇄되어 있었다. 그는 갑자기 의식을 잃고 그의 의자에서 미끄러져 내리기 시작했다. 당신은 그를 천천히 바닥에 낮출 수 있다. 당신의 다음 행동으로 옳은 것은?

① 기도를 열고 당신의 입 대 입 환기를 한 번 시도한다.
② 앙와위 자세로 눕히고 6~10회 가슴 밀치기를 수행한다.
③ 앙와위 자세로 눕히고 6~10회 복부 밀치기를 수행한다.
④ 특정한 사람에게 119에 신고하라고 지시한다.
⑤ 바닥에 누워있는 동안 손가락 쓸기로 이물질을 제거한다.

정답 (upside down): 478 ⑤ 479 ③ 480 ④

0481

[위 480번 문항 계속] 기도폐쇄 환자의 기도 상태는 여전히 폐쇄되어 있었다. 다음 단계로 옳은 것은?

① 기도를 열고 당신의 첫 입 대 입 환기를 시도한다.
② 앙와위 자세로 눕히고 6~10회 가슴 밀치기를 수행한다.
③ 앙와위 자세로 눕히고 6~10회 복부 밀치기를 수행한다.
④ 특정한 사람에게 119에 신고하라고 지시한다.
⑤ 바닥에 누워있는 동안 손가락 쓸기로 이물질을 제거한다.

0482

[위 481번 문항 계속] 마지막 수행도 실패하였다. 다음 단계로 옳은 것은?

① 맥박이 있는지 확인해 볼 수 있다.
② 앙와위 자세로 눕히고 6~10회 가슴 밀치기를 수행한다.
③ 앙와위 자세로 눕히고 6~10회 복부 밀치기를 수행한다.
④ 특정한 사람에게 119에 신고하라고 지시한다.
⑤ 기도를 재개방하고 다시 입 대 입 환기를 시도한다.

0483

레스토랑에서 식사를 하는데 여성용 화장실에서 '한 여자가 목을 잡고 의식이 없어요' 라고 소리지르며 한 여인이 뛰쳐나온다. 화장실로 들어가면서 당신은 바닥에 누워있는 비만의 여성을 본다. 명백한 외상은 없고, 심각한 청색증을 보이고 있었다. 당신의 역할로 옳은 것은?

① 맥박을 확인하고 특정인에게 119에 신고하라고 지시한다.
② 호흡을 확인하고 특정인에게 119에 신고하라고 지시한다.
③ 의식수준을 확인하고 특정인에게 119에 신고하라고 지시한다.
④ 6~10회 복부 밀치기를 수행하고 특정인에게 119에 신고하라고 지시한다.
⑤ 6~10회 흉부 밀치기를 수행하고 특정인에게 119에 신고하라고 지시한다.

정답 481 ① 482 ⑤ 483 ③

0484

[위 483번 문항 계속] 이 환자에 대해 환기를 실패했을 때 다음 단계로 옳은 것은?

① 6~10회 복부 밀치기 수행, 그녀의 입안을 손가락 훑기 수행, 기도열기 위한 자세, 그리고 다시 환기를 시도한다.

② 6~10회 흉부 밀치기 수행, 그녀의 입안을 손가락 훑기 수행, 기도열기 위한 자세, 그리고 다시 환기를 시도한다.

③ 그녀의 기도를 재위치시키고 다시 환기를 시도한다.

④ 흉부압박을 시작한다.(흉부압박 또한 '흉부 밀치기'로써 수행하면 아마 기도방해물을 제거할 것이다.)

⑤ 그녀의 입안을 손가락 훑기 수행, 기도열기 위한 자세, 그리고 다시 환기를 시도한다.

0485

[위 484번 문항 계속] 이 환자에 대해 두 번째 환기도 실패했을 때 다음 단계로 옳은 것은?

① 6~10회 복부 밀치기 수행, 그녀의 입안을 손가락 훑기 수행, 기도열기 위한 자세, 그리고 다시 환기를 시도한다.

② 6-10회 흉부 밀치기 수행, 그녀의 입안을 손가락 훑기 수행, 기도열기 위한 자세, 그리고 다시 환기를 시도한다.

③ 그녀의 기도를 재위치시키고 다시 환기를 시도한다.

④ 흉부압박을 시작한다.(흉부압박 또한 '흉부 밀치기'로써 수행하면 아마 기도방해물을 제거할 것이다.)

⑤ 그녀의 입안을 손가락 훑기 수행, 기도열기 위한 자세, 그리고 다시 환기를 시도한다.

0486

호흡상피에 있는 세포가 점액을 많이 분비하여 객담이 많이 발생되는 질환으로 옳은 것은?

① 폐기종　② 만성 기관지염　③ 천식

④ 만성 기관지염과 천식　⑤ 폐기종, 만성 기관지염과 천식

정답 484 ③ 485 ④ 486 ②

0487

허파꽈리 저환기 발생과 가스교환이 감소하는 질환으로 옳은 것은?

① 폐기종　② 만성 기관지염　③ 천식
④ 만성 기관지염과 천식　⑤ 폐기종, 만성 기관지염과 천식

0488

호기 때 입술 오므린 호흡(훅불기)을 하는 질환으로 옳은 것은?

① 폐기종　② 만성 기관지염　③ 천식
④ 만성 기관지염과 천식　⑤ 폐기종, 만성 기관지염과 천식

0489

씨근거리는 소리를 동반하는 질환으로 옳은 것은?

① 폐기종　② 만성 기관지염　③ 천식
④ 만성 기관지염과 천식　⑤ 폐기종, 만성 기관지염과 천식

0490

폐렴을 일으키는 원인으로 옳은 것은?

① 박테리아 감염　② 바이러스　③ 진균류
④ 박테리아와 바이러스 감염　⑤ 박테리아, 바이러스, 진균류 감염

0491

폐렴의 징후와 증상으로 옳지 않은 것은?

① 열, 오한, 그리고 쇠약　② 생산적 기침　③ 흉통과 빈맥
④ 술통형 가슴과 청색증　⑤ 쌕쌕거림과 상복부 통증

정답　487 ④　488 ①　489 ⑤　490 ⑤　491 ④

0492

폐렴 환자의 관리방법으로 옳지 않은 것은?

① 고유량 산소 공급
② 분무 기관지 확장제의 투여
③ 심장 모니터링
④ 발열환자에게 겨드랑이와 서혜부에 얼음주머니 적용
⑤ 정상적인 수분 제공

0493

일산화탄소중독 시 저산소증을 유발하는 원인으로 옳은 것은?

① 산소보다 더욱 강하게 일산화탄소가 헤모글로빈과 결합하기 때문이다.
② 산소흡입을 방해하기 때문이다.
③ 산소분자의 농도를 변화시키고 의식을 소실시키기 때문이다.
④ 산소보다 더욱 강하게 일산화탄소가 헤모글로빈과 결합하며, 산소분자의 농도를 변화시키고 의식을 소실시키기 때문이다.
⑤ 산소보다 더욱 강하게 일산화탄소가 헤모글로빈과 결합하며, 산소흡입을 방해하고, 산소분자의 농도를 변화시키며 의식을 소실시키기 때문이다.

0494

일산화탄소중독 현상인 체리색 붉은 피부에 관한 설명으로 옳은 것은?

① 의식소실 전 황홀감이 생긴 후에 발생
② 의식소실 전 두통이 생긴 후에 발생
③ 의식소실 바로 직전에 발생
④ 중독의 후기 증상으로 의식소실 후에 잘 발생
⑤ 사후에 발생

정답 492 ④ 493 ① 494 ④

0495

일산화탄소중독에 관한 설명으로 옳지 않은 것은?

① 일산화탄소중독 환자의 치료 우선순위는 처음 치료제공자이다.

② 산소를 제공하기 전 환자를 중독환경에서 나오게 하는 것이다.

③ 일산화탄소중독 환자가 COPD 환자일지라도 고농도의 산소를 제공한다.

④ 습화된 기관지확장제를 주는 것은 일산화탄소중독 환자에게 효과적으로 산소를 제공하는 방법이다.

⑤ 환자는 고압산소치료기가 있는 병원으로 이송한다.

0496

폐동맥 색전증을 유발시키는 원인으로 옳지 않은 것은?

① 공기 ② 지방 ③ 암모니아수

④ 혈관주삿바늘의 플라스틱 조각 ⑤ 분자가 큰 포도당

0497

증상과 징후가 다양하더라도 환자에게 폐색전증이 있을 때 나타나는 것으로 옳은 것은?

① 흉통이 있든 없든 극심한 호흡곤란이 갑작스럽게 발생했다고 보고됨

② 객혈, 빈맥, 빈호흡

③ 경정맥 팽대 또는 저혈압

④ 흉통이 있든 없든 극심한 호흡곤란이 갑작스럽게 발생하고 객혈, 빈맥, 빈호흡

⑤ 흉통이 있든 없든 극심한 호흡곤란이 갑작스럽게 발생하고 객혈, 빈맥, 빈호흡, 경정맥 팽대 또는 저혈압

정답 495 ④ 496 ⑤ 497 ⑤

0498

폐색전증 환자를 위한 적절한 치료로 옳지 않은 것은?

① 5% 포도당(TKO)

② 락데이트링거액 또는 생리식염수를 환자의 정상혈압에 맞추어 정맥주사

③ 기관내삽관을 준비하고 양압환기를 제공한다

④ 심폐소생술을 실시할 준비를 한다

⑤ 중환자 치료 병원으로 즉시 이송한다

0499

많은 응급환자가 과환기를 호소하는 경우가 많은데, 불안으로 야기되어진 과환기의 특성으로 옳은 것은?

① 동맥혈 이산화탄소분압을 감소시킴, 알칼리혈증에서 호흡

② 동맥혈 산소분압을 감소시킴, 알칼리혈증에서 호흡

③ 동맥혈 산소분압을 증가시킴, 산증에서 호흡

④ 동맥혈 이산화탄소분압을 감소시킴, 산증에서 호흡

⑤ 동맥혈 이산화탄소분압을 증가시킴, 산증에서 호흡

0500

불안을 야기시키는 과환기증후군의 증상과 징후로 옳지 않은 것은?

① 경련의 발생

② 흉통의 호소

③ 입 또는 손가락의 욱신거림 또는 마비 호소

④ 나음, 수포음, 천명음

⑤ 손발연축

정답 498 ① 499 ① 500 ④

0501

불안을 야기시키는 과환기증후군이 의심되는 환자에게 산소투여법으로 옳은 것은?

① 맥박산소측정기의 이용이 불가능할 때, 비재호흡마스크로 분당 12~15L 허용

② 맥박산소측정기의 이용이 가능할 때, 맥박산소측정기에서 90% 이하로 떨어질 때까지 이산화탄소를 재호흡하기 위해 종이봉지를 사용해야 한다.

③ 맥박산소측정기의 이용이 가능할 때, 맥박산소측정기에서 90% 이하로 떨어질 때까지 이산화탄소 재호흡을 비재호흡마스크로 허락한다.

④ 맥박산소측정기의 이용이 가능할 때, 맥박산소측정기가 90%이하로 떨어지면 비재호흡마스크로 산소를 분당 4L를 제공한다.

⑤ 맥박산소측정기의 이용이 불가능할 때, 환자의 의식수준 또는 청색증이 나아질 때까지 비강캐뉼라로 산소를 분당 2L를 제공한다.

0502

환자의 의식을 변화시키는 기질적인 질환이 아닌 것은?

① 기생충증 ② 뇌내출혈 ③ 저혈당
④ 퇴행성 뇌병변 ⑤ 뇌종양

0503

의식을 변화시키는 독성-대사성 원인이 아닌 것은?

① 저산소증 ② 뇌내출혈 ③ 고혈당
④ 신부전 ⑤ 티아민 결핍

0504

환자의 의식상태 평가를 나타내는 용어로 옳은 것은?

① AVPU ② DECAP-BTLS ③ OPQRST-ASPN
④ AVPU, DECAP-BTLS ⑤ AVPU, DECAP-BTLS, OPQRST-ASPN

정답 501 ① 502 ③ 503 ② 504 ①

0505

뇌기능과 의식상태를 평가하는 방법이 아닌 것은?

① 언어의 질 ② 시간에 대한 기억 ③ 정서
④ 걸음걸이 ⑤ 말초동맥포화도

0506

AEIOU-TIPS가 의미하는 것은?

① 언어의 질 평가
② 의식소실의 원인 평가
③ 제9번 뇌신경 평가
④ 언어의 질 평가와 의식소실의 원인 평가
⑤ 언어의 질 평가와 제9번 뇌신경 평가

0507

AEIOU-TIPS에서 'U'의 의미로 옳은 것은?

① 발성 능력 ② 요독증 ③ 동공상태
④ 발성 능력과 요독증 ⑤ 발성 능력과 동공상태

0508

의식변화가 있는 환자를 위한 처치 방법으로 옳지 않은 것은?

① 5% 포도당 정주(TKO)
② 저혈당이 있다면 50% 포도당 정주
③ 응급구조사는 저혈당인지 확인하기 위해 저혈당이 있다면 50% 포도당 정주
④ 만약을 복용한 환자라는 의심이 되면 날록손 투여
⑤ 알코올중독이나 저영양상태가 의심되면 티아민을 투여

정답 505 ⑤ 506 ② 507 ② 508 ①

0509

뇌혈관사고(cerebrovascular accident, CVA) 원인으로 옳지 않은 것은?

① 뇌혈관의 공기색전으로 인한 폐쇄
② 파열된 흉부대동맥
③ 뇌혈관 동맥경화로 인한 폐쇄
④ 지주막하출혈
⑤ 뇌혈관의 혈전으로 인한 폐쇄

0510

뇌혈관사고(cerebrovascular accident, CVA) 유발 요소로 옳지 않은 것은?

① 고혈압
② 당뇨
③ 경골골절
④ 경구피임약 사용
⑤ 겸상세포질환

0511

뇌혈관사고(cerebrovascular accident, CVA) 증상으로 옳지 않은 것은?

① 언어이해와 의사소통이 어려움
② 비정장적인 두통
③ 양측 손과 다리의 통증 무감각
④ 시야 변화
⑤ 한쪽 다리 허약감으로 보행장애

0512

CPSS(Cincinnati Prehospital Stroke Scale)에서 안면처짐과 팔처짐을 설명한 것으로 옳지 않은 것은?

① 오른쪽 뇌혈관 질환 대부분 환자들은 왼쪽 안면처짐이 나타난다.
② 왼쪽 안면처짐은 뇌혈관 질환 환자의 특징이 아니다.
③ 팔처짐을 평가하는 방법은 바로 서서 양팔을 나란히 한다.
④ 양팔이 동시에 내려오면 뇌혈관사고(cerebrovascular accident, CVA) 환자가 아닐 가능성이 높다.
⑤ 10초 이내에 한쪽 팔이 내려오면 뇌혈관사고(cerebrovascular accident, CVA) 환자일 가능성이 높다.

정답 509 ② 510 ③ 511 ③ 512 ②

0513

CPSS(Cincinnati Prehospital Stroke Scale)을 빨리 평가하는 방법 중 환자에게 요구하는 질문으로 옳은 것은?

① '나무를 베는 기계가 나무를 얼마나 벨 수 있나요?'
② '마레는 오트를 먹고, 작은 양은 아이비를 먹어요.'
③ '내 강아지는 벼룩이 있어요.'
④ '당신은 고양이울음을 내고 있어요.'
⑤ '당신은 늙은 개에게 새로운 묘기를 가르칠 수 없어요.'

0514

LAPSS(Los Angeles Prehospital Stroke Screen)에 관한 설명으로 옳지 않은 것은?

① LAPSS를 사용할 경우, 의식변화의 원인(저혈당, 경련, 간질의 경력)이 규명되어야 한다.
② 휠체어를 사용하는 환자인지 아닌지는 LAPSS 요소이다.
③ 침상에 누워지내는 환자인지 아닌지는 LAPSS 요소이다.
④ CVA환자를 평가할 경우, 나이는 LAPSS 요소이다.
⑤ CVA환자를 규명하기 위해서는 CPSS보다 LAPSS가 덜 유용하다.

0515

2005 AHA GUIDELINE에 의한 뇌혈관사고(cerebrovascular accident, CVA) 환자의 처치방법으로 옳지 않은 것은?

① SPO_2 92% 이하 저산소증 CVA환자에게 산소를 제공한다.
② CVA 환자 중 저산소증이 아닌 경우에는 산소제공을 하지 않는다.
③ 모든 CVA환자에게 산소를 제공한다.
④ CVA환자가 경련을 하였을 경우, 경련 치료방법을 적용한다.
⑤ 정상혈압을 유지하기 위해 생리식염수를 투여한다.

정답 513 ⑤ 514 ⑤ 515 ②

0516

50% 포도당을 뇌혈관사고(cerebrovascular accident, CVA) 환자에게 투여하는 이유로 옳은 것은?

① 응급구조사는 저혈당인지 확인하기 위해 50%포도당을 투여한다.

② 급성 고혈당 CVA환자는 50% 포도당을 투여하면 정상혈당 환자들과 비교한 임상결과가 호전된 것으로 나타났다.

③ 고혈당이 원인이 된 급성 CVA환자는 정상혈당 환자보다 임상결과가 더 나쁘지 않다.

④ 고장액 수액이므로 뇌압을 하강시켜준다.

⑤ 모두 옳다.

0517

일과성 허혈발작(Transient Ischemic attacks, TIAs)은 뇌기능의 신경학적 결손이 뇌혈관사고(cerebrovascular accident, CVA)와 같은 증상을 나타낸다. 주로 지속되는 시간으로 옳은 것은?

① 3~5분 ② 7~10일

③ 몇 시간마다 2~3분 발생하지만 24시간 내 해결된다.

④ 3~4일 ⑤ 1시간 이내

0518

일과성 허혈발작(Transient Ischemic attacks, TIAs)과 뇌혈관사고(cerebrovascular accident, CVA)의 병원전 처치에 관한 설명으로 옳지 않은 것은?

① TIA 징후와 증상은 대개 느리고 점차적이며 즉흥적이다.

② CVA 징후와 증상은 대개 빠르고 격렬하고 즉흥적이다.

③ 실제적으로 TIA와 CVA 사이에 차이점을 찾는 것은 불가능하다.

④ 모든 TIA 환자들은 CVA 환자들처럼 다루어져야 한다.

⑤ 모든 TIA 환자들은 갑작스럽게 발전되는 CVA위험에 유의해야 한다.

정답 516 ① 517 ③ 518 ①

0519

일과성 허혈발작(Transient Ischemic attacks, TIAs)과 뇌혈관사고(cerebrovascular accident, CVA) 환자들의 처치로 옳지 않은 것은?

① 적극적으로 기도유지가 필요할 때는 흡인과 기도삽관을 시행한다.

② 환자가 무호흡 또는 호흡이 불규칙이면 흉부압박을 시행한다.

③ 환자가 무의식 또는 저혈당이라면 즉시 이송한다.

④ 비록 자발적으로 호흡하는 환자가 말할 수 없고 무의식상태처럼 보일지라도 처치에 대해 설명한다.

⑤ 환자가 무의식상태가 아니라면 천천히, 조용히 그리고 안전하게 병원으로 이송하는 것은 환자가 당황하는 것을 예방할 것이다.

0520

병원 전 응급처치에서 일과성 허혈발작(Transient Ischemic attacks, TIAs)과 뇌혈관사고(cerebrovascular accident, CVA) 환자를 다룰 때의 처치로 옳은 것은?

① IV 확보 (D_5W, TKO)

② IV, D_5W 치료(저혈당)

③ 알코올중독에 빠진 환자에게는 티아민을 투여

④ IV, D_5W 치료(저혈당), 알코올중독에 빠진 환자에게는 티아민을 투여

⑤ IV 확보(D_5W, TKO), IV, D_5W 치료(저혈당), 알코올중독에 빠진 환자에게는 티아민을 투여

0521

발작 발생의 원인으로 옳은 것은?

① 저산소증, 저혈당, 갑염 또는 다른 신진대사 장애

② CVA와 TIA 또는 다른 혈관 장애

③ 머리 외상

④ 독 노출, 알코올 또는 약물오용

⑤ 특발 간질

정답 519 ⑤ 520 ④ 521 ⑤

MeMo

0522

의식소실을 일으키고 소변 또는 대변의 실금을 동반하는 발작으로 옳은 것은?

① 잭슨간질 ② 정신운동 간질 ③ 대발작
④ 히스테리성 간질 ⑤ 소발작

0523

짧은 지속과 운동근육활동의 부족 때문에 눈에 띄지 않게 발생되는 발작으로 옳은 것은?

① 잭슨간질 ② 정신운동 간질 ③ 대발작
④ 히스테리성 간질 ⑤ 소발작

0524

분노나 예기치 못한 행동의 설명할 수 없는 공격성을 보이는 발작 형태로 옳은 것은?

① 잭슨간질 ② 정신운동 간질 ③ 대발작
④ 히스테리성 간질 ⑤ 소발작

0525

신체 한 부분의 통제할 수 없는 움직임이 특징인 발작으로 옳은 것은?

① 잭슨간질 ② 정신운동 간질 ③ 대발작
④ 히스테리성 간질 ⑤ 소발작

정답 522 ③ 523 ⑤ 524 ② 525 ①

MeMo

핵심문제

0526

초점 운동 또는 초점감각의 발작으로 알려진 어떤 발작은 그 몸에 한 면을 통제하지 못하는 특징을 나타낸다. 전신 발작을 일으킬 수도 있고, 일으키지 않을 수도 있는 발작으로 옳은 것은?

① 잭슨간질 ② 정신운동 간질 ③ 대발작
④ 히스테리성 간질 ⑤ 소발작

0527

복잡한 부분적인 발작은 의식손실을 동반하지 않는다. 그들은 바뀌어진 성격 상태의 특징을 갖고, 비틀거리고 목적이 없이 움직이고, 자동적으로 행동을 하는 특징을 갖는다. 이러한 발작으로 옳은 것은?

① 잭슨간질 ② 정신운동 간질 ③ 대발작
④ 히스테리성 간질 ⑤ 소발작

0528

간단한 부분적 운동처럼 나타나는 발작 형태로 옳은 것은?

① 잭슨간질 ② 정신운동 간질 ③ 대발작
④ 히스테리성 간질 ⑤ 소발작

0529

관자엽 발작이 보여주는 특별한 금속 맛을 무엇이라 하는가?

① 청각의 향기 ② 시각의 향기 ③ 후각의 향기
④ 맛의 향기 ⑤ 촉각의 향기

정답 526 ① 527 ② 528 ① 529 ④

0530

발작의 특별한 양상과 지속시간은 환자마다 다양하지만, 발작과정은 기본적으로 같다. 발작과정으로 옳은 것은?

보기
1. 의식손실 2. 간헐성 경련의 양상 3. 몸을 강하게 하는 양상
4. 발작후기 5. 턱 굳게 다무는 것

① 1, 2, 3, 4, 5 ② 1, 2, 3, 5, 4 ③ 5, 1, 2, 3, 4
④ 1, 2, 5, 3, 4 ⑤ 1, 3, 5, 2, 4

0531

발작 치료제가 아닌 것은?

① 페노바르비탈 ② 카르바마제핀 ③ 사이클벤자프린
④ 발프로 인산 ⑤ 페니토인

0532

항경련약으로 상표명이 Dilantin인 약물로 옳은 것은?

① 페노바르비탈 ② 카르바마제핀 ③ 사이클벤자프린
④ 발프로 인산 ⑤ 페니토인

0533

삼환식 항경련제인 Tegretol의 일반적인 이름으로 옳은 것은?

① 페노바르비탈 ② 카르바마제핀 ③ 사이클벤자프린
④ 발프로 인산 ⑤ 페니토인

정답 530 ⑤ 531 ③ 532 ⑤ 533 ②

0534

중첩성 간질의 정의로 옳은 것은?

① 30분 안에 두 번 또는 그 이상의 발작 발생

② 1시간 안에 두 번 또는 그 이상의 발작 발생

③ 두 번 또는 그 이상의 발작 사이에 의식이 없는 발작

④ 10분 안에 두 번 또는 그 이상의 발작 발생

⑤ 두 번 또는 그 이상의 발작 사이에 의식이 있는 발작

0535

중첩성 간질이 생명을 위협하는 이유로 옳은 것은?

보기

가. 호흡정지　　나. 호흡대사성 산증

다. 심한 고혈압 또는 두개내 압력 증가　　라. 심박동 감소

① 가, 나, 다　　② 가, 다　　③ 나, 라

④ 라　　⑤ 가, 나, 다, 라

0536

중첩성 간질의 가장 흔한 원인으로 옳은 것은?

① 두부외상　　② 항경련제 처방으로 인한 쇠약

③ 뇌염병변　　④ 저혈당　　⑤ 심혈관 질환

0537

중첩성 간질의 처치로 옳은 것은?

① D_5W IV TKO , 혈당수치 측정

② 5~10mg 디아제팜 IV

③ 저혈당이면 25grams D_5W IV

④ 5~10mg 디아제팜 IV, 저혈당이면 25grams D_5W IV

⑤ D_5W IV TKO , 혈당수치 측정, 5~10mg 디아제팜 IV, 저혈당이면 25grams D_5W IV

정답　534 ③　535 ①　536 ②　537 ④

0538

실신에 대한 설명으로 옳지 않은 것은?

① 부정맥 또는 부적절한 심기능을 야기할 수 있다.

② 저혈당을 야기할 수 있다.

③ 뇌졸중 또는 국소빈혈을 야기할 수 있다

④ 정신성 실신은 1~10분간의 의식소실을 야기할 수 있다.

⑤ 신경학적 검사에서 원인이 확실하지 않을 경우는 특발성으로 고려해 본다.

0539

알레르기반응의 병태 생리학적 설명으로 옳지 않은 것은?

① 과민반응은 약과 화학약품에 따라 1시간 또는 하루까지 노출이 발생하지 않을 수 있다.

② 즉각적인 과민반응은 지연 과민반응보다 격심할 수 있다.

③ 과민반응은 세포면역으로써 발생이 지연되고 항원-항체작용은 포함되지 않는다.

④ 즉각적인 과민반응은 항원이 개인의 몸에 침투하였을 때 바로 나타난다.

⑤ 즉각적인 과민방응은 개인에게 항원이 먼저 노출되고 그 후에 항체가 과장되게 노출되었을 때 발생한다.

0540

약물 노출로 인해 잘 일어나는 알레르기반응으로 옳은 것은?

① 통제되지 않는 약물 사용

② 약물 흡입

③ 아세트아미노펜(진통, 해열제) 섭취

④ 비타민 그리고 건강보조제의 통제되지 않는 사용

⑤ 항생제

정답 538 ④ 539 ④ 540 ⑤

MeMo

핵심문제

0541

두 번째로 잘 일어나는 알레르기반응으로 옳은 것은?

① 독성 섭취 ② 알레르기 항원 흡입 ③ 식중독
④ 곤충 물림 ⑤ 라텍스 생성물 노출

0542

벌목으로써 알레르기 유발 곤충으로 옳은 것은?

① 말벌 ② 꿀벌 ③ 불개미
④ 말벌과 꿀벌 ⑤ 말벌과 꿀벌 및 불개미

0543

알레르기반응의 화학 매개체인 히스타민의 효과로 옳은 것은?

① 위산 분비 증가 ② 장운동 증가 ③ 기관지 확장
④ 혈관확장 ⑤ 모세혈관 침투 증가

0544

알레르기반응 또는 아나팔락시스는 일반적으로 피부의 부종을 발생할 수도 있다. 머리, 목, 얼굴, 상기도에서 주로 발생하는 증상으로 옳은 것은?

① 신경혈관부종 ② 두드러기 ③ 복수
④ 사망전 신경성 부종(agonalneurotic edema)
⑤ 맥관성 기저부종(vasobasilar edema)

정답 541 ④ 542 ⑤ 543 ③ 544 ①

0545

혈관확장과 관련하여 나타나는 알레르기반응은 하얀 중심이 있거나 없는 붉은 반점이 돋을 수 있다. 이러한 혈관확장과 관계된 용어로 옳은 것은?

① 혈관부종 ② 두드러기 ③ 전방출혈
④ 폴립 ⑤ 혈관신경장애

0546

알레르기반응으로 '담마진' 이 발생하는 경우로 옳은 것은?

① 혈관부종 ② 두드러기 ③ 전방출혈
④ 폴립 ⑤ 혈관신경장애

0547

아나팔락시스 알레르기반응의 증상과 징후로 옳은 것은?

① 호흡곤란, 재채기, 기침, 협착음 ② 천명음, 나음 또는 모든 호흡기 폐쇄
③ 말초의(신경의) 혈관수축 ④ 빈맥, 고혈압
⑤ 복부경련, 오심, 구토, 설사

0548

급성 아나팔락시스의 증상과 징후로 옳은 것은?

① 두통 ② 경련 ③ 청색증
④ 얼굴부종 ⑤ 발의 오목부위 부종

정답 545 ② 546 ② 547 ③ 548 ⑤

0549

아나팔락시스 환자에 대한 기도처치로 옳지 않은 것은?

① 갑자기 절박한 협착음이 기도에 발생하면 기관내삽관이 필요하다.

② 아나팔락시스는 빈번이 후두과민의 원인이고 후두연축으로 기도 도수조작이 필요하다.

③ 후두연축의 원인으로 아나팔락시스 환자가 환기할 때 구인두기도기 또는 가장 큰 비인두 기도기를 사용한다.

④ 아나필락시스의 부작용으로 후두경련이 흔히 나타나고 에피네프린은 항히스타민 작용으로 후두경련을 완화시키므로 기관내삽관은 정맥로 확보와 약물투여 후에 실시한다.

⑤ 후두 경련과 부종으로 기관내삽관이 실패하였다면, 갑상윤상막절개술과 다른 외과적인 방법을 고려한다.

0550

아나팔락시스 치료수액으로 옳은 것은?

① lactated ringers solution

② Normal Saline (0.9 sodium chloride)

③ D_5W

④ lactated ringers solution과 Normal Saline (0.9 sodium chloride)

⑤ lactated ringers solution과 Normal Saline (0.9 sodium chloride) 및 D_5W

0551

생명을 위협하는 아나팔락시스를 치료할 때 가장 중요한 순서는?

보기

1. epinephrine 1:1000
2. epinephrine 1:10000
3. dexamethasone methylprednisolone 또는 hydrocortisone
4. diphenhydramine
5. B-adrenergic 항원 흡입

① 1, 4, 3, 5 ② 2, 4, 5, 3 ③ 1, 2, 3, 4, 5

④ 1, 3, 5 ⑤ 2, 3, 4, 5

정답 549 ④ 550 ④ 551 ②

0552

알레르기반응(과민반응) 시 에피네프린 1:1,000의 투여량은?

① 0.3~0.5mg IM
② 0.3~0.5mg IV
③ 3~5ml SQ
④ 0.3~0.5mg IM 또는 0.3~0.5mg IV
⑤ 0.3~0.5mg IV 또는 3~5ml SQ

0553

알레르기반응(과민반응) 시 반응하는 에피네프린 1:10,000의 투여량은?

① 0.3~0.5mg IM
② 0.3~0.5mg IV
③ 0.1mg IV를 천천히 (5분 초과)
④ 0.3~0.5mg IM 또는 0.3~0.5mg IV
⑤ 0.3~0.5mg IV 또는 0.1mg IV를 천천히 (5분 초과)

0554

알레르기 환자나 아나필락시스로 인한 심정지 환자의 에피네프린 IV 투여에 관한 내용으로 옳지 않은 것은?

① 아나필락시스를 위해 에피네프린 IV 투여 시, 과량투여하면 치명적이라는 사건들이 보고되었다.
② 베타차단제 사용 환자는 심한 아나필락시스 고통의 위험이 크며, 적은 용량의 에피네프린에 반응하지 않을 수 있다.
③ 베타차단제 사용 환자는 표준 에피네프린 투여에도 기이성 반응으로 고생할지 모른다.
④ 만일 저혈압이 에피네프린 투여에도 치료되지 않으면, 적극적인 수액소생술은 폐부종을 유발할지도 모르고, 명확한 금기이다.
⑤ 에피네프린 투여의 '고용량' 처방(1-3mg IV, 이어서 3분 3-5mg IV, 이어서 3분 4-10μg/min infusion)은 아나필락시스에 기인하는 베타차단제 과량투여, 또는 칼슘 채널 차단제 과량투여를 제외한 심정지 상황의 금기이다.

정답 552 ① 553 ③ 554 ④

0555

저혈압성 아나필락시스 치료를 위해 에피네프린을 혼합하는 방법으로 옳은 것은?

① 1mg의 에피네프린 1:10을 250ml D_5W에 추가하라.

② 2.5mg 에피네프린 1:1을 250ml D_5W에 추가하라.

③ 1mg의 에피네프린 1:1을 1000ml NS 또는 D_5W에 추가하라.

④ 1mg의 에피네프린 1:1을 500ml NS 또는 D_5W에 추가하라.

⑤ 1mg의 에피네프린 1:1을 250ml NS 또는 D_5W에 추가하라.

0556

당뇨의 원인으로 옳은 것은?

① 인슐린 부족

② 부적절한 인슐린

③ 인슐린 과잉

④ 인슐린 부족과 부적절한 인슐린

⑤ 인슐린 부족과 부적절한 인슐린 및 인슐린 과잉

0557

인슐린 부족 시 신체의 반응으로 옳은 것은?

① 지방대사를 즉시 시작하여 세포 안으로 들어갈 수 있는 당분을 모두 차단한다.

② 세포내로 들어갈 당분이 없다.

③ 세포가 요구하는 열량을 채우지 못한다.

④ 세포내로 글리코겐을 가지고 오기 위해 삼투압작용을 일으킨다.

⑤ 세포내로 글리코겐을 가지고 오기 위해 확산작용을 일으킨다.

정답 555 ④ 556 ④ 557 ③

0558

케톤체가 형성되는 과정으로 옳은 것은?

① 합성된 포도당을 글리코겐으로 변화시키는 정상적인 대사작용

② 합성된 포도당을 글리코겐으로 변화시키는 비정상적인 대사작용

③ 지방세포가 글리코겐 형태로 변화되는 정상적인 합성작용

④ 지방산이 글리코겐으로 합성되는 과정

⑤ 지방산의 이화작용

0559

제1형 당뇨병에 관한 설명으로 옳지 않은 것은?

① 인슐린 분비가 거의 되지 않는다.

② 인슐린 분비가 되지 않는다.

③ 인슐린 의존성 당뇨이다.

④ 제2형 당뇨보다 적게 발생한다.

⑤ 성인형 당뇨라고 부른다.

0560

제2형 당뇨병에 관한 설명으로 옳지 않은 것은?

① 인슐린 분비량이 중간 정도 된다.

② 체세포가 인슐린에 대한 반응이 감소되어 있다.

③ 인슐린 비의존성 당뇨이다.

④ 당뇨 케톤산증 응급은 제2형이 많다.

⑤ 고혈당 고삼투성 비케톤증 당뇨성 응급은 제2형이 적다.

정답 558 ⑤ 559 ⑤ 560 ⑤

핵심문제

0561

고혈당 고삼투성 비케톤증 (HHNK) 당뇨성 응급에 관한 설명으로 옳지 않은 것은?

① 인슐린은 고혈당 고삼투성 비케톤증 당뇨성 응급상황에 활동을 한다.

② 글루카곤은 고혈당 고삼투성 비케톤증 당뇨성 응급상황에 활동을 한다.

③ 삼투성 이뇨작용은 고혈당 고삼투성 비케톤증(HHNK) 당뇨성 응급환자에게 심각한 탈수를 야기한다.

④ 기립성 저혈압은 고혈당 고삼투성 비케톤증(HHNK) 당뇨성 응급환자의 중요한 증상이다.

⑤ 당뇨성 케톤산증 환자의 치사율은 고혈당 고삼투성 비케톤증(HHNK) 당뇨성 응급환자보다 높다.

0562

고혈당(1,000mg/dL 이상) 환자를 측정할 수 있는 방법으로 옳은 것은?

보기

가. 당뇨성 케톤산증　　나. 저혈당

다. 고혈당 고삼투성 비케톤증(HHNK) 당뇨성 응급

① 가, 나　② 나, 다　③ 가　④ 나　⑤ 다

0563

의식이 혼미하거나 무의식 환자일 가능성이 있는 경우는?

보기

가. 당뇨성 케톤산증　　나. 저혈당

다. 고혈당 고삼투성 비케톤증(HHNK) 당뇨성 응급

① 가, 나　② 나, 다　③ 가　④ 나　⑤ 다

정답　561 ⑤　562 ⑤　563 ①

0564

당뇨성 응급 징후와 12시간~24시간 경과 후 증상이 나타나는 경우로 옳은 것은?

보기
가. 당뇨성 케톤산증　　　나. 저혈당
다. 고혈당 고삼투성 비케톤증(HHNK) 당뇨성 응급

① 가, 나　② 나, 다　③ 가　④ 나　⑤ 다

0565

당뇨성 응급의 증상과 징후가 수일 후에 발생하는 경우로 옳은 것은?

보기
가. 당뇨성 케톤산증　　　나. 저혈당
다. 고혈당 고삼투성 비케톤증(HHNK) 당뇨성 응급

① 가, 나　② 나, 다　③ 가　④ 나　⑤ 다

0566

당뇨성 응급의 증상과 징후로 옳은 것은?

보기
가. 당뇨성 케톤산증　　　나. 저혈당
다. 고혈당 고삼투성 비케톤증(HHNK) 당뇨성 응급

① 가, 나, 다　② 가, 다　③ 가　④ 나　⑤ 다

0567

과도한 수분섭취, 다뇨, 다식의 증상과 관련이 있는 것은?

보기
가. 당뇨성 케톤산증　　　나. 저혈당
다. 고혈당 고삼투성 비케톤증(HHNK) 당뇨성 응급

① 가, 나, 다　② 가, 다　③ 나, 다　④ 나　⑤ 다

정답　564 ③　565 ⑤　566 ④　567 ②

핵심문제

0568

다음, 다뇨, 다식을 의미하는 의학용어는?

① megaimbibo, multiliquidus, multiamplus

② hyperimbibo, hyperliquidus, hyperamplus

③ hyperdipsia, multiuria, polyamplus

④ polyimbibo, polyuria, polydipsia

⑤ polyimbibo, polyuria, polyphagia

0569

복통과 관련이 있는 것은?

보기
가. 당뇨성 케톤산증　　나. 저혈당
다. 고혈당 고삼투성 비케톤증(HHNK) 당뇨성 응급

① 가, 나, 다　② 가, 다　③ 가　④ 나　⑤

0570

두통과 관련이 있는 것은?

보기
가. 당뇨성 케톤산증　　나. 저혈당
다. 고혈당 고삼투성 비케톤증(HHNK) 당뇨성 응급

① 가, 나, 다　② 가, 다　③ 가　④ 나　⑤

0571

빈맥과 관련이 있는 것은?

보기
가. 당뇨성 케톤산증　　나. 저혈당
다. 고혈당 고삼투성 비케톤증(HHNK) 당뇨성 응급

① 가, 나, 다　② 가, 다　③ 가　④ 나　⑤

정답　568 ⑤　569 ③　570 ④　571 ①

0572

차갑고 발한이 있는 증상과 관련이 있는 것은?

> 보기
> 가. 당뇨성 케톤산증　　　　나. 저혈당
> 다. 고혈당 고삼투성 비케톤증(HHNK) 당뇨성 응급

① 가, 나, 다　② 가, 다　③ 가　④ 나　⑤ 다

0573

따뜻하고 건조한 피부와 관련이 있는 것은?

> 보기
> 가. 당뇨성 케톤산증　　　　나. 저혈당
> 다. 고혈당 고삼투성 비케톤증(HHNK) 당뇨성 응급

① 가, 나, 다　② 가, 다　③ 가　④ 나　⑤ 다

0574

쿠스마울 호흡과 관련이 있는 것은?

> 보기
> 가. 당뇨성 케톤산증　　　　나. 저혈당
> 다. 고혈당 고삼투성 비케톤증(HHNK) 당뇨성 응급

① 가, 나, 다　② 가, 다　③ 가　④ 나　⑤ 다

0575

과일향, 아세톤향 호흡과 관련이 있는 것은?

> 보기
> 가. 당뇨성 케톤산증　　　　나. 저혈당
> 다. 고혈당 고삼투성 비케톤증(HHNK) 당뇨성 응급

① 가, 나, 다　② 가, 다　③ 가　④ 나　⑤ 다

정답　572 ④　573 ②　574 ③　575 ③

0576

당뇨성 응급 발작과 관련이 있는 것은?

보기
가. 당뇨성 케톤산증　　나. 저혈당
다. 고혈당 고삼투성 비케톤증(HHNK) 당뇨성 응급

① 가, 나, 다　② 가, 다　③ 가　④ 나　⑤ 다

0577

구토 증상이 없는 것과 관련이 있는 것은?

보기
가. 당뇨성 케톤산증　　나. 저혈당
다. 고혈당 고삼투성 비케톤증(HHNK) 당뇨성 응급

① 가, 나, 다　② 가, 다　③ 가　④ 나　⑤ 다

0578

당뇨환자의 호흡관리 방법으로 옳지 않은 것은?

① 5% 포도당을 정주한다(KVO)
② 모든 무의식 환자에게 50% 포도당을 정주한다.
③ 혈당 60mmg/dl 이하의 모든 환자에게 50% 포도당을 정주한다.
④ 50% 포도당을 정주한 후 알코올중독이 의심되면 티아민 100mg을 정주한다.
⑤ 저혈당 환자일 경우, 정맥확보가 안되면 근육으로 글루카곤을 투여한다.

0579

Mallory-Weiss Syndrome이란?

① 췌장질환　② 간질환　③ 위의 내측 질환
④ 구토가 원인인 식도 열상　⑤ 소장파열

정답　576 ④　577 ④　578 ①　579 ④

0580

식도 정맥류의 주원인은?

① 과음과 과식에 의한 위 팽만

② 알코올 중독에 의한 소화기관의 과부하

③ 지나친 기관내삽관 시도 시 발생

④ 성 알코올 중독으로 인해 식도 내층의 점진적인 손상

⑤ 간손상이나 질병, 혈류정체에 의한 고혈압으로 식도정맥의 울혈과 팽창

0581

급성 식도 정맥류 파열의 징후와 증상으로 옳은 것은?

① 흑변, 복부 반동압통

② 선홍색 토혈

③ 연하곤란

④ 흉부와 목에 타는 듯 하거나 찢어지는 통증

⑤ 저혈량성 쇼크 증상과 징후

0582

식도 정맥류 파열이 의심되는 환자의 치료로 옳지 않은 것은?

① 저혈압이라면, 비외상 환자를 옆으로 기댄 자세로 놓는다.

② 환자가 그 자세에서 정상혈압으로 남아있다면, 비외상 환자를 high semi-Fowler' s position으로 놓는다.

③ 14에서 16게이지의 large-bore angiocaths를 사용하여 두 개의 IV를 설치한다.

④ 만약 blood tubing이 가능하다면 (필터를 포함하고 있는 IV 관리 tubing) 적어도 두 개의 IV 중 하나에 대해서 이것을 사용한다.

⑤ 병원 전 단계에서는 비-위장관튜브의 위치가 최우선이다. 그러나 기관내삽관이 필요하다면 선행할 수 있다.

정답 580 ⑤ 581 ① 582 ⑤

MeMo

핵심문제

0583

상부 위장관 출혈이 의심되는 경우로 옳은 것은?

① 밝고 붉은 구토 ② 커피 같은 구토 ③ 검은 변
④ 커피색이나 밝고 붉은 구토 ⑤ 커피색이나 밝고 붉은 구토, 검은 변

0584

뿜어내는(구토) 혈액에 대한 의학적 용어로 옳은 것은?

① 토혈 ② 객혈 ③ hemovomitus
④ 용혈 ⑤ hemoemesis

0585

급성 위장염은 어느 부위의 염증상태인가?

① 위 ② 소장 ③ 대장
④ 위와 소장 ⑤ 위와 소장과 대장

0586

급성 위장염과 직접적인 관련이 있는 현상이나 증상은 어떠한 것들이 있는가?

보기
가. 흑색변 나. 토혈 다. 혈변 라. 객혈

① 가, 나, 다 ② 가, 다 ③ 나, 라
④ 라 ⑤ 가, 나, 다, 라

정답 583 ⑤ 584 ① 585 ⑤ 586 ①

0587

급성 위장염과 직접적인 관련이 있는 현상이나 증상은 어떠한 것들이 있는가?

보기
가. 설사　나. 혈량저하증　다. 열　라. 빈맥과 저혈압

①가, 나, 다　②가, 다　③나, 라
④라　⑤가, 나, 다, 라

0588

특발성 염증성의 창자 질환으로 분류되는 것은?

① 게실염　② 크론병　③ 궤양대장염
④ 게실염과 크론병　⑤ 크론병과 궤양대장염

0589

장점막 내부가 outpouching(장의 일부가 밖으로 빠져나오게)된 것으로 옳은 것은?

① 게실염　② 크론병　③ 궤양대장염
④ 게실염과 크론병　⑤ 크론병과 궤양대장염

0590

조직괴사 결과 창자에 혈액공급이 차단된 상태로 옳은 것은?

① 탈장　② 창자꼬임　③ 장 경색증
④ 장 중첩증　⑤ 유착증

정답　587 ⑤　588 ⑤　589 ①　590 ③

핵심문제

0591

부분적이거나 완전한 창자 방해를 일으킴으로 그것의 방어적 말이집을 통해 내장의 단면이 돌출된 경우는?

① 탈장 ② 창자꼬임 ③ 장 경색증
④ 장 중첩증 ⑤ 유착증

0592

전형적인 창자막힘을 암시하는 것은?

① 담즙을 계속 구토
② 대변 냄새 나는 구토
③ 빈 장 소리
④ 담즙을 계속 구토하고 빈 장소리
⑤ 담즙을 계속 구토, 대변 냄새 나는 구토, 빈 장 소리

0593

신장 감염에 대한 의학적 용어는?

① 게실염 ② 담낭염 ③ 충수돌기염
④ 신우신염 ⑤ 신결석

0594

쓸개의 염증에 대한 의학적 용어는?

① 게실염 ② 담낭염 ③ 충수돌기염
④ 신우신염 ⑤ 신결석

정답 591 ① 592 ⑤ 593 ④ 594 ②

0595

오른쪽 아래 복부부분으로 발산하거나 확산하는 배꼽 주위의 통증과 관련이 있는 것은?

① 게실염 ② 담낭염 ③ 충수돌기염
④ 신우신염 ⑤ 신결석

0596

하복부 앞 또는 서혜부 아래로 방사되는 한쪽 옆구리 통증과 관련이 있는 것은?

① 게실염 ② 담낭염 ③ 충수돌기염
④ 신우신염 ⑤ 신결석

0597

소변 볼 경우 타는 듯한 통증과 잦은 소변, 발열이 동반되는 질환은?

① 게실염 ② 담낭염 ③ 충수돌기염
④ 신우신염 ⑤ 신결석

0598

고지방 음식을 섭취한 후 발생되기도 하며, 오른쪽 어깨로 방사되는 통증, 오른쪽 위 복부 통증을 유발하는 질환은?

① 게실염 ② 담낭염 ③ 충수돌기염
④ 신우신염 ⑤ 신결석

정답 595 ③ 596 ⑤ 597 ④ 598 ②

핵심문제

0599

환자가 무릎을 가슴 앞으로 끌어당겨 구부린 채 움직이지 않고 누워있다. 이 자세가 암시하는 것은?

① 뇌막염 ② 발열 ③ 복막염
④ 신우신염 ⑤ 신결석

0600

환자가 찡그리면서 앉으려 하지 않고 왔다갔다 한다. 이 행동이 암시하는 것은?

① 뇌막염 ② 발열 ③ 복막염
④ 신우신염 ⑤ 신결석

0601

환자가 옆구리에 손을 대고 허리를 구부리고 비스듬히 걸으면서 의자에 앉으려고 한다. 환자는 열이 있어 보이고 요통을 호소하고 있다. 이 행동이 의미하는 질환은?

① 뇌막염 ② 발열 ③ 복막염
④ 신우신염 ⑤ 신결석

0602

반동 압통이 있는 증상으로 옳은 것은?

① 복막 자극 ② 복강 외상 ③ 장 폐쇄
④ 대동맥류 ⑤ 기타 성행위로 전파되는 질환

정답 599 ③ 600 ⑤ 601 ④ 602 ①

0603

신장의 기능으로 옳은 것은?

① 체액량과 pH의 유지

② 신진대사 노폐물의 제거

③ 동맥혈 압력 제어

④ 체액량과 pH의 유지, 신진대사 노폐물의 제거

⑤ 체액량과 pH의 유지, 신진대사 노폐물의 제거, 동맥혈 압력 제어

0604

신장 기능부전의 원인으로 옳은 것은?

① 제1형 당뇨

② 제2형 당뇨

③ 통제되지 않거나 불완전하게 통제된 고혈압

④ 제1형 당뇨와 제2형 당뇨

⑤ 제1형 당뇨와 제2형 당뇨, 통제되지 않거나 불완전하게 통제된 고혈압

0605

신부전 결과 혈뇨, 간의 단백질 대사증진, 신장에서 배출되는 화학물질의 생산이 증가되어 소변에 증가하는 질환으로 옳은 것은?

① 요독증 ② 혈뇨(hematourea) ③ 소변감소증(감뇨증)

④ 다뇨증 ⑤ megalourea

0606

소변의 생성이 적어지거나 없어진 것에 대한 의학용어로 옳은 것은?

① 무뇨증 ② 혈뇨 ③ 소변감소증

④ 다뇨증 ⑤ 배뇨저하

정답 603 ⑤ 604 ⑤ 605 ① 606 ③

MeMo

핵심문제

0607

소변 안에 혈액이 존재하는 것에 대한 의학용어로 옳은 것은?

① hematouria　② 혈뇨　③ 소변감소증
④ 다뇨증　⑤ hemouria

0608

소변 형성이 전혀 되지 않는 것을 의미하는 의학용어로 옳은 것은?

① 무뇨증　② 야뇨증　③ 소변감소증
④ 배뇨저하　⑤ nonuria

0609

과도한 소변 생성이나 빈번한 배출에 대한 의학용어로 옳은 것은?

① 다식증　② 다음다갈증　③ 소변감소증
④ 다뇨증　⑤ megalouria

0610

복부 안 장액의 축적을 의미하는 용어로 옳은 것은?

① 복막염　② 연동운동　③ 복수
④ gastrotic edema　⑤ 신장염

0611

신부전의 증상과 징후로 옳지 않은 것은?

① 처진 피부와 빈번하거나 과도한 배뇨　② 고혈압, 빈맥, 심전도상 고칼륨혈증
③ 저혈압, 빈맥, 심전도상 고칼륨혈증　④ 얼굴, 손, 발의 부종
⑤ 복부 부종

정답　607 ②　608 ①　609 ④　610 ③　611 ①

0612

만성 신부전 환자가 겪는 일반적인 증상과 징후로 옳지 않은 것은?

① 여러 부분의 다양한 피부 반상출혈

② 심한 가려움 호소, 여러 부분의 다양한 피부 생채기

③ 장음 소실

④ 건조하고, 차갑고, 창백한 피부

⑤ 황달색 피부

0613

신부전을 겪고 있는 환자를 관리할 때 중요한 사항은?

① 정상적인 신기능 환자보다 더 많은 초기 용량이 필요하다.

② 정상적인 신기능 환자보다 약물의 혈중 치료 용량을 유지하기 위해 더 자주 bolus 용량의 재투여가 필요하다.

③ 정상적인 신기능 환자보다 응급약물의 독성 반응에 더 영향 받기 쉽다.

④ 오직 D_5W만으로 정맥 투여한다.

⑤ 정상적인 신기능 환자보다 더 많은 초기 용량이 필요하며, 약물의 혈중 치료 용량을 유지하기 위해 더 자주 bolus 용량의 재투여가 필요하다. 오직 D_5W만으로 정맥 투여한다.

0614

신장투석 방법에 포함되는 것은?

① 바깥 동정맥 샛길을 거친 혈액투석

② 유치 카테터를 거친 혈액투석

③ 복막투석

④ 바깥 동정맥 샛길을 거친 혈액투석과 유치 카테터를 거친 혈액투석

⑤ 바깥 동정맥 샛길을 거친 혈액투석과 유치 카테터를 거친 혈액투석, 복막투석

정답 612 ③ 613 ③ 614 ⑤

MeMo

핵심문제

0615

신장투석과 관련된 합병증으로 옳지 않은 것은?

① 만성 투석물 도입에서의 항원-항체 반응
② 동정맥샛길 지점에서의 국소감염
③ 색전 형성과 색전 관련 응급
④ 복막염
⑤ 발작

0616

요로감염에 관한 설명으로 옳지 않은 것은?

① 수액투여는 신장 기능을 자극하고 모든 요로감염 환자의 불편을 증가시킬 것이다.
② 골반통증의 불편감은 흔히 요로감염에 걸린 남 · 여 모두에게 흔하다.
③ 소변의 심한 악취나 강한 냄새
④ 고통스러운 배뇨의 불만, 비뇨기 응급, 작열감 또는 요로감염은 배뇨시도의 어려움을 흔히 동반한다.
⑤ 요로감염은 남성보다 여성에게 더 흔하다.

0617

4세 아이가 무연휘발유 약 180cc 정도를 섭취하였다. 의식은 명료하고 구역질반사를 일으키고 있을 때 처치로 옳은 것은?

① 구토를 유발하는 구토제 복용
② 활성탄 복용
③ 산성물질 투여로 휘발유를 희석
④ 알칼리성물질 투여로 휘발유를 희석
⑤ 많은 양의 우유로 휘발유를 희석

0618

물과 혼합한 활성탄의 성인 용량으로 옳은 것은?

① 50~70g
② 500~750g
③ 1g/kg
④ 50~70g 또는 1g/kg
⑤ 500~750g 또는 1g/kg

정답 615 ① 616 ① 617 ② 618 ④

MeMo

0619

물과 혼합한 활성탄의 소아 용량으로 옳은 것은?

① 50~70g
② 500~750g
③ 1g/kg
④ 50~70g 또는 1g/kg
⑤ 500~750g 또는 1g/kg

0620

독극물 흡입 환자를 관리할 때, 가장 먼저 수행할 응급처치로 옳은 것은?

① 무의식 환자는 기관삽관과 과환기
② 유독한 환경으로부터 환자를 옮긴다.
③ 1차평가와 2차평가는 늘 수행한다.
④ 오염된 옷은 제거한다.
⑤ 무의식 환자에게 접근하기 위해서는 개인의 안전을 보장해야 한다.

0621

유기인 화합물 중독으로 인한 부교감신경계 증상으로 옳지 않은 것은?

① 과도한 타액분비, 오심과 구토
② 설사와 발한
③ 빈맥
④ 확장된 동공
⑤ 저혈압

0622

유기인 화합물 중독의 관리로 옳지 않은 것은?

① 보호복 착용과 호흡기 보호
② 환자의 의복제거
③ 비누와 물로 환자 오염제거
④ 1.0mg 아트로핀 IV 투여. 매 3~5분. 최대용량 3mg
⑤ 2-4mg 아트로핀 IV 투여. 지시대로 반복하여 투여. 동일하게 40mg 또는 그 이상 투여

정답 619 ③ 620 ⑤ 621 ④ 622 ④

0623

N-Acetylcysteine이 해독할 수 있는 약물로 옳은 것은?

① Acetylcysteine acid ② acetaminophen ③ ibuprofen
④ Acetylcysteine acid와 acetaminophen ⑤ acetaminophen과 ibuprofen

0624

급성 Acetylcysteine acid 과다복용의 증상과 징후로 옳지 않은 것은?

① 다양하고 오래된 여러 부위의 반상출혈 ② 과다호흡
③ 고체온 ④ 심부전과 심리듬장애
⑤ 기면, 의식수준의 변화, 무의식

0625

삼환계 항우울제 과다복용 환자의 관리로 옳지 않은 것은?

① 심장모니터 ② 0.2mg flumazenil, 천천히 IVP(정맥신우조영술)
③ 1-2mEq/kg sodium bicarbonate IV ④ 침습적 기도관리
⑤ 환기 보조

0626

벌에 쏘인 환자관리로 옳은 것은?

① 집게나 겸자를 이용하여 침을 제거하라.(당신의 손을 사용하지 않고)
② 물리거나 충혈된 부위에 즉시 얼음을 대라.
③ 알레르기반응과 아나필락시스 쇼크에 주의하라.
④ 집게나 겸자를 이용하여 침을 제거하고 알레르기반응과 아나필락시스 쇼크에 주의한다.
⑤ 집게나 겸자를 이용하여 침을 제거하고, 물리거나 충혈된 부위에 즉시 얼음을 대며, 알레르기반응과 아나필락시스 쇼크에 주의한다.

정답 623 ② 624 ① 625 ② 626 ③

0627

바이올린 모양의 반점이 보이는 것은?

① 검은과부거미의 교상　② 갈색은둔자거미의 교상(북미산 독거미의 일종)
③ 무독거미의 교상　④ 독전갈의 교상　⑤ 무독전갈의 교상

0628

노란 또는 빨간색의 모래시계 모양의 반점이 보이는 것은?

① 검은과부거미의 교상　② 갈색은둔자거미의 교상(북미산 독거미의 일종)
③ 무독거미의 교상　④ 독전갈의 교상　⑤ 무독전갈의 교상

0629

특정 항독소나 특정 항혈청이 없는 것은?

① 검은과부거미의 교상　② 갈색은둔자거미의 교상
③ 전갈 교상　④ 검은과부거미와 갈색은둔자거미의 교상
⑤ 갈색은둔자거미의 교상(북미산 독거미의 일종)과 전갈 교상

0630

진통제 투여 시 독성이 증가되는 것은?

① 검은과부거미의 교상　② 갈색은둔자거미의 교상
③ 전갈 교상　④ 검은과부거미와 갈색은둔자거미의 교상
⑤ 검은과부거미와 전갈 교상

정답　627 ②　628 ①　629 ②　630 ③

0631

심각한 이차적인 근경련의 관리로 디아제팜 또는 글루콘산칼슘의 투여를 고려해야 하는 것은 무엇인가?

① 검은과부거미의 교상 ② 갈색은둔자거미의 교상
③ 전갈 교상 ④ 검은과부거미와 갈색은둔자거미의 교상
⑤ 검은과부거미와 전갈 교상

0632

호흡 또는 골격근 마비를 유발할 수 있는 신경독을 포함하는 것은?

① 방울뱀 ② 산호뱀 ③ 살모사
④ 물뱀 ⑤ 늪살모사

0633

뱀 교상 처치에 관한 설명으로 옳은 것은?

① 물린 상처에 근위부 동맥지혈대와 원위부 정맥지혈대를 적용하라.
② 상처부위에 얼음, 차가운 팩 또는 상업용 뱀 교상 프레온 스프레이를 적용하라.
③ 부목으로 물린 사지를 고정시켜라.
④ 부종을 감소시키고 조직 손상을 최소화하기 위해 물린 사지를 올려 주어라.
⑤ 가능하다면 각 교흔 위에 X자 절개를 만들고 상업용 뱀 교상 흡인컵을 이용하여 흡인을 하라.

0634

수혈반응(수혈부작용)의 증상, 징후로 옳지 않은 것은?

① 안면 홍조 ② 동서맥 또는 방실차단 ③ 과호흡
④ 두드러기 ⑤ 열 또는 오한

정답 631 ① 632 ④ 633 ③ 634 ②

0635

수혈반응(수혈부작용)의 처치로 옳지 않은 것은?

① 수혈을 정지하고 모든 IV 관류를 바꿔 5%포도당으로(TKO) IV 요법 시작
② 이뇨를 촉진하는 퓨로세마이드 투여
③ 히스타민과 연관된 부작용을 막는 디펜하이드라민 투여
④ 신관류를 유지시켜주는 낮은 용량의 도파민 투여
⑤ IV로 에피네프린 투여

0636

수혈 후 순환량 과부하의 증상과 징후로 옳지 않은 것은?

① 폐부종 ② 흉통 ③ 호흡곤란
④ 빈맥 ⑤ 저혈압

0637

2차적으로 탈수가 일어나고 환자의 혈전증 형성의 위험을 증가시킬 수 있는 질환으로 옳은 것은?

① 빈혈 ② 백혈구증가증 ③ 적혈구증가증
④ 백혈병 ⑤ 겸상적혈구병

0638

극심한 통증을 동반한 혈관폐쇄성 위기로 인해 발생이 가능하며 몰핀과 다른 진통제를 정주해야만 하는 질환으로 옳은 것은?

① 빈혈 ② 백혈구증가증 ③ 적혈구증가증
④ 백혈병 ⑤ 겸상적혈구병

정답 635 ① 636 ⑤ 637 ③ 638 ⑤

0639

알코올중독 증상과 비슷한 질환은?

① 급성복통 ② 저혈당증 ③ 패혈증
④ 당뇨성 케톤산증 ⑤ 경막하 혈종

0640

알코올 금단 증후군에 관한 설명으로 옳지 않은 것은?

① 혈액의 알코올 수준이 감소하면 발생
② 심각한 정신장애와 신체 약화가 올지라도 치명적인 건강상태는 아니다.
③ 알코올 섭취를 갑자기 중단하면 2-3일 후에 섬망증이 나타난다.
④ 알코올 섭취를 갑자기 중단 후 24-36시간 내에 나타난다.
⑤ 환각, 시각, 촉각 섬망증이 나타난다.

0641

알코올 금단 증후군에 관한 치료가 아닌 것은?

① 중단 후 1시간 내 금단 증상이 나타난다.
② 증상은 2-5일 후에 나타난다.
③ 경련, 진전섬망은 응급상황이므로 적극적인 치료가 필요하다.
④ 진전섬망은 치명적인 증상이다.
⑤ 심각한 진전섬망이 나타나면 다이아제팜으로 치료한다.

0642

알코올 금단 증후군의 증상으로 옳은 것은?

① 서맥 ② 오심, 구토, 발한 ③ 전신허약감, 저혈압
④ 흥분, 불안, 우울 ⑤ 고혈압

정답 639 ① 640 ② 641 ② 642 ①

0643

진전섬망으로 인한 정신장애의 증상으로 옳은 것은?

보기

가. 환각　　나. 기억상실　　다. 양측성 발떨어짐　　라. 망상

① 가, 나, 다　　② 가, 다　　③ 나, 라

④ 라　　⑤ 가, 나, 다, 라

0644

진전섬망으로 인한 정신장애의 증상으로 옳은 것은?

보기

가. 만성 알코올 섭취와 관계　　나. 티아민 결핍

다. 비가역성　　라. 기분변화

① 가, 나, 다　　② 가, 다　　③ 나, 라

④ 라　　⑤ 가, 나, 다, 라

0645

베르니케 증후군의 증상으로 옳은 것은?

보기

가. 환각　　나. 망상　　다. 양측성 발떨어짐　　라. 기억상실

① 가, 나, 다　　② 가, 다　　③ 나, 라

④ 라　　⑤ 가, 나, 다, 라

정답　643 ⑤　644 ①　645 ④

핵심문제

0646

베르니케 증후군의 증상으로 옳은 것은?

보기
가. 만성 알코올 섭취와 관계 나. 티아민 결핍
다. 기분변화 라. 비가역성

① 가, 나, 다 ② 가, 다 ③ 나, 라
④ 라 ⑤ 가, 나, 다, 라

0647

티아민에 관한 설명으로 옳지 않은 것은?

① 세포의 탄수화물 대사작용
② 혈액에 티아민이 부족하다면 충분한 혈당을 얻기 어렵다.
③ 결핍에 대해 뇌세포가 예민하게 반응한다.
④ 알코올중독 환자가 아닌 경우 투여하였을 경우 비타민 과량투여 증상을 나타낸다.
⑤ 알코올중독 환자에게 티아민과 50% 포도당을 투여하지 않으면 베르니케 코르사코프 증후군을 유발한다.

0648

인체의 체온조절 중추가 있는 곳은?

① 측두엽 ② 전두엽 ③ 소뇌 ④ 연수 ⑤ 시상하부

0649

신체의 열손실 중 땀을 흘리는 기전으로 옳은 것은?

① 복사 ② 전도 ③ 대류 ④ 증발 ⑤ 호흡

정답 646 ① 647 ④ 648 ⑤ 649 ④

0650

신체의 열손실 중 얼음찜질의 기전으로 옳은 것은?

① 복사 ② 전도 ③ 대류 ④ 증발 ⑤ 호흡

0651

신체의 열손실 중 선풍기 바람의 기전으로 옳은 것은?

① 복사 ② 전도 ③ 대류 ④ 증발 ⑤ 호흡

0652

습하고 따뜻한 피부 증상을 나타내는 상태로 옳은 것은?

① 열사병 ② 열경련 ③ 열탈진
④ 열사와 열경련 ⑤ 열사와 열탈진

0653

의식변화와 지남력상실 증상을 나타내는 상태로 옳은 것은?

① 열사병 ② 열경련 ③ 열탈진
④ 열사와 열경련 ⑤ 열사와 열탈진

0654

차고 축축한 피부 증상을 나타내는 상태로 옳은 것은?

① 열사병 ② 열경련 ③ 열탈진
④ 열사와 열경련 ⑤ 열사와 열탈진

정답 650 ② 651 ③ 652 ② 653 ④ 654 ③

0655

격렬한 운동 후 고칼륨혈증을 나타내는 상태로 옳은 것은?

① 열사병　② 열경련　③ 열탈진
④ 열사와 열경련　⑤ 열사와 열탈진

0656

환자가 의식이 있고 음식을 삼킬 수 있는 상태로 옳은 것은?

① 열사병　② 열경련　③ 열탈진
④ 열사와 열경련　⑤ 열사와 열탈진

0657

환자가 의식이 있고 이온음료를 마실 수 있는 상태로 옳은 것은?

① 열사병　② 열경련　③ 열탈진
④ 열사와 열경련　⑤ 열사와 열탈진

0658

열성질환 환자 치료 중 옷을 제거한 후 수행해야 할 것으로 옳은 것은?

① 얼음물을 적신 수건으로 몸을 닦는다.
② 뜨거운 물을 적신 수건으로 몸을 닦는다.
③ 바소프레신을 투여한다.
④ 미온수를 적신 수건으로 몸을 닦는다.
⑤ 22게이지로 정맥로를 확보한다.

정답　655 ①　656 ⑤　657 ④　658 ④

0659

인체의 정상 구강체온으로 옳은 것은?

① 37℃ ② 98.6°F ③ 44℃ ④ 37℃와 98.6°F ⑤ 44℃와 98.6°F

0660

심부체온을 측정하는 부위로 옳은 것은?

① 고막, 직장 ② 액와 ③ 직장 ④ 고막 ⑤ 구강

0661

감염으로 체온이 상승한 것을 의미하는 의학용어는?

① hyperthermia ② hypothermia ③ fever
④ infection ⑤ hyprexia

0662

열성환자의 처치로 옳은 것은?

① 시원한 환경으로 환자를 이동한다.
② 차가운 스폰지로 닦는다.
③ 차가운 물에 몸을 담근다.
④ 시트에 차가운 물을 적셔서 덮는다.
⑤ 목과 액와 부위에 차가운 물주머니를 적용한다.

0663

경미한 저체온증으로 옳은 것은?

① 30℃ 미만 ② 30~34℃ ③ 34~36℃
④ 37℃ 미만 ⑤ 44℃ 미만

정답 659 ④ 660 ① 661 ③ 662 ① 663 ③

0664

보통의 저체온증으로 옳은 것은?

① 20℃ 미만　② 30℃ 미만　③ 30~34℃
④ 34~36℃　⑤ 37℃ 미만

0665

극심한 저체온증으로 옳은 것은?

① 10℃ 미만　② 27℃ 미만　③ 30℃ 미만
④ 30~34℃　⑤ 34~36℃

0666

오한과 동공확대가 일어나는 체온으로 옳은 것은?

① 30℃　② 32℃　③ 34℃　④ 36℃　⑤ 37℃

0667

저체온증 환자의 심전도에서 볼 수 있는 파로 옳은 것은?

① 잭슨파　② J파　③ O파　④ U파　⑤ Q파

0668

심전도에서 오스본파가 나타나는 위치로 옳은 것은?

① P파와 QRS파 사이　② R파 경사진 곳
③ R파 경사진 곳 아래 또는 QRS 접합부　④ T파 다음
⑤ P파와 P파 사이

정답　664 ③　665 ③　666 ②　667 ②　668 ③

0669

보통 저체온증에 나타나는 부정맥으로 옳은 것은?

① 동성서맥 ② 심방세동 ③ 심실빈맥
④ 심실세동 ⑤ 동성서맥과 심실빈맥

0670

심각한 저체온증으로 인해 발생한 심실세동의 원인은?

① 난폭한 취급 ② 재가온 쇼크 ③ 구인두 자극
④ 난폭한 취급과 재가온 쇼크 ⑤ 난폭한 취급과 재가온 쇼크, 구인두 자극

0671

경미한 저체온증 환자를 위한 치료 중 젖은 옷을 모두 벗긴 후 실시해야 할 처치로 옳은 것은?

① 열손실 보호
② 목, 겨드랑이, 서혜부에 더운 물주머니를 제공한다.
③ 의식이 있다면 달고 따뜻한 온수를 제공한다.
④ 열손실 보호와 의식이 있다면 달고 따뜻한 온수를 제공한다.
⑤ 열손실 보호와 목, 겨드랑이, 서혜부에 더운 물주머니를 제공하고 의식이 있다면 달고 따뜻한 온수를 제공한다.

정답 669 ② 670 ④ 671 ⑤

0672

중증 저체온증 환자를 위한 치료 중 따뜻하고 습한 산소를 제공한 후 실시해야 할 처치로 옳은 것은?

① 의식이 있다면 달고 따뜻한 온수를 제공한다.
② 목, 겨드랑이, 서혜부에 더운 물주머니를 제공한다.
③ 따뜻한 생리식염수로 정맥로를 확보한다.
④ 의식이 있다면 달고 따뜻한 온수를 제공하고 따뜻한 생리식염수로 정맥로를 확보한다.
⑤ 의식이 있다면 달고 따뜻한 온수를 제공하고 목, 겨드랑이, 서혜부에 더운 물주머니를 제공하며 따뜻한 생리식염수로 정맥로를 확보한다.

0673

영하의 실외에서 발견된 호흡과 맥박이 없는 환자에게 심폐소생술을 실시하고자 한다. 다음 중 실시해야 할 내용으로 옳은 것은?

보기
가. CPR 지속　　나. 기도내 삽관
다. 심전도 확인-심실빈맥 확인　　라. 젖은 옷 제거

① 가, 나, 다　② 가, 다　③ 나, 라
④ 라　⑤ 가, 나, 다, 라

0674

영하의 실외에서 발견된 호흡과 맥박이 없는 환자에게 심폐소생술을 실시하고자 한다. 다음 중 실시해야 할 내용으로 옳은 것은?

보기
가. 구급차 내로 환자를 부드럽게 빨리 이동한다.
나. 제세동 1회 실시
다. 정맥로 확보
라. 심실빈맥이 지속된다면 2차 제세동 실시한다.

① 가, 나, 다　② 가, 다　③ 나, 라
④ 라　⑤ 가, 나, 다, 라

정답　672 ⑤　673 ⑤　674 ①

0675

무호흡, 무맥박, 심실빈맥, 체온은 31℃인 환자에게 시행할 수 있는 2005 AHA Guideline 에 의한 치료 순서로 옳은 것은?

보기
1. BVM으로 부드럽게 환기
2. 기관내삽관과 따뜻하게 가습된 산소 제공
3. 정맥로 확보와 따뜻한 수액 제공
4. 정맥로 확보와 차가운 수액 제공
5. ACLS 약물투여
6. 1회 제세동 실시
7. ACLS 약물투여 그러나 약물용량에 대한 시간 간격을 유지한다.

① 2, 3, 6, 7　② 1, 4, 5, 7, 8, 9　③ 2, 3, 5, 7, 12
④ 2, 3, 7　⑤ 1, 4, 5, 7

0676

무호흡, 무맥박, 심실빈맥, 체온은 29℃인 환자에게 시행 할 수 있는 2005 AHA Guideline 에 의한 치료 순서로 옳은 것은?

보기
1. BVM으로 부드럽게 환기
2. 기관내삽관과 따뜻하게 가습된 산소 제공
3. 정맥로 확보와 따뜻한 수액 제공
4. 정맥로 확보와 차가운 수액 제공
5. ACLS 약물투여
6. 1회 제세동 실시
7. ACLS 약물투여 그러나 약물용량에 대한 시간간격을 유지한다.

① 2, 3, 6, 7　② 1, 4, 5, 7, 8, 9　③ 2, 3, 5, 7, 12
④ 2, 3, 6　⑤ 1, 4, 5, 7

0677

동상에 대한 병태생리학적인 설명으로 옳은 것은?

① 외부피부 확장 → 신체 일부분 순환 증가 → 피부표면 열손실 → 세포조직표면 손상
② 외부피부 확장 → 신체 일부분 얼음 현상 → 피부표면 열손실 → 세포조직표면 손상
③ 피부동결 현상 → 세포내 전해질 불균형 초래
④ 피부동결 현상 → 세포내 전해질 불균형 초래 → 세포조직표면 손상
⑤ 세포조직표면 손상 후 저산소증 및 허혈 상태 → 조직괴사

정답 675 ① 676 ④ 677 ①

MeMo

핵심문제

0678

동상 치료에 관한 설명으로 옳은 것은?

① 동상부위를 문지른다.

② 동상부위를 심장보다 낮게 하여 녹인다.

③ 동상부위와 가능성이 있는 부위를 녹인다.

④ 진통제는 투여하지 않는다.

⑤ 동상부위를 움직이도록 한다.

0679

익수에 관한 설명으로 옳은 것은?

① 사고로 인한 손상과 사망은 예방할 수 있다.

② 물에 빠진 후 24시간 내에 사망하는 경우

③ 응급실 도착 전 환자의 상태가 호전된다.

④ 사고로 인한 손상과 사망은 예방할 수 있으며 응급실 도착 전 환자의 상태가 호전된다.

⑤ 물에 빠진 후 24시간 내에 사망하는 경우로 사고로 인한 손상과 사망은 예방할 수 있으며 응급실 도착 전 환자의 상태가 호전된다.

0680

'near drowning'의 설명으로 옳은 것은?

① 환자에 대한 진단명이 아니다. 물 사고에 대한 전반적인 내용이다.

② 물에 빠진 후 사망한 것을 말한다.

③ 물에 빠진 후 24시간 내 사망한 것을 말한다.

④ 환자에 대한 진단명이 아니며 물 사고에 대한 전반적인 내용이다. 물에 빠진 후 24시간 내 사망한 것을 말한다.

⑤ 물에 빠진 후 사망한 것을 말한다. 물에 빠진 후 24시간 내 사망한 것을 말한다. 환자에 대한 진단명이 아니며 물 사고에 대한 전반적인 내용이다.

정답 678 ③ 679 ④ 680 ①

MeMo

0681

담수에 대한 인체혈액의 농도로 옳은 것은?

① 고장액 ② 등장액 ③ 저장액
④ 고장액과 등장액 ⑤ 등장액과 저장액

0682

해수에 대한 인체혈액의 농도로 옳은 것은?

① 고장액 ② 등장액 ③ 저장액
④ 고장액과 등장액 ⑤ 등장액과 저장액

0683

담수 흡인 후 일어날 수 있는 현상으로 옳은 것은?

① 저혈량
② 계면활성제 파괴와 무기폐
③ 계면활성제 파괴와 무기폐, 저혈량
④ 혈액이 희석되어 적혈구 농도의 상대적 감소와 혈장량 증가
⑤ 혈액이 희석되어 적혈구 농도의 상대적 감소와 혈장량 증가, 계면활성제 파괴와 무기폐

0684

익수 후 소생에 관한 설명으로 옳지 않은 것은?

① 차가운 물일수록 소생률이 높다.
② 60분 이상 물속에 있었던 환자는 소생이 불가능하다.
③ 성인보다 어린이가 소생률이 높다.
④ 물의 깨끗함의 정도가 소생률에 영향을 미친다.
⑤ 포유동물 다이빙 반사가 맥박수를 증가시킨다.

정답 681 ③ 682 ① 683 ⑤ 684 ⑤

0685

무의식 익수 환자의 처치에 대한 설명으로 옳지 않은 것은?

① 훈련된 구조사가 물에 들어가야 한다.

② 익수 원인이 알려지지 않았을 경우, 술을 먹은 경우, 외상의 가능성이 있는 경우에는 척추 손상에 대한 응급처치를 실시한다.

③ 환자가 물 위에 있을 때부터 구강 대 구강법으로 인공호흡을 실시한다.

④ 하임리히법으로 뱃속의 물을 제거한다.

⑤ 모든 물 사고 환자는 병원치료를 요구하고 24시간 동안 관찰한다.

0686

압력손상이 발생하는 원인으로 옳은 것은?

① 둘러싸고 있는 대기압의 변화 때문이다.

② 흉부가 과대 팽창하기 때문이다.(통이 커지는 경우)

③ 흉부가 관대압력을 받았기 때문이다.(통에 바람이 빠지는 경우)

④ 둘러싸고 있는 대기압의 변화와 흉부가 관대압력을 받았기 때문이다.

⑤ 흉부가 과대 팽창하며 흉부가 관대압력을 받았기 때문이다.

0687

신선한 해수 잠수에서 발생되는 손상으로 옳지 않은 것은?

① 종격동기흉　② 상기도감염　③ 질소혼수

④ 압력손상　⑤ 물표면에서 발생하는 다이버의 상처는 손상이 아니다.

0688

다이버가 수면 위로 상승할 때 호흡기계에 발생하는 2차 손상이 아닌 것은?

① 폐포손상　② 공기색전　③ 뇌졸중

④ 기흉　⑤ 질소 혼수상태

정답　685 ④　686 ①　687 ⑤　688 ⑤

MeMo

0689

감압병에 관한 설명으로 옳지 않은 것은?

① 혈액과 몸조직에서 형성되는 질소가 원인이다.

② 1~2m 수면 아래로 내려간 경우 발생한다.

③ 복통 증상이 있다.

④ 피곤함, 감각이상, 신경계 장애가 나타난다.

⑤ 다이빙 후 12~24시간 이내에 발생한다.

0690

감압병의 응급처치에 관한 설명으로 옳지 않은 것은?

① 실신한 경우 다이아제팜을 투여한다.

② 과도한 열이나 추위, 습기, 유해한 배기가스로부터 보호한다.

③ 의식이 명료하면 과일주스, 이온음료를 준다.

④ 반좌위 유지

⑤ 고압산소 치료가 가능한 병원으로 이송한다.

0691

다이빙 사고 시 폐압력 손상에 관한 설명으로 옳지 않은 것은?

① 상승과 관련된 압력손상이 가장 심각하다.

② 10m 이하의 높이에서 발생한다.

③ 객혈과 흉통이 나타난다.

④ 호흡곤란과 감소된 호흡음이 나타난다.

⑤ 고압산소 치료가 필요하지 않다.

정답 689 ② 690 ④ 691 ②

MeMo

핵심문제

0692

동맥가스 색전증에 관한 설명으로 옳지 않은 것은?

① 수면으로 상승한 후 10분 내에 갑작스럽게 발생한다.

② 예리하게 가슴을 찢는 듯한 통증

③ 급성 뇌졸중

④ 어지럼증, 시력장애, 의식상실

⑤ 고압산소 치료가 불필요하다.

0693

동맥가스 색전증 처치에 관한 설명으로 옳지 않은 것은?

① 100% 산소투여 ② 코티코스테로이드 투여 ③ 수액정주

④ 반좌위 유지 ⑤ 고압산소 치료

0694

질소마취에 관한 설명으로 옳지 않은 것은?

① 깊은 수심의 다이빙 시 발생

② 예방법은 헬륨과 혼합된 산소를 사용한다.

③ 수면으로 상승 시 표면에서 발생한다.

④ 의식수준이 변한다.

⑤ 고압산소 치료가 가능한 병원으로 빠르게 이송한다.

정답 692 ⑤ 693 ④ 694 ⑤

핵심문제

MeMo

0695

고도에 올라갈 때 나타나는 변화로 옳지 않은 것은?

① 만성질환자에게 심한 부작용을 초래한다.

② 건강한 사람이 급하게 고도에 올라갈 경우 고산병은 발생하지 않는다.

③ 고도로 올라갈수록 압력이 약해진다.

④ 고도로 올라갈수록 산소 양도 희박해진다.

⑤ 고산병을 예방하기 위해 수일이나 수주에 걸쳐서 올라가도록 한다.

0696

경미한 고산병의 증상으로 옳지 않은 것은?

① 호흡하기가 힘듦　② 전신허약감　③ 두통

④ 의식변화　⑤ 오심, 구토

0697

중증 고산병의 증상으로 옳지 않은 것은?

① 호흡곤란　② 심각한 허약감　③ 소변배출량의 증가

④ 의식수준의 변화　⑤ 오심과 구토

0698

고산 폐부종에 관한 설명으로 옳지 않은 것은?

① 낮은 지대로 내려올 경우 발생

② 고지대에서 폐압상승과 관련된다.

③ 아이가 더 쉽게 발생한다.

④ 통증이 심하지만 사망하는 경우는 드물다.

⑤ 가벼운 호흡곤란과 심각한 허약감, 청색증, 거품 섞인 객담, 의식변화를 나타낸다.

정답　695 ②　696 ④　697 ③　698 ④

0699

고산 뇌부종에 관한 설명으로 옳지 않은 것은?

① 저고도에 내려와도 증상이 호전되지 않는다.

② 고산병이나 고산 폐부종 환자가 치료를 받지 않았을 경우에 나타난다.

③ 두통, 오심, 구토는 보기 드문 현상이다.

④ 의식변화가 주증상이다.

⑤ 원인은 정확하지 않다.

0700

방사능에 노출되었을 경우 손상의 정도가 적은 것부터 심각한 순서로 옳은 것은?

보기

1. 중성자 2. 감마선 3. 베타 입자 4. 알파 입자

① 1, 2, 3, 4 ② 1, 3, 2, 4 ③ 4, 2, 1, 3

④ 1, 4, 2, 3 ⑤ 4, 2, 3, 1

0701

방사능 노출 후 손상요소가 아닌 것은?

① 노출시간 ② 방사능의 양 ③ 차폐물 유무

④ 방사능의 종류 ⑤ 증상은 수주일, 수개월 후에 나타난다.

0702

방사능 손상에 관한 설명으로 옳지 않은 것은?

① 방사능은 체내에 3일간 남는다.

② 비오염 사고는 방사능 입자, 액체, 가스, 연기는 오염되지 않는 경우이다.

③ 방사능 입자, 액체, 가스, 연기는 오염된다.

④ 전문 요원이 도착할 때까지 구조행위를 정지해야 한다.

⑤ 응급처치 후 외부의 방사능 입자, 구조자의 방사능, 장비의 오염을 철저히 제거한다.

정답 699 ① 700 ⑤ 701 ⑤ 702 ①

0703

Ryan White Act의 내용으로 옳지 않은 것은?

① 전염병이 노출된 것을 알게 되었을 경우, 기관들과 의료인들은 특정한 권리와 책임을 갖는다.

② 노출된 의료제공자는 전염병에 노출되지 않은 상태로 추정되는 환자에 대한 정보를 얻을 권리가 있다.

③ 고용주는 직원들이 전염병의 위험에 노출되었을 경우, 어떻게 해야되는지 알려줄 필요가 있다.

④ 전염병에 감염되었다고 추정되는 의료제공자는 감염 여부를 확인하는 검사를 실시하고 결과를 제출한다.

⑤ 의료기관들은 전염병에 노출된 총 인원을 조사하여 감염통제 프로그램의 책임자에게 통보한다.

0704

전염병에 관한 설명으로 옳지 않은 것은?

① 바이러스는 박테리아보다 작기 때문에 바이러스성 전염병이 항생제 치료에 더 빨리 반응한다.

② 요충은 항생제 1회 투여로 치료된다.

③ 십이지장충은 항생제 1회 투여로 치료되지 않는다.

④ 선모충병은 날것을 먹거나 충분히 요리되지 않은 돼지고기로 전염되고 항생제로 치료된다.

⑤ 환자가 광역범위 항생제를 복용한다면 전염병이 확산될 수 있다.

0705

의료제공자에게 감염성이 낮은 전염병으로 옳은 것은?

① 폐결핵　② 폐렴　③ 볼거리

④ 수두　⑤ 뇌막염

정답　703 ④　704 ①　705 ③

0706

폐렴에 관한 설명으로 옳지 않은 것은?

① 급성 폐렴은 박테리아에 의해서만 전염된다.

② 열이 없으면 폐렴이 아니다.

③ 폐렴 치료를 받은 사람은 항생제에 대한 강한 내성을 갖는다.

④ 폐렴 박테리아는 약제 내성 체질에서 생장하지 못한다.

⑤ 폐렴은 호흡기 분비물을 포함하고 있는 린넨 제품의 직접 접촉에 의해서 전파된다.

0707

신경계 전염병인 뇌막염에 관한 설명으로 옳은 것은?

① 뇌 주변의 막에 생긴 염증이다.

② 척수 주변의 막에 생긴 염증이다.

③ 박테리아성, 바이러스성 감염에 의해 발생된다.

④ 뇌 주변의 막과 척수 주변의 막에 생긴 염증이다.

⑤ 뇌 주변의 막과 척수 주변의 막에 생긴 염증으로 박테리아성, 바이러스성 감염에 의해 발생된다

0708

뇌막염의 전염성에 관한 설명으로 옳지 않은 것은?

① 호흡기 전염

② 온도가 낮고 습할 때 발생

③ 건강한 사람은 치료 없이 7~10일이면 사라진다.

④ 전염병 환자에게 노출된 후 예방약 복용을 해야 한다.

⑤ 전염병 환자에게 노출된 후 24시간 이내에 예방약을 복용해야 전염병을 최소화할 수 있다.

정답 706 ⑤ 707 ⑤ 708 ④

0709

뇌막염의 증상으로 옳지 않은 것은?

① 뇌막염이 발생하기 전에 상부 호흡기 질환이나 중이염이 나타난다.

② 두통과 구토

③ 의식변화

④ 발열과 발작

⑤ 신생아의 발열은 대부분이 젖니가 나거나 드물게 뇌막염에 의한 것이다.

0710

결핵에 관한 설명으로 옳지 않은 것은?

① 결핵반응검사는 투베르쿨린 피하주사로 실시한다.

② 예방 가능한 성인병이다.

③ 호흡기 감염이지만 상처 접촉으로도 발생한다.

④ 오소리, 가축, 영장류, 돼지에게서 사람에게 전파된다.

⑤ 예방하는 의료제공자는 전염되지 않는다.

0711

결핵 감염 예방법으로 옳지 않은 것은?

① 환자가 탄 구급차는 환기

② N95마스크 착용 권장

③ N95마스크 불필요

④ 일회용 마스크로 예방할 수 없다.

⑤ 의료제공자들이 N95마스크를 착용해도 감염되는 것은 제대로 착용하지 않았기 때문이다.

정답 709 ⑤ 710 ① 711 ①

MeMo

핵심문제

0712

활동성 결핵 환자의 증상으로 옳은 것은?

① 객혈, 야간에 식은땀
② 오한, 열, 피곤함, 체중감소
③ 마른 기침
④ 객혈, 야간에 식은땀, 오한, 열, 피곤함, 체중감소
⑤ 객혈, 야간에 식은땀, 오한, 열, 피곤함, 체중감소, 마른 기침

0713

간염의 원인으로 옳은 것은?

보기
가. 과도한 음주　　나. 약물　　다. 바이러스 또는 박테리아　　라. 균

① 가, 나, 다　　② 가, 다　　③ 나, 라
④ 라　　⑤ 가, 나, 다, 라

0714

간염의 감염 요인으로 옳은 것은?

보기
가. 타액　　나. 혈액　　다. 주삿바늘　　라. 배설물

① 가, 나, 다　　② 가, 다　　③ 나, 라
④ 라　　⑤ 가, 나, 다, 라

정답　712 ⑤　713 ⑤　714 ⑤

0715

간염에 관한 설명으로 옳지 않은 것은?

① 바이러스 간염은 손을 씻지 않은 것이 원인이다.

② 건조된 혈액은 B형 간염바이러스가 생존하지 못하므로 전염성이 없다.

③ A형과 B형 간염은 증상이 없고 검사결과로만 알 수 있다.

④ B형간염은 HIV보다 전염성이 강하다.

⑤ C형 간염은 예방접종이 효과가 없다.

0716

환자가 오심과 구토, 열, 두통, 목이 뻣뻣한 증세를 호소하는 경우는?

① 간염　② AIDS　③ 뇌막염

④ 간염과 AIDS　⑤ 간염과 뇌막염

0717

열, 오한, 체중감소를 호소하는 원인으로 옳은 것은?

① 결핵　② AIDS　③ 수막염

④ 결핵과 AIDS　⑤ 결핵, AIDS 그리고 수막염

0718

HIV/AIDS가 전파되는 경로로 옳은 것은?

① 혈액, 질의 정액과의 접촉　② 모유

③ 피부접촉 (예: 악수)　④ 혈액, 질의 정액과의 접촉, 모유

⑤ 혈액, 질의 정액과의 접촉, 모유, 피부접촉

정답　715 ②　716 ③　717 ④　718 ④

핵심문제

0719

HIV/AIDS 에서 나타나는 카포시육종의 피부장애 상태로 옳은 것은?

① 붉게 부푼 덩어리 종궤의 피부　② 보라색 반점의 피부
③ 길고 불규칙하게 분포된 정맥류 비슷한 푸른 착색
④ 피부의 오목한 붉은색　⑤ 한곳 또는 여러 곳의 동그랗고 노란 오목한 부분

0720

접촉으로 발생하는 HIV 또는 AIDS환자에서 약어 PCP의 의미는?

① 펜시클리딘　② 다형 낭종 마비　③ 다형 피부 폴립
④ 주폐포자충 폐렴　⑤ 다낭성 폴립

0721

성병(STDs)에 관한 설명으로 옳지 않은 것은

① 매독은 키스접촉으로 감염된다.
② STDs 는 성적접촉으로만 운반되어야 전염되는 병이다.
③ 질염의 원인인 트리코모나스균은 남자는 보통 무증상이다.
④ STD예방주사는 불가능하다.
⑤ 클라미디아는 감염된 린넨(아마 종류)을 통해 감염된다.

0722

높은 자살 요인이 아닌 것은?

① 분명히 나타난 상세한 계획, 위험보다 큰 성공된 자살
② 일반적으로 남성이 여성보다 자살시도가 성공적이다.
③ 총상은 자살할 가능이 높다.
④ 잦은 시도는 자살할 가능이 높다.
⑤ 우울증이 심하면 자살할 가능이 높다.

정답　719 ②　720 ④　721 ②　722 ②

0723

노인학대에 관한 설명으로 옳지 않은 것은?

① 노인학대는 80세 이상을 말한다.
② 노인학대는 낮은 수입의 사회경제적 생활에서 나타난다.
③ 노인학대는 재정상 어려운 가족에게서 독립적으로 제공된다.
④ 이유가 밝혀지지 않은 손상은 노인학대 초기의 증상이다.
⑤ 환자와 돌보는 사람 사이의 대화 불일치는 노인학대를 의심할 수 있다.

0724

위험하고 독특한 아동학대에 관한 설명으로 옳지 않은 것은?

① 남자아이보다 여자아이가 더 학대받는다.
② 신체적으로 장애가 있는 아이들이 학대받을 위험이 크다.
③ 발달상 불구인 아이들이 학대받을 위험이 크다.
④ 쌍둥이가 학대받을 위험이 크다.
⑤ 조숙한 유아가 학대받을 위험이 크다.

0725

아동학대에 관한 특징으로 옳지 않은 것은?

① 보통 부모들의 역할이 중요하다.
② 남아와 여아에게 동등하게 아동학대가 발생한다.
③ 어떤 부모는 아이를 방치한다.
④ 마약중독자는 종종 아이를 학대한다.
⑤ 과반수의 학대자는 사회경제적으로 수입이 낮은 사람이다.

0726

건강상태와 관계없는 아동학대는?

① 수두 ② 자동차 시트 찰과상 ③ 혈액작용 장애
④ 자동차 시트 찰과상과 혈액작용 장애 ⑤ 수두, 자동차 시트 찰과상과 혈액작용 장애

정답 723 ② 724 ① 725 ⑤ 726 ⑤

MeMo

핵심문제

0727

아동학대의 증상과 징후가 아닌 것은?

① 2세 아동의 심한 사지골절
② 다양하게 회복되어 가는 상처들
③ 잠든 사이에 죽을 것 같다고 말하는 외상없는 아동
④ 의도적으로 입힌 멍이나 화상
⑤ 돌보는 사람들의 진술과 상황이 맞지 않은 외상들

0728

아동학대로 의심되는 것은?

① 간병인의 말과 맞지 않는 원래의 손상이나 심각한 손상
② 자원봉사자의 기술이 손상의 이유가 되거나 간병인의 동의와 함께 기술
③ 간병인은 그로 인한 아동의 계획적인 손상 등을 암시한다.
④ 부적당한 연기
⑤ 심각한 손상에 무관심해 보이는 간병인

0729

아동학대의 가능성이 있는 상황이 아닌 것은?

① 지나치게 더럽거나 건강하지 않은 환경에서 사는 것
② 날씨와 상황에 부적당한 옷을 입은 아이
③ 지나치게 더럽거나 찢긴 의복을 입은 아이
④ 기저귀를 잘 안 갈아 준 아이
⑤ 표준 이하의 체중이나 영양불량을 보이는 아이

정답 727 ③ 728 ② 729 ④

0730

성폭행 희생자의 치료 방법은?

① 의학적 평가

② 사생활을 보호하는 것을 우선순위에 둔다.

③ 모든 옷을 제거하고 플라스틱 가방에 넣는다.

④ 환자를 평가하고 증거를 채집하고 치료는 사람들이 보지 않는 곳에서 수행한다.

⑤ 심리적으로 달래고 끝내기 전에 응급의료체계에 연락한다.

0731

시력장애자를 대하거나 치료할 경우의 적절한 자세는 무엇인가?

① 안내견은 주인을 강하게 보호하므로 생명의 위험이 없으면 치료를 하지 않는다.

② 동물은 구급차에 태우지 못하므로 다른 곳에 두도록 한다.

③ 환자가 움직일 수 있다면, 환자가 응급구조사를 잡도록 한다.

④ 시각장애환자에게는 다른 환자와 같이 설명한다.

⑤ 인권문제가 있기 때문에 일반인과 같이 대한다.

0732

골반염에 관한 설명으로 옳은 것은?

① 자궁, 난소, 나팔관에 발생하는 급성 염증이다.

② 패혈증으로 진행하는 만성 염증이다.

③ 복막과 장으로 침범하는 염증이다.

④ 복막과 장으로 침범하고 자궁, 난소, 나팔관에 발생하는 급성 염증이다.

⑤ 복막과 장으로 침범하고 자궁, 난소, 나팔관에 발생하는 급성 염증이며, 패혈증으로 진행하는 만성 염증이다.

정답 730 ② 731 ③ 732 ⑤

핵심문제

0733

골반염의 증상으로 옳지 않은 것은?

① 복부강직과 반사통증 ② 고혈압 ③ 발열, 오한, 오심, 구토
④ 흔들면서 걷는 걸음걸이 ⑤ 악취가 나는 질분비물

0734

'gravida'의 의미로 옳은 것은?

① 임신한 횟수 ② 출산 횟수 ③ 유산 횟수
④ 성관계 횟수 ⑤ 제왕절개 횟수

0735

'para'의 의미로 옳은 것은?

① 임신한 횟수 ② 출산 횟수 ③ 유산 횟수
④ 성관계 횟수 ⑤ 제왕절개 횟수

0736

'유산'에 대한 설명으로 옳은 것은?

① 오직 의도적으로 임신을 중단하는 것
② 오직 사고로 임신을 중단하는 것
③ 오직 불법으로 임신을 중단하는 것
④ 어떤 이유로든 임신 20주 이전에 임신을 중단하는 것
⑤ 어떤 임신이든 사산아를 출산하는 것

정답 733 ② 734 ① 735 ② 736 ④

MeMo

0737

세 살 된 쌍둥이 아들이 있고 한 번 유산한 산모가 지금 분만 중이다. 이 환자를 표현하는 것으로 옳은 것은?

① P3, G1, M1 ② P2, G2, M1 ③ G3, P2, M1
④ G3, P1, Ab1 ⑤ G3, P1, Ab1

0738

사람의 정상적인 임신 기간으로 옳은 것은?

① 36주 ② 38주 ③ 40주 ④ 45주 ⑤ 49주

0739

임신과 질환에 관한 설명으로 옳지 않은 것은?

① 임신 전 당뇨는 임신 후 악화될 수 있다.
② 임신은 당뇨가 없는 산모에게도 당뇨를 유발시킬 수 있다.
③ 임신은 정상혈압인 사람에게 고혈압을 유발시킬 수 있다.
④ 임신은 심장질환을 가진 환자에게 울혈성 심질환을 유발시킬 수 있다.
⑤ 임신은 임신 전 항경련약으로 정상적으로 지내던 사람에게도 분만 중 경련을 유발시킬 수 있다.

0740

자궁외임신의 경우 수정란 착상부위로 옳은 것은?

① 자궁 밖 ② 나팔관 ③ 복막안
④ 자궁경부 ⑤ 자궁내막

정답 737 ④ 738 ③ 739 ⑤ 740 ①

MeMo

핵심문제

0741

자궁외임신이 가장 흔히 발생하는 위치로 옳은 것은?

① 한쪽 난소 ② 한쪽 나팔관 ③ 복강내
④ 자궁경부 ⑤ 자궁내막

0742

태반의 기능에 관한 설명으로 옳지 않은 것은?

① 태아를 충격에서 보호하는 기능 ② 가스 이동
③ 영양분과 노폐물 이동 ④ 열 이동
⑤ 호르몬 분비

0743

태반이 자궁벽에서 먼저 떨어진 경우를 설명하는 용어는?

① 자연유산 ② 태반박리술 ③ 전치태반
④ 태반조기박리 ⑤ 태반 자궁외임신

0744

태반이 부분적으로 또는 완전히 자궁경부를 막고 있는 경우를 설명하는 용어는?

① 자연유산 ② 태반박리술 ③ 전치태반
④ 태반조기박리 ⑤ 태반 자궁외임신

정답 741 ② 742 ① 743 ④ 744 ③

0745

임신 중 통증 없이 선홍색 출혈이 발생한 경우는 무엇으로 추정할 수 있는가?

① 자연유산 ② 자궁외임신 ③ 전치태반
④ 태반조기박리 ⑤ 태반 자궁외임신

0746

태반박리의 증상과 징후로 옳지 않은 것은?

① 완전한 태반박리는 외부 질 출혈은 보이지 않을 수도 있고 통증을 수반한다.
② 부분적인 태반박리는 외부 질 출혈은 보이지 않을 수도 있고 통증을 항상 수반하지는 않는다.
③ 완전한 태반박리는 대량 출혈을 볼 수 있고 모성 저혈압과 관계가 있다.
④ 태반박리는 통증과 질 출혈을 항상 수반한다.
⑤ 통증 없는 출혈은 태반박리에 따라 일어날 수 있다.

0747

전자간증의 증상과 징후로 옳지 않은 것은?

① 고혈압 장애나 이미 처방된 항고혈압의 임신 전 병력 ② 손과 얼굴의 부종
③ 시각장애 ④ 주요 운동 발작 활동 ⑤ 두통

0748

자간증의 증상과 징후로 옳지 않은 것은?

① 임신성 고혈압 ② 손과 얼굴의 부종 ③ 시각장애
④ 주요 운동 발작 활동 ⑤ 발작장애나 이미 처방된 항경련제의 임신 전 병력

정답 745 ③ 746 ④ 747 ④ 748 ⑤

MeMo

핵심문제

0749

전자간증 환자의 관리를 위해 고려되어야 할 내용이 아닌 것은?

① 산소투여 ② NS로 정맥로 확보 ③ IV로 황산마그네슘 투여
④ IV로 디아제팜 투여 ⑤ 좌측위

0750

자간증 환자의 관리를 위해 고려되어야 할 내용이 아닌 것은?

① 산소투여 ② NS로 정맥로 확보 ③ IV로 황산마그네슘 투여
④ IV로 디아제팜 투여 ⑤ 트렌델렌버그 자세

0751

전자간증 발생시기로 옳은 것은?

① 임신 10주 말 ② 출산 ③ 출산 후 첫 48시간
④ 임신 10주 말이나 출산 ⑤ 임신 10주 말이나 출산 후 첫 48시간

0752

임신 중 앙와위성 저혈압 발생 원인으로 옳은 것은?

① 환자가 반듯이 누운 상태에서 이미 증가된 모체의 심박출량에 의한 보상보다 더 많은 모체의 혈액공급을 요구한다.
② 환자가 반듯이 누운 상태에서 하대정맥을 압박할 때 그것에 의하여 정맥 귀환이 감소한다.
③ 환자가 반듯이 누운 상태에서 복부대동맥을 압박할 때 그것에 의하여 심박출량이 감소한다.
④ ① 또는 ②
⑤ ① 또는 ③

정답 749 ④ 750 ⑤ 751 ⑤ 752 ②

0753

외상이 없는 임신 3기 환자를 이송할 때, 앙와위성 저혈압을 예방하기 위한 환자의 체위로 옳은 것은?

① 왼쪽 측와위 또는 환자의 오른쪽 엉덩이가 위로 올라가도록 반듯이 눕힌 자세
② 트렌델렌버그 자세
③ 세미-파울러 자세
④ 오른쪽 측와위 또는 환자의 왼쪽 엉덩이가 위로 올라가도록 반듯이 눕힌 자세
⑤ 역트렌델렌버그 자세

0754

외상이 있는 임신 3기 환자를 긴척추고정판에 앙와위로 이송할 때의 자세로 옳은 것은?

① 외상처치 지침서의 기준을 벗어남이 없이 모체의 척추손상 위험은 드물게 일어나는 앙와위성 저혈압보다 앞서 일어난다.
② 척추고정판의 머리 부분을 올려준다.
③ 척추고정판의 왼쪽 옆 부분을 올려준다.
④ 척추고정판의 오른쪽 옆 부분을 올려준다.
⑤ 척추고정판의 발쪽 부분을 올려준다.

0755

브룩스톤-히스크 수축에 대한 설명으로 옳지 않은 것은?

① 간헐적인 자궁수축은 임신 13주와 같이 초기에 일어날 수도 있다.
② 브룩스톤-히스크 수축은 진짜 임신 수축이 아니다. 만약 환자가 출산예정일보다 빠르고 브룩스톤-히스크 경험에 대한 병력을 가지고 있다면 구급차 이송과 처치가 필요하지 않다.
③ 간헐적 자궁수축은 태반의 순환을 증가시킨다고 생각된다.
④ 브룩스톤-히스크 수축은 보통 무통이고 불규칙하게 일어난다.
⑤ 브룩스톤-히스크 수축을 가지고 있다고 생각하는 환자는 그것이 실제 출산을 하고 있다고 간주되고 곧 출산을 할지도 모른다.

정답 753 ① 754 ④ 755 ②

MeMo

핵심문제

0756

경부의 최대 확장이 일어나는 시기는?

① 분만 1기의 시작 ② 분만 1기의 끝 ③ 분만 2기의 끝
④ 분만 3기의 끝 ⑤ 분만 4기의 시작

0757

아기의 출생 시기로 옳은 것은?

① 분만 1기의 시작 ② 분만 1기의 끝 ③ 분만 2기의 끝
④ 분만 3기의 끝 ⑤ 분만 4기의 시작

0758

태반방출 시기로 옳은 것은?

① 분만 1기의 시작 ② 분만 1기의 끝 ③ 분만 2기의 끝
④ 분만 3기의 끝 ⑤ 분만 4기의 시작

0759

현장분만을 위한 준비를 즉시 해야 할 출산의 임박 증상과 징후는?

① 모체가 태아를 밀어내기 위해 감당하기 힘든 절박함을 보이거나 태아의 머리가 보일 때
② 5분 간격으로 자궁수축이 일어날 때
③ 양막낭의 파열이 있을 때
④ 자궁수축이 15~30초 지속될 때
⑤ 지난 20분 동안 5분 간격으로 자궁수축이 있었다고 산모가 말할 때

정답 756 ② 757 ③ 758 ④ 759 ①

0760

출산이 임박한 징후임에도 즉시 이송할 경우가 아닌 것은?

① 양막낭이 24시간보다 더 일찍 파열된 환자

② 이전에 제왕절개로 아기를 낳은 환자

③ 제대 탈출

④ 사지태위

⑤ 환자를 20분 이상 관찰하여 수축이 2~3분 간격으로 일어나지만 출산은 하지 않을 때

0761

즉시 환자를 이송해야 하는 경우로 옳은 것은?

① 환자의 배가 수축 사이에 부드러워질 때

② 태아의 심박동수가 110회/분보다 적을 때

③ 태아의 심박동수가 90회/분보다 적을 때

④ 태아의 심박동수가 100회/분보다 많을 때

⑤ 태아의 심박동수가 110회/분보다 많을 때

0762

머리가 먼저 나오고 얼굴은 아래를 향하는 분만 형태는?

① 두정부 자세 ② 둔위 ③ 머리위 ④ 횡위 ⑤ 후위

0763

태아의 엉덩이가 먼저 보이는 분만 형태로 옳은 것은?

① 두정부 자세 ② 둔위 ③ 후두위 ④ 머리위 ⑤ 후위

정답 760 ② 761 ③ 762 ① 763 ②

MeMo

핵심문제

0764

태아의 머리가 나올 때 양막낭이 파열되지 않았을 때의 처치로 옳은 것은?

① 손가락을 밀어 넣어 낭을 찢은 후 태아의 코와 입에서 기도 흡인을 시작하기 전에 낭을 제거한다.

② 태아가 자기 자신의 낭을 찢어 완전한 출산이 되고 즉시 흡인을 시행할 수 있을 때까지 출산은 계속 되어야 한다.

③ 낭을 빠르게 잘라 열기 위해 무균 메스를 사용하고 태아가 첫 호흡을 하기 전에 흡인을 제공한다.

④ 아기가 숨을 쉬지 않으면 출산할 때까지 낭을 그대로 둔다.

⑤ 출산 과정이 더 많이 지연되면 즉시 응급 제왕절개를 위해 이송한다.

0765

태아의 머리가 나온 후 탯줄이 태아의 목을 감고 있는 것을 발견하였다. 태아의 머리와 어깨에 감겨 있는 탯줄을 부드럽게 풀려고 하지만 너무 세게 감겨 있어서 할 수 없을 때의 적절한 처치로 옳은 것은?

① 태아의 몸이 나올 때 탯줄이 자연스럽게 풀릴 것이다. 분만을 계속해라.

② 태아가 목 졸리기 전에 태아 머리에 있는 탯줄을 강하게 잡아당겨라.

③ 태아가 나오기 전 탯줄을 2인치 간격으로 두 곳을 묶거나 자른다.

④ 탯줄을 즉시 자른다.

⑤ 응급 제왕절개술을 위해 이송을 하면서 분만을 지연시킨다.

0766

일반 출산과정을 설명한 것으로 옳지 않은 것은?

① 태아의 머리가 밖으로 나오면 산모에게 힘을 주게 하고 태아의 기도를 연다. 그리고 산모에게 다시 힘을 주게 한다.

② 태아의 머리가 밖으로 나오면 어깨상단이 나올 수 있게 태아의 머리를 서서히 내린다.

③ 어깨상단이 나오고 난 후 태아의 몸을 조심스럽게 위로 올려 어깨하단이 나올 수 있게 한다.

④ 머리와 어깨가 나오면 몸 전체의 출산이 급속히 빨라지므로 태아를 떨어뜨리지 않게 조심한다.

⑤ 출산 후 즉시 태아를 질입구보다 위로 올리고(일반적으로 태아를 산모의 배위에 올린다.) 탯줄을 자르기 위한 준비를 한다.

정답 764 ① 765 ③ 766 ⑤

0767

태반의 분리와 산후 출혈환자를 위한 처치로 옳지 않은 것은?

① 환자를 움직이기 전에 태반의 분리를 기다리지 않아도 된다.
② 부드럽게 탯줄을 짜주는 것은 태반의 분리를 돕고 환자의 응급실 이송과 신생아 관리에 좋다.
③ 산모의 배에 부드러운 마사지는 자궁수축을 돕고 출산 후 출혈을 줄인다.
④ 무균 위생 냅킨으로 환자의 질입구를 절대 막아서는 안 된다.
⑤ 환자에게 모유 수유를 허락함으로 출산 후 출혈을 줄일 수 있다.

0768

태반은 환자와 함께 응급실로 이송해야 하는 이유로 옳은 것은?

① 종교적 이유로 만약 아이가 10살 이전에 죽게 되면 태반으로 하는 특별한 장례 의식을 필요로 하기 때문이다.
② 건강한 태아의 출산 이후 산모에게 태반을 먹이기 때문이다.
③ 태반은 없어진 조각이나 부분이 있는지 검사해야 한다. 자궁안에 남아 있는 조각이나 부분은 감염이나 출혈을 지속하기 때문이다.
④ 태반으로 인한 감염을 예방하기 위해
⑤ 태반은 의료폐기물이므로 일정한 곳에 폐기처분하기 위하여

0769

머리골반불균형의 설명으로 옳지 않은 것은?

① 태아의 머리가 넓어 산모의 골반을 통과하지 못하는 것
② 산모의 골반이 좁아 태아의 머리가 통과하지 못하는 것
③ 당뇨가 있는 산모와 연관있으며 다산 출산 경험이 있는 산모에게 회임 기간이 출산예정일보다 늦어지는 것
④ 작은 사이즈의 산모 또는 수축된 골반의 산모와 연관이 있다.
⑤ 처음 분만하는 산모에게는 드물게 발생한다.

정답 767 ② 768 ③ 769 ⑤

핵심문제

0770

비의료시설에서 출산이 불가능한 비정상적인 두정위, 또는 출산 합병증은?

보기
가. single-arm presentation
나. 정상 두정위
다. 아두골반불균형
라. 쌍둥이 또는 다태아

① 가, 나, 다 ② 가, 다 ③ 나, 라
④ 라 ⑤ 가, 나, 다, 라

0771

비의료시설에서 출산이 불가능한 비정상적인 두정위, 또는 출산 합병증은?

보기
가. 둔위 태위
나. single-leg presentation
다. 견갑난산
라. 탈출된 탯줄

① 가, 나, 다 ② 가, 다 ③ 나, 라
④ 라 ⑤ 가, 나, 다, 라

0772

자궁내 태아 배설물 배출에 관한 설명으로 옳지 않은 것은?

① 태아 배설물은 양수내에서 노란-녹색, 연두색, 녹색풍-검은색, 또는 갈색 물질로 발견된다.
② 태아 배설물이 양수로 배출되는 것은 정상적으로 회임 20주에 시작되고 지극히 정상이다.
③ 태아 배설물이 양수로 배출되는 것은 태아가 자궁내 저산소증을 경험하고 있다는 신호이다.
④ 태아가 태아 배설물을 흡인하는 것은 높은 위험수위의 태아 질병과 연관이 있다.
⑤ 색깔이 있고 진한 '완두콩 수프' 같은 끈끈한 양수는 위험수위적 태아 질병의 신호다.

정답 770 ② 771 ③ 772 ②

0773

색깔이 있고 진한 '완두콩 수프' 같은 끈끈한 양수에 관한 설명은?

① 가족들에게 정상분만이라고 안심시킨다.

② 분비물 흡인 이전에 백-밸브마스크로 100% 산소를 먼저 환기시켜준다.

③ 유아의 코를 먼저 흡입하고 입을 흡입함과 유아의 자연호흡을 함께 유도한다.

④ 유아의 자연호흡 이전에 유아의 코와 입을 먼저 흡입한다.

⑤ 자연호흡을 유도하는 것과 백-밸브마스크를 사용하기 전에 유아에게 관을 삽입하고 폐를 철저히 흡입한다.

0774

다산 또는 다태출산에 관한 설명으로 옳은 것은?

① 산모가 1명 이상 임신했다고 보고하면 병원외 분만은 절대 허용되지 않는다. 분만을 늦추고 즉시 응급 제왕수술을 준비한다.

② 흡인과 따뜻한 커버, 호흡확보, 탯줄 절단 등을 다음 신생아가 나오기 전에 각 아이에게 먼저 시행한다.

③ 신생아의 분만 이후 자궁수축이 되는 것은 다태출산의 신호이므로 분만을 늦추고 즉시 응급 제왕수술을 준비한다.

④ 다산이나 다태출산은 응급상황이 아니므로 정상분만을 유도한다.

⑤ 다산이나 다태출산이 처음인 경우는 정상분만을 유도한다.

0775

자궁파열에 대한 설명으로 옳지 않은 것은?

① 자궁파열은 일반적으로 출산의 시작과 함께 일어난다.

② 의료기술 발달로 자궁파열로 인한 산모와 태아사망의 원인은 드물다.

③ 복부외상은 출산 전 자궁파열의 원인이 될 수 있다.

④ 예외적으로 긴 자궁수축이나 산모의 선행 제왕절개술의 경험으로 자궁파열이 출산 도중 일어날 수 있다.

⑤ 머리골반불균형은 자궁파열로 이어질 수 있다.

정답 773 ⑤ 774 ② 775 ②

핵심문제

0776

자궁파열의 징후와 증상으로 옳지 않은 것은?

① 극심한 복통 호소

② 쇼크 증상

③ 자궁파열 후 사라진 복통

④ 갑자기 심화된 자궁수축(보다 빠르거나 심해진 자궁수축)이나 갑자기 일어난 예전보다 강하고 강도 높은 자궁수축 (예전엔 없던 일)

⑤ 딱딱한 복부의 통증과 반사통

0777

자궁내번증은 분만이나 태반돌출로 자궁이 자궁경부로 나오는 것이다. 자궁내번증에 관한 설명으로 옳은 것은?

보기

가. 자궁의 인대와 혈관이 끊어지고 파열될 때 발생한다.
나. 산모의 생사를 위협하는 쇼크로 이어질 수 있다.
다. 탯줄을 당김으로 일어날 수 있다.
라. 자궁이 느슨한 상태에서 태반을 밀어내려 할 때 일어날 수 있다.

① 가, 나, 다　② 가, 다　③ 나, 라

④ 라　⑤ 가, 나, 다, 라

0778

자궁내번증의 응급처치로 옳은 것은?

① 산모가 분만자세로 있을 때 손바닥으로 돌출된 자궁바닥을 질 쪽으로 밀어냄으로써 자궁의 자세를 바꿀 수 있다.

② 자연스럽게 자궁에서 떨어지는 태반을 탯줄 쪽으로 당긴다.

③ 빠른 산소공급과 신속한 이송을 한다.

④ 2개 이상의 정맥주사를 시작한다.

⑤ 압출된 조직을 조심스레 식염수로 적신 수건으로 담는다.

정답　776 ④　777 ⑤　778 ②

0779

폐색전증은 흔한 임산부 사망원인이다. 임신과 관련된 폐색전증에 관한 설명은?

보기
가. 자연분만보다 제왕절개분만 때 더 많이 일어난다.
나. 갑자기 심한 호흡곤란과 무통 또는 날카로운 가슴통증을 동반한다.
다. 임신 중 어느때나 일어날 수 있다.
라. 다태임신의 경우 폐색전 발생빈도가 높다.

① 가, 나, 다 ② 가, 다 ③ 나, 라
④ 라 ⑤ 가, 나, 다, 라

0780

신생아 관리 순서로 옳은 것은?

보기
1. 탯줄 절단 2. 코 흡입 3. 구강기도 흡입
4. 건조와 온열 5. APGAR 확인

① 1, 2, 3, 4, 5 ② 2, 3, 4, 5, 1 ③ 2, 3, 5, 4, 1
④ 3, 2, 4, 1, 5 ⑤ 5, 1, 2, 3, 4

0781

탯줄 묶음 시작부위의 적절한 위치는?

① 태아로부터 4인치(10cm) 떨어진 곳 ② 태아로부터 6인치(15cm) 떨어진 곳
③ 태아로부터 8인치(20cm) 떨어진 곳 ④ 태아로부터 10인치(26cm) 떨어진 곳
⑤ 태아로부터 12인치(31cm) 떨어진 곳

0782

탯줄 묶음 끝부위의 적절한 위치는?

① 태아로부터 6인치(15cm) 떨어진 곳 ② 태아로부터 8인치(20cm) 떨어진 곳
③ 태아로부터 10인치(26cm) 떨어진 곳 ④ 태아로부터 12인치(31cm) 떨어진 곳
⑤ 태아로부터 14인치(35cm) 떨어진 곳

정답 779 ① 780 ④ 781 ① 782 ①

핵심문제

0783

첫 호흡을 하기 위한 신생아 자극요인이 아닌 것은?

① 저산소증 또는 경미한 산증 ② 건조 ③ 탯줄 절단

④ 기도흡인 ⑤ 저체온증

0784

신생아의 입과 코를 흡인할 시기로 옳은 것은?

① 두부의 응급사고 ② 출생 직후 ③ 탯줄 제거 직후에

④ 두부의 응급사고나 출생 직후

⑤ 두부의 응급사고, 출생 직후, 탯줄 제거 직후에

0785

신생아의 APGAR 평가 시행시기로 옳은 것은?

① 구급차내에서 ② 분만 후 1~5분 ③ 5~10분 후 태반이 나온 다음

④ 소생술은 앞에 시행된다. ⑤ 항상

0786

APGAR의 'A' 의 의미로 옳은 것은?

① 외관(피부색깔) 및 무호흡 ② 활동(사지 운동) 및 의식수준의 변화

③ 외관(피부색깔) 및 활동(사지운동, 근긴장) ④ 외관 (피부 색상) 및 활동 (심장 박동)

⑤ 활동(사지운동, 근긴장) 및 기형(명백한 선천 기형 존재)

정답 783 ③ 784 ④ 785 ② 786 ③

0787

APGAR의 'P' 의 의미로 옳은 것은?

① 맥박(심박수) ② 동공(균등또는 불균등) ③ 분홍색(피부색)
④ 창백(피부색) ⑤ 자주색(청색증)

0788

APGAR의 'G' 의 의미로 옳은 것은?

① 헐떡거리기(얕은 호흡 노력) ② 그르렁 거리는 가래(흡인의 표시)
③ 모양의 흉함(명백한 선천 기형의 존재) ④ 찡그림(자극에 불안정 또는 우는 반응)
⑤ 신음(약하게 우는)

0789

APGAR의 'R' 의 의미로 옳은 것은?

① 사후 경직(사산 유아) ② 빠른(심박동이나 호흡률) ③ 속도(심박수 또는 맥박)
④ 호흡 노력(호흡의 속도와 노력) ⑤ 건강한 체력(건강, 소아의 울음)

0790

최대 APGAR 점수는?

① 5 ② 10 ③ 15 ④ 25 ⑤ 50

0791

최소 APGAR 점수는?

① 0 ② 3 ③ 5 ④ 6 ⑤ 10

정답 787 ① 788 ④ 789 ④ 790 ② 791 ①

핵심문제

0792

태변색을 설명한 것으로 옳은 것은?

① 양수에 있는 태아 대변의 존재
② 신생아 외견상 명백히 포도색 표시가 있으나(특히 백색인종 유아에서) 유아일수록 흐릿해진다.
③ 신생아 외견상 명백히 포도색 표시가 있으나 유아일수록 어두워진다.
④ 홍반은 출산이 지연되거나 난산일 경우 종종 나타나지만 유아일수록 희미해진다.
⑤ 난산일 경우 유아의 피부색은 엷은 녹색을 나타내고 유아기에 희미해진다.

0793

신생아에게 가장 중요한 활력징후는?

① 피부색 ② 호흡수 ③ 심박수
④ 피부온도 ⑤ 탯줄 제거

0794

당신은 방금 30회의 호흡, 90회의 심박동을 하는 남자 아기의 출산을 도왔다. 다음으로 수행해야 할 처치로 옳은 것은?

① 따뜻하게 하는 것 이외에 아무것도 하지 않는다. 완전히 '정상적인' 신생아의 활력징후이고 산소 제공은 선택적이다.
② 유아의 온도를 유지하고 산소를 제공
③ 폐포환기를 시작한다.
④ 심장마사지 시작
⑤ 폐포환기와 심장마사지 시작

정답 792 ① 793 ③ 794 ③

0795

당신은 방금 30회의 자발호흡, 50회의 심박동을 하는 여자 아기의 출산을 도왔다. 다음으로 수행해야 할 처치로 옳은 것은?

① 따뜻하게 하는 것 이외에 아무것도 하지 않는다. 완전히 '정상적인' 신생아의 활력징후이고 산소 제공은 선택적이다.
② 유아의 온도를 유지하고 산소를 제공
③ 폐포환기를 시작한다.
④ 심장마사지 시작
⑤ 폐포환기와 심장마사지 시작

0796

당신은 방금 40회의 호흡, 120회의 심박동을 하고 몸과 입술에 청색증이 있는 남자 아기의 출산을 도왔다. 다음으로 수행해야 할 처치로 옳은 것은?

① 따뜻하게 하는 것 이외에 아무것도 하지 않는다. 완전히 '정상적인' 신생아의 활력징후이고 산소 제공은 선택적이다.
② 유아의 온도를 유지하고 산소를 제공
③ 폐포환기를 시작한다.
④ 심장마사지 시작
⑤ 폐포환기와 심장마사지 시작

0797

당신은 방금 70회의 심박동을 하는 여자 아기를 분만하였는데 적절한 자극에도 호흡을 하지 않아 30초 동안 100% 산소로 폐포환기를 하였더니 심장박동이 70회로 회복되었다. 다음으로 수행해야 할 처치로 옳은 것은?

① 폐포환기를 중지하고 자발호흡을 확인한다.
② 자발호흡을 확인하기 위해 멈추기 전까지 적어도 30초는 과환기를 계속해야 한다.
③ 신생아의 심박수가 100회까지 증가할 때까지 자발적인 호흡을 확인하기 위해 일시 중지하지 않고 계속해서 폐포환기를 한다
④ 응급실에 신생아가 도착할 때까지 자발호흡을 확인하기 위해 일시 중지하지 않고 계속해서 폐포환기를 한다.
⑤ 심장마사지 시작

정답 795 ⑤ 796 ② 797 ⑤

0798

신생아가 기계적 환기를 요구할 때의 적절한 환기속도는?

① 60~100　② 14~24　③ 20~30
④ 12~20　⑤ 40~60

0799

분당 심장압박수로 옳은 것은?

① 50　② 60　③ 80　④ 100　⑤ 120

0800

신생아에게 CPR을 수행할 때 압박과 환기 비율로 옳은 것은?

① 5 : 1　② 15 : 2　③ 5 : 2　④ 3 : 1　⑤ 3 : 2

0801

'inverted pyramid'의 신생아 소생술을 위한 프로토콜에서 가장 중요한 규정은?(신생아 소생술을 제공하기 위한 첫 단계)

① 산소제공　② 심장마사지　③ 기관내삽관
④ 건조, 보온, 체위, 흡인 그리고 촉각자극　⑤ BVM 환기

0802

조산아의 의미로 옳은 것은?

① 음력으로 10개월　② 임신 50주　③ 임신 45주
④ 임신 37주　⑤ 음력으로 9개월

정답　798 ⑤　799 ⑤　800 ④　801 ④　802 ④

0803

유아 돌연사증후군(SIDS)에 관한 설명으로 옳은 것은?

① SIDS의 발생률은 무더운 여름에 가장 많다

② 남아보다 여아에서 더 흔하다.

③ 의료의 발달로 저체중아에게 돌연사가 일어날 경우는 희박하다.

④ 엎어 재우는 유아에게 흔히 발생한다.

⑤ 6세 전후의 어린이에게서도 나타난다.

0804

SIDS의 일반적인 증상이나 징후로 옳지 않은 것은?

① 영양과 수분의 정상상태

② 입과 외비공 주위에 거품투성이의 액체

③ 기도내의 토물

④ 다발성 타박상

⑤ 사망 시의 이상한 체위

0805

무호흡 상태로 맥박이 없으며, 따뜻한 주위환경에도 불구하고 피부가 매우 차가운 영아를 발견하였다. 영아는 목이 뻣뻣하고 움직이기 어려웠으며 명백한 멍이 있었다. 당신의 행동으로 옳은 것은?

① 모든 가능한 소생술을 제공할 것이며 영아가 회복할 것이라는 가능성을 부모와 다른 가족들에게 확신시킨다.

② 영아의 이름을 신속히 사용할 것에 대해 결정한다.

③ 집에서 구급차까지 옮기면서 BLS만을 제공하며(바쁜 것처럼 보이면서), 'slow code' 로 응급실로 이송한다.

④ ①과 ②

⑤ ①과 ③

정답 803 ④ 804 ④ 805 ②

핵심문제

0806

소아의 IV/IO로 인한 에피네프린 투여 용량으로 옳은 것은?

① 1:1,000 에피네프린 0.1ml/kg
② 0.01mg/kg
③ 1:10,000 에피네프린 0.1ml/kg
④ 1:1,000 에피네프린 0.1ml/kg, 0.01mg/kg
⑤ 1:10,000 에피네프린 0.1ml/kg, 0.01mg/kg

0807

소아의 IV/IO로 인한 아트로핀 투여 용량으로 옳은 것은?

① 0.01 mg/kg
② 0.02 mg/kg
③ 0.1mg의 최소한
④ 0.01 mg/kg도는 0.02 mg/kg
⑤ 0.02 mg/kg, 0.1mg의 최소한

0808

소아에게 기관내삽관 튜브를 이용했을 때 에피네프린 투여 용량으로 옳은 것은?

① 1:1,000 에피네프린 0.1ml/kg
② 0.01mg/kg
③ 1:10,000 에피네프린 0.1ml/kg
④ 1:1,000 에피네프린 0.1ml/kg, 0.01mg/kg
⑤ 1:10,000 에피네프린 0.1ml/kg, 0.01mg/kg

0809

소아의 IV/IO로 인한 리도카인 투여 용량으로 옳은 것은?

① 0.1mg/kg
② 0.5mg/kg
③ 1.0mg/kg
④ 1.5mg/kg
⑤ 2.0mg/kg

정답 806 ⑤ 807 ⑤ 808 ① 809 ③

0810

소아의 IV/IO로 인한 아미오다론 투여 용량으로 옳은 것은?

① 제세동이 필요치 않은 심실세동에서 리도카인이 효과가 없을 때

② 5mg/kg, 15mg/kg까지 반복

③ 10mg/kg, 최대 300mg까지 반복

④ 제세동이 필요치 않은 심실세동에서 리도카인이 효과가 없을 때, 5mg/kg, 15mg/kg까지 반복

⑤ 5mg/kg, 15mg/kg까지 반복, 10mg/kg, 최대 300mg까지 반복

0811

소아의 열성발작에 대해 옳지 않은 것은?

① 발작은 열이 있는 아이의 정상적인 발생이며 열이 멈췄다면 병원으로의 이송이 필요치 않다.

② 열성발작은 6개월과 6년의 연령 사이에서 가장 일반적으로 일어난다.

③ 잠재적으로 중대한 질병 또는 손상일 수도 있으므로 간질 발작을 경험하는 모든 소아환자는 응급실에 이송되어야 한다.

④ 열성발작은 높은 발열이라기보다 급속한 온도 증가의 비율과 더 관련이 있다.

⑤ 만일 아이의 체온이 103F(39.2C)를 넘는다면 간질 발작의 원인으로서 발열을 의심해야 한다.

0812

영아와 5세까지의 어린아이에게 투여할 수 있는 디아제팜 용량으로 옳은 것은?

① 0.2~0.5mg을 2~5분마다 최대 2.5mg

② 1mg을 2~5분마다 최대 5mg

③ 2~5mg을 5분마다 최대 10mg

④ 0.01~0.02mg/kg를 5분마다 최대 1mg

⑤ 0.2~0.5mg/kg를 5분마다 최대 10mg

정답 810 ② 811 ① 812 ①

핵심문제

0813

5세 어린이나 그 이상의 소아에게 투여할 수 있는 디아제팜 용량으로 옳은 것은?

① 0.2~0.5mg을 2~5분마다 최대 2.5mg
② 1mg을 2~5분마다 최대 5mg
③ 2~5mg을 5분마다 최대 10mg
④ 0.01~0.02mg/kg를 5분마다 최대 1mg
⑤ 0.2~0.5mg/kg를 5분마다 최대 10mg

0814

혈류의 박테리아 감염증으로 옳은 것은?

① 수막염
② 패혈증
③ 라이증후군
④ 아나필락시스
⑤ 후두개염

0815

소아 환자에게 아스피린 투여를 금지하는 이유와 관련이 있는 것은?

① 수막염
② 패혈증
③ 라이증후군
④ 아나필락시스
⑤ 후두개염

0816

천문이 꽉 차거나 부푼 경우의 질환으로 옳은 것은?

① 수막염
② 수두
③ 홍역
④ 수막염과 수두
⑤ 수두와 홍역

정답 813 ② 814 ② 815 ③ 816 ①

0817

심한 두통과 경부강직 증상을 보이는 질환으로 옳은 것은?

① 수막염　② 패혈증　③ 라이증후군
④ 수막염과 패혈증　⑤ 패혈증과 라이증후군

0818

소아의 심혈관 응급에 관한 설명이다. 옳지 않은 것은 ?

① 탈수 또는 출혈로 인한 혈액량의 손실로 가장 많이 일어난다.

② 소아의 심정지는 대개 호흡정지에 따른 것이다.

③ 소아에서 가장 흔한 부정맥은 빈맥이다.

④ 소아 심장질환의 1차적 원인은 선천성 심장질환이다.

⑤ 소아 청색증 발작 시 좋은 자세는 얼굴을 아래로 하고 슬흉위를 유지하는 것이 좋다.

0819

다음 소아질환 중 크룹(croup)에 대한 설명으로 옳은 것은 ?

보기

가. 후두기관 기관지염이라고 하며 가을, 겨울철에 많이 발생한다.
나. 상부기도의 바이러스(virus) 감염질환이다.
다. 개 짖는 듯한 기침과 흡기시 천명을 낸다 .
라. 비익확장, 기관의 견인, 퇴축이 동반될 수 있다.

① 가, 나, 다　② 가, 다　③ 나, 라
④ 다, 라　⑤ 가, 나, 다, 라

0820

8세의 소아 환자에서 조기제세동 실패 후 두 번째 제세동 에너지는?

① 2J/kg　② 4J/kg　③ 6J/kg　④ 8J/kg　⑤ 10J/kg

정답　817 ①　818 ③　819 ⑤　820 ②

MeMo

핵심문제

0821

심실세동 소아 환자에게 최초 3회 제세동 실패 후 투여되는 약물로 가장 좋은 것은?

① 에피네프린(epinephrine) ② 아미오다론(amiodarone) ③ 리도카인(lidocaine)
④ 브레틸리움(bretylium) ⑤ 마그네슘(magnesium)

0822

소아 전문소생술에 사용되는 약물 중 골내 투여가 가능한 약물로 조합된 것은?

보기

가. 에피네프린(epinephrine) 나. 아트로핀(atropine)
다. 도파민(dopamine) 라. 리도카인(lidocaine)

① 가, 나, 다 ② 가, 다 ③ 나, 라
④ 다, 라 ⑤ 가, 나, 다, 라

0823

소아 환자의 기관내삽관에 대한 설명으로 옳지 않은 것은?

① 8세 이하의 경우에는 커프가 없는 기관내 튜브를 사용한다.
② 삽관 전에 100% 산소로 과환기를 시킨 후 실시한다.
③ 삽관 중 심장박동을 감시하여 부정맥이 발생하는지 확인한다.
④ 소아의 기도는 성인에 비해 길고 성문이 작다.
⑤ 소아의 머리와 목은 재채기하는 자세로 둔다.

0824

골내 투여에 대한 설명으로 옳지 않은 것은?

① 정맥로 확보가 어려운 6세 이하의 소아에서 주로 사용한다.
② 16 또는 18 게이지의 골간 투여용 주사침을 사용한다.
③ 골내 투여 시 흔히 사용되는 부위는 비골 근위부이다.
④ 심한 사지 손상이 있는 경우는 금기이다.
⑤ 구획증후군, 골수염 등의 합병증이 초래될 수 있다.

정답 821 ① 822 ⑤ 823 ④ 824 ③

0825

패혈성 쇼크에 빠진 소아의 초기 수액공급량으로 가장 옳은 것은?

① 10~20ml/kg ② 20~30ml/kg ③ 30~40ml/kg
④ 40~60ml/kg ⑤ 60~80ml/kg

0826

소아의 심정지 시 약물치료의 사용 목적에 대하여 옳은 것으로 모두 조합된 것은?

보기
가. 저산소혈증의 교정
나. 흉부압박 중 관류압의 증가
다. 대사성 산증의 교정
라. 심실 기외수축의 방지

① 가, 나, 다 ② 가, 다 ③ 나, 라
④ 다, 라 ⑤ 가, 나, 다, 라

0827

소아 심실상성빈맥의 치료에 대한 설명으로 옳은 것끼리 모두 조합된 것은?

보기
가. 가장 유용한 약물은 아트로핀이다.
나. 혈액학적으로 불안정 시 즉각적인 심조율전환을 시도한다.
다. 대체약물 고려시 아미오다론(amiodarone)과 베라파밀(verapamil)을 동시에 사용한다.
라. 미주신경 흥분수기로 얼음물에 얼굴을 담근다.

① 가, 나, 다 ② 가, 다 ③ 나, 라
④ 다, 라 ⑤ 가, 나, 다, 라

0828

3세 소아가 개 짖는 듯한 기침과 기관의 퇴축, 흡기 시 천명음을 특징으로 하는 질환은?

① 크룹(croup) ② 후두개염 ③ 세기관지염
④ 천식 ⑤ 라이증후군

정답 825 ④ 826 ⑤ 827 ③ 828 ①

0829

8세의 소아 환자에서 조기제세동 실패 후 세 번째 제세동 에너지는?

① 2J/kg ② 4J/kg ③ 6J/kg ④ 8J/kg ⑤ 10J/kg

0830

5세 소아가 다음과 같은 활력징후와 심전도 소견이 나타났을 때 적합한 치료 방법은? (E.K.G는 동서맥임, 전문응급처치학 P624, 맥박 40회/분, 혈압 70/50mmHg)

보기

가. 에피네프린 0.01mg/kg을 정맥투여한다.
나. 아트로핀 0.02mg/kg을 정맥투여한다.
다. 인공심박조율을 고려해 본다.
라. 제세동을 실시한다.

① 가, 나, 다 ② 가, 다 ③ 나, 라
④ 다, 라 ⑤ 가, 나, 다, 라

0831

만성류마티스성 관절염, 척추의 퇴행성 질환, 불안정한 자세 등과 같은 이유로 노인들에게 나타나는 곱추등 증상으로 옳은 것은?

① 골다공증 ② 척추후만증 ③ 비대증
④ 척추전만증 ⑤ 척추굴음증

0832

노인의 중추신경계성 평가에 관한 설명으로 옳지 않은 것은?

① 창의력, 인식기능의 감소
② 외상으로 경막하, 경막외 출혈이 많다.
③ 혼돈된 의식수준의 변화를 볼 수 있다.
④ 의식수준의 변화가 혈당수준을 알 수 있는 도구가 된다.
⑤ 저체온증

정답 829 ③ 830 ① 831 ② 832 ①

0833

노인의 심근경색증에 관한 설명으로 옳은 것은?

보기

가. 혼란스러움
나. 현기증
다. 호흡곤란, 현기증
라. 흉통이나 불편감은 없다

① 가, 나, 다
② 가, 다
③ 나, 라
④ 다, 라
⑤ 가, 나, 다, 라

0834

65세 이상 노인들에게 잘 나타날 수 있는 질환으로 옳은 것은?

① 파킨슨 질환
② 알츠하이머 질환
③ 메니에르 질환
④ 골관절염
⑤ 말판 증후군

0835

노인질환의 일반적 특성에 대한 설명으로 옳지 않은 것은?

① 노인환자는 동시에 한 가지 이상의 질병에 이환해 있다.
② 노화에 따라 체온조절 능력은 비교적 안정되어 있다.
③ 질병의 양상이 뚜렷하지 않고 비전형적이다.
④ 수분과 전해질의 균형이 깨지기 쉽다.
⑤ 질병유발 위험요인에 대한 민감도가 높다.

정답 833 ⑤ 834 ④ 835 ②

핵심문제

0836

노인은 외상 시 젊은 사람보다 상대적으로 심각한 손상을 받을 수 있다. 이러한 노인외상이 증가되는 요인으로 옳게 조합된 것은?

> 보기
> 가. 시력과 청력의 감소　　나. 조직과 뼈의 쉬운 파손
> 다. 반사 능력의 감소　　라. 말초혈관의 탄력 감소로 파열이 잘됨

① 가, 나, 다　② 가, 다　③ 나, 라
④ 라　⑤ 가, 나, 다, 라

0837

노인이 자녀나 돌보는 사람에 의해 신체적, 심리적으로 손상 받는 것에 대한 설명으로 가장 옳은 것은?

① 노인학대　② 노인편견　③ 노인방치
④ 노인치매　⑤ 노인외상

0838

신체의 노화에 따른 해부, 생리적 변화에 대한 설명으로 가장 옳게 조합된 것은?

> 보기
> 가. 호흡기의 폐활량 감소　　나. 심장의 비대 및 섬유조직 증대
> 다. 신체 항상성 조절의 효용성 감소　　라. 말초신경 전달속도가 빨라진다

① 가, 나, 다　② 가, 다　③ 나, 라
④ 라　⑤ 가, 나, 다, 라

0839

노인환자에서 심박출량의 갑작스런 감소로 인한 대뇌혈류 흐름의 일시적인 저하로 초래될 수 있는 것으로 가장 옳은 것은?

① 직립성 졸도　② 심장성 실신　③ 혈관압력 졸도
④ 혈관 미주신경 실신　⑤ 발작

정답　836 ⑤　837 ①　838 ①　839 ②

0840

65세 노인이 급성 심근경색증과 함께 울혈, 호흡곤란, 부속근육 사용을 나타내는 질환은?

① 폐렴 ② 폐색전증 ③ 폐부종
④ 만성폐쇄성폐질환 ⑤ 폐암

0841

75세 노인이 흑색변, 커피 찌꺼기 같은 구토물과 맥박이 100회 이상, 직립성 저혈압을 나타냈을 때 이에 대한 처치는?

보기
가. 기도관리
나. 고농도의 산소치료
다. 생리식염수의 투여
라. 항쇼크용바지(PASG)의 착용

① 가, 나, 다 ② 가, 다 ③ 나, 라
④ 라 ⑤ 가, 나, 다, 라

0842

안구가 희미하여 시야가 방해되는 질환으로 옳은 것은?

① 백내장 ② 연하곤란 ③ 녹내장
④ 안구내 수두증 ⑤ 만성 전방출혈

0843

안압 상승으로 시야가 좁아지고 실명할 수 있는 질환으로 옳은 것은?

① 백내장 ② 연하곤란 ③ 녹내장
④ 안구내 수두증 ⑤ 만성 전방출혈

정답 840 ③ 841 ⑤ 842 ① 843 ③

핵심문제

0844

현훈, 청신경 장애, 우렁찬 소리, 윙윙거리는 소리가 지속되는 등의 증상을 나타내는 질환으로 옳은 것은?

① 이명증
② 메니에르 질환
③ 안구의 노화
④ 안구비대
⑤ 청각의 노화

0845

29세 남성은 술에 취해 친구들과 선착장 끝 대략 7.5m 밑에 호숫가 기슭에 있었다. 그는 찬물에 빠졌고 선착장 끝부분을 잡지 못해 당황했다. 물은 대략 3m 깊이였고 ETA 해상구조대 팀은 오는데 최소 20분 걸렸다. 당신은 물에서 긴 막대기를 갖고 있지만 그 남성은 당황한 나머지 그것을 잡을 수 없어 보였다. 이 상황에서 당신은 어떻게 해야 하는가?

① 그에게 당신의 수상도구를 던져주고 물에 뜨는 도구를 사용한다. 그리고 그의 친구들을 선착장에 남겨두고 뛰어들어 그를 구한다.
② 배나 구명정 같은 이용할 수 있는 것들이 그 지역에 있다면 그것을 이용해서 그 남성이 노젓기를 하도록 한다.
③ 수상구조 기구들이 그 지역에 있다면 그에게 던져주고 수상구조대가 도착할 때까지 그것을 사용해서 물에서 대기하고 있으라고 그에게 조언한다.
④ 수상구조대가 도착할 때 까지 물에 빠진 남성이 진정하고 그 상태를 물에서 유지하면 입과 코를 막고 물에 뛰어든다.
⑤ 그 남성에게 강변까지 아니면 물속을 힘있게 걸으며 수영하라고 용기를 준다. 그러면 몸에서 열이 나고 저체온증을 피할 것이다.

0846

포유동물에게서 쉽게 일어나지 않는 생체징후의 변화로 옳은 것은?

① 빈맥
② 혈압저하와 주변 혈관 수축
③ 서맥
④ 심장의 생체기관 손실로부터 혈류가 늦춰짐
⑤ 뇌의 생체기관 손실로부터 혈류가 늦춰짐

정답 844 ② 845 ③ 846 ①

0847

한 나이 많은 신사가 그의 손자와 풀장에서 놀고 있었다. 그 때 한 목격자가 물에 갑자기 빠지며 의식을 잃은 것을 목격했다. 목격자는 그 신사를 등에 업고 얼굴을 물 밖으로 빼주었다. 하지만 그는 아직도 의식이 없었고 당신이 도착했을 때는 호흡도 없었다. 이때 행하는 처치로 옳지 않은 것은?

① 당신을 도울 목격자들과 당신의 동료는 척추를 고정하면서 빠르게 그 환자를 물 밖으로 꺼낸다.

② 기도를 유지한다.

③ 물에 있는 동안 포켓마스크를 꺼내 인공호흡을 시작한다.

④ 경추고정대를 착용한다.

⑤ 물 밖으로 나오기 전에 긴척추고정판을 환자 아래에 대고 그를 보호한다.

0848

다음과 같은 시나리오에 의하면 환자는 어떤 상황이라고 평가되는가?

> 보기
>
> 응급구조사는 30세 된 남편의 아내에게 전화를 받았다. '남편이 농장에서 돌아오자마자 몹시 아파요'

① 길거리 약물중독　② 솔벤트 중독　③ Methane 중독

④ 살충제 중독　⑤ 알레르기반응

0849

위 환자의 경우 정맥로 확보를 하고 투여해야 하는 약물은?

① 나록손 2mg, 필요 시 최대 10mg 반복 투여

② 아트로핀 0.5-1.0mg IV, 5분마다 반복 투여

③ 아트로핀 2.0-4.0mg IV, 필요 시 2분마다 반복 투여

④ 에피네프린 1:1, 0.5mg SQ 1회 투여

⑤ 에피네프린 1:10, 1mg IV, 필요 시 매 5분마다 투여

정답　847 ①　848 ④　849 ③

MeMo

핵심문제

0850

위 환자가 발작증상을 보인다면 투여 할 약물로 옳은 것은?

① 1mg의 모르핀을 정맥주입하고, 길항제로는 날록손

② 또 다른 용법으로 아트로핀, 그러나 정맥으로 5mg 증가시킨다.

③ 50포도당 정맥으로 1엠플

④ 5-10mg 정맥으로 디아제팜

⑤ 또 다른 방법으로 1:10의 에피네프린, 그러나 0.5mg의 감소된 용량의 정맥주사

0851

일산화탄소 중독의 질식 원인으로 옳은 것은?

① 헤모글로빈 결합력이 산소보다 강해서 세포로의 산소공급을 방해한다.

② 대기 중의 모든 산소와 흡입된 산소의 교환을 방해한다.

③ 세포내 효소가 바뀌어서 세포들이 산소를 이용할 수 없게 한다.

④ 일산화탄소에 의해 혈류량이 감소하므로

⑤ 일산화탄소와 백혈구의 결합으로 산소량이 감소하므로

0852

시안화합물 흡입 시 질식의 원인으로 옳은 것은?

① 헤모글로빈 결합력이 산소보다 강해서 세포로의 산소공급을 방해한다.

② 대기 중의 모든 산소와 흡입된 산소의 교환을 방해한다.

③ 세포내 효소가 바뀌어서 세포들이 산소를 이용할 수 없게 한다.

④ 시안화합물에 의해 혈류량이 감소하므로

⑤ 시안화합물과 백혈구의 결합으로 산소량이 감소하므로

정답 850 ④ 851 ① 852 ③

0853

일산화탄소 중독의 초기증상으로 옳지 않은 것은?

① 의식변화 ② 두통 ③ 붉은 체리색 피부
④ 흉통 ⑤ 무의식 또는 발작

0854

시안화합물의 초기증상으로 옳지 않은 것은?

① 점차적인 호흡감소(의식저하와 얕은 호흡양상) ② 갑작스런 의식저하
③ 갑작스런 발작 ④ 갑작스런 호흡정지 ⑤ 갑작스런 심정지

0855

시안화합물 노출 시 첫 번째로 사용하는 약물로 옳은 것은?

① 아질산나트륨 ② 질산나트륨 ③ 아미탈
④ 치오황산나트륨 ⑤ 아질산아밀

0856

시안화합물 치료약물 중 산소와 반응하여 폭발할 수 있는 가연성 약물은?

① 아질산나트륨 ② 질산나트륨 ③ 아미탈
④ 치오황산나트륨 ⑤ 아질산아밀

정답 853 ③ 854 ① 855 ⑤ 856 ⑤

0857

메탄올(Methanol) 음독 시 치명적인 독성을 일으키는 대사산물로 옳은 조합은?

보기
가. 엽산(folic acid)　　나. 포름알데히드(formaldehyde)
다. 아세틸 CoA　　라. 포름산(formic acid)

①가, 나, 다　②가, 다　③나, 라
④다, 라　⑤가, 나, 다, 라

0858

메탄올(Methanol) 음독 시 실명을 일으키는 일차적 원인은?

① 포름산(formic acid)　② 엽산(folic acid)　③ 아미노산(amino acid)
④ 탄산(carbinic acid)　⑤ 포름알데히드(formaldehyde)

0859

메탄올 음독 시 가장 먼저 시행하여야 하는 것은?

① 에탄올 투여　② 활성탄 투여　③ 10% 포도당 투여
④ 만니톨 투여　⑤ 생리식염수 투여

0860

시안화물(청산가리)중독의 치료와 관련된 약물이다. 모두 옳은 조합은?

보기
가. 티오황산나트륨(Thiosulfate)　　나. 아질산아밀(amil nitrate)
다. 아질산나트륨(sodium nitrate)　　라. 아연(zinc)

①가, 나, 다　②가, 다　③나, 라
④다, 라　⑤가, 나, 다, 라

정답　857 ③　858 ①　859 ①　860 ①

0861

알코올 금단증후군 중 가장 중증의 유형은?

① 안면홍조 ② 오심과 구토 ③ 진전섬망
④ 근력 약화 ⑤ 발한

0862

유기인계 살충제 중독 시 아트로핀(atropine)의 치료작용으로 옳은 것은?

보기
가. 천명음 감소 나. 심박수 증가
다. 방실전도 항진 라. 기관지 분비물 증가

① 가, 나, 다 ② 가, 다 ③ 나, 라
④ 다, 라 ⑤ 가, 나, 다, 라

0863

열사병(heat stroke)의 응급처치에 포함되는 내용으로 모두 옳게 묶인 것은?

보기
가. 빠른 냉각법 나. 산소 공급
다. 정맥로 확보 라. 도파민 주입

① 가, 나, 다 ② 가, 다 ③ 나, 라
④ 다, 라 ⑤ 가, 나, 다, 라

정답 861 ③ 862 ① 863 ①

핵심문제

0864

폐렴을 일으키는 원인으로 옳은 것은?

보기
가. 동상부위를 40°C의 물로 가온
나. 해빙된 동상부위를 높임
다. 해빙된 동상부위를 느슨하게 드레싱함
라. 동상부위를 부드럽게 마사지함

①가, 나, 다 ②가, 다 ③나, 라
④다, 라 ⑤가, 나, 다, 라

0865

사람이 찬물에 잠수할 때의 경우처럼 소생에 기여하는 포유류의 다이빙반사(diving reflex)의 결과로 모두 옳은 것은?

보기
가. 빈맥 나. 혈관확장 다. 신진대사 증가 라. 서맥

①가, 나, 다 ②가, 다 ③나, 라
④다, 라 ⑤가, 나, 다, 라

0866

보일의 법칙(Boyle's Law)에 의하면 해수면의 공기 1L는 수중 10m 깊이에서는 얼마로 압축되는가?

① 1,000 ml ② 500 ml ③ 333 ml ④ 250 ml ⑤ 200 ml

0867

헨리의 법칙(Henry's Law)에 의하면 수심 10미터 아래에서 조직에 용해된 질소와 산소의 양은 해수면의 몇 배가 되는가?

① 1.5배 ② 3배 ③ 2배 ④ 4배 ⑤ 5배

정답 864 ① 865 ④ 866 ② 867 ③

0868

수중에서의 상승 시 호흡을 참는 잠수부에게서 일어날 수 있는 것으로 모두 옳은 조합은?

보기
가. 공기색전증(air embolism) 나. 기흉(pneumothorax)
다. 폐포 파열(alveoli rupture) 라. 종격동 기종(mediastinal emphysema)

① 가, 나, 다 ② 가, 다 ③ 나, 라
④ 다, 라 ⑤ 가, 나, 다, 라

0869

감압병 환자의 구급차 이송 시 취해 주어야 할 적절한 체위는?

① 우측 앙와위(right lateral supine position)
② 좌측 배위(left lateral prone position)
③ 우측 심스위(right lateral Sim' s position)
④ 좌측 트렌델렌버그위(left lateral Trendelenberg position)
⑤ 우측 반좌위(right lateral semi-fowler' s position)

0870

잠수부에게서 발생할 수 있는 공기색전증을 의심할 수 있는 내용으로 모두 옳은 조합은?

보기
가. 극심한 통증 나. 마비 다. 넓은 맥압 라. 동공 비대칭

① 가, 나, 다 ② 가, 다 ③ 나, 라
④ 다, 라 ⑤ 가, 나, 다, 라

0871

감압병 환자에서 가장 흔히 나타날 수 있는 극심한 통증부위는?

① 관절 ② 근육조직 ③ 신경조직
④ 척수 ⑤ 골수강

정답 868 ⑤ 869 ④ 870 ⑤ 871 ①

0872

잠재적인 금기증으로 섬유소 용해제 투여가 고려되는 것은?

① 발작의 증상과 징후가 있을 때
② 신경학적 손상이 있을 때
③ 15일 전에 심각한 외상이 있을 때
④ 20일 전에 중대한 수술을 했을 때
⑤ 20세의 환자

0873

무의식 환자의 호흡음을 평가할 때 기도유지, 10초 동안 호흡음을 보고 듣고 느낀 후 다음 단계로 옳은 것은?

① 숨을 쉬는지 확신할 수 없다면 즉시 구조호흡을 실시한다.
② 구조자가 희생자에게 구강대구강으로 구조호흡을 할 수 없고 환자의 맥박이 없을 경우 즉시 흉부압박을 시작해야 한다.
③ 헐떡거릴 경우 구조호흡은 처음에 하지 않아도 되고 맥박 확인 후에 수행한다.
④ ①과 ②
⑤ ①과 ③

0874

일반적으로 유아를 제외한 모든 연령대의 심정지환자에게 1인 CPR 압박과 환기의 비율은?

① 5 : 1(흉부압박 5회 후 환기 1회)
② 15 : 2(흉부압박 15회 후 환기 2회)
③ 30 : 2(흉부압박 30회 후 환기 2회)
④ 15 : 1(흉부압박 15회 후 환기 1회)
⑤ 30 : 1(흉부압박 30회 후 환기 1회)

정답 872 ① 873 ④ 874 ③

0875

2인 일반인 구조자들의 성인 CPR 압박과 환기의 비율은?

① 5 : 1(흉부압박 5회 후 환기 1회)
② 15 : 2(흉부압박 15회 후 환기 2회)
③ 30 : 2(흉부압박 30회 후 환기 2회)
④ 15 : 1(흉부압박 15회 후 환기 1회)
⑤ 30 : 1(흉부압박 30회 후 환기 1회)

0876

2인 전문의료인 구조자들의 성인 CPR 압박과 환기의 비율은?

① 5 : 1(흉부압박 5회 후 환기 1회)
② 15 : 2(흉부압박 15회 후 환기 2회)
③ 30 : 2(흉부압박 30회 후 환기 2회)
④ 15 : 1(흉부압박 15회 후 환기 1회)
⑤ 30 : 1(흉부압박 30회 후 환기 1회)

0877

2인 일반인 구조자의 1세부터 8세 심정지 환자의 압박과 환기의 비율은?

① 5 : 1(흉부압박 5회 후 환기 1회)
② 15 : 2(흉부압박 15회 후 환기 2회)
③ 30 : 2(흉부압박 30회 후 환기 2회)
④ 15 : 1(흉부압박 15회 후 환기 1회)
⑤ 30 : 1(흉부압박 30회 후 환기 1회)

0878

2인 전문의료인 구조자의 1세부터 12세 심정지 환자의 압박과 환기의 비율은?

① 5 : 1(흉부압박 5회 후 환기 1회)
② 15 : 2(흉부압박 15회 후 환기 2회)
③ 30 : 2(흉부압박 30회 후 환기 2회)
④ 15 : 1(흉부압박 15회 후 환기 1회)
⑤ 30 : 1(흉부압박 30회 후 환기 1회)

정답 875 ③ 876 ③ 877 ③ 878 ②

핵심문제

0879

모든 구조자의 1세 이하 심정지 환자의 압박과 환기의 비율은?

① 5 : 1(흉부압박 5회 후 환기 1회)
② 15 : 2(흉부압박 15회 후 환기 2회)
③ 30 : 2(흉부압박 30회 후 환기 2회)
④ 15 : 1(흉부압박 15회 후 환기 1회)
⑤ 30 : 1(흉부압박 30회 후 환기 1회)

0880

2인 전문의료인 구조자의 유아 심정지 환자의 압박과 환기의 비율은?

① 5 : 1(흉부압박 5회 후 환기 1회)
② 15 : 2(흉부압박 15회 후 환기 2회)
③ 30 : 2(흉부압박 30회 후 환기 2회)
④ 15 : 1(흉부압박 15회 후 환기 1회)
⑤ 30 : 1(흉부압박 30회 후 환기 1회)

0881

1인 일반인 또는 의료인 구조자에 의한 유아 CPR 수행 시 AHA에서 추천하는 내용으로 옳지 않은 것은?

① 환기는 오직 0.5초로 규정한다.
② 흉부압박은 0.5초로 규정한다.
③ 유아의 흉골은 가슴 사이에 2개의 손가락으로 압박해야 한다.
④ 흉골로부터 손가락이 제거되지 않을 때 과도한 팽창이 생긴다.
⑤ 흉곽팽창 시기는 흉부 팽창 권장량보다 같거나 약간 길어야 한다.

정답 879 ① 880 ① 881 ⑤

0882

2인 전문의료인 구조자에 의한 유아 CPR 수행 시 AHA에서 추천하는 내용으로 옳지 않은 것은?

① 환기는 오직 0.5초만 필요로 한다.

② 흉부압박은 오직 0.5초만 필요로 한다 .

③ 위치는 흉골의 반에서 아래쪽으로 양쪽 엄지손가락, 유아 흉곽의 주위를 양쪽 검지손가락으로 감싸고 엄지로 흉곽을 누르고 검지로 흉곽을 꽉 쥐어라.

④ 흉부압박 시기는 흉곽팽창 권장시기보다 약간 짧아야 한다.

⑤ 흉부압박 수행은 완벽하게 흉곽 사이를 흉부압박해야 한다. 그 다음 압박 전에 흉곽재팽창은 확실히 수행하라.

0883

구조자가 피곤하면 흉부압박 깊이가 부적절한 수행도를 보여줄 수 있다. 2인 또는 그 이상의 구조자는 교대로 성인 CPR 수행이 가능하다. AHA가 요구하는 주기는 몇 회인가?

① 흉부압박을 5주기
② 흉부압박을 5분
③ 흉부압박을 10주기
④ 흉부압박을 10분
⑤ 흉부압박을 15분

0884

2인 또는 숙련된 구조자들은 8세부터 13세 아이의 CPR을 수행 할 수 있다. AHA가 추천하는 5주기 흉부압박을 수행해야 하는 시간은?

① 흉부압박을 1분
② 흉부압박을 2분
③ 흉부압박을 5분
④ 흉부압박을 10분
⑤ 흉부압박을 15분

정답 882 ⑤ 883 ① 884 ②

핵심문제

0885

AHA는 2인 또는 더 많은 훈련된 구조자가 소아에게 CPR을 행하는 것이 가능할 때 어떤 것을 수행한 후에 흉부압박기를 환기장치로 바꾸거나 또 다른 흉부압박기로 교체해야 한다고 하는가?

① 흉부압박을 1분 ② 흉부압박을 2분 ③ 흉부압박을 5분
④ 흉부압박을 10분 ⑤ 흉부압박을 15분

0886

흉부압박과 환기를 교대할 때, 다른 사람이 흉부압박을 교대하는 시간을 최소화해야 한다. 이때 주어진 시간은?

① 1분 ② 10초 ③ 5초 ④ 20분 ⑤ 2분

0887

효과적인 흉부압박 수행이 아닌 것은?

① 인공적으로 혈류를 돌게 하기 위해 흉부압박을 4~5cm 정도 떼어야 한다.
② 경험이 많은 EMS 종사자들은 인공적인 혈류를 효과적으로 돌기 위한 흉부압박에 실패한다.
③ AHA에서는 효과적인 흉부압박을 위해 세게 해야 된다고 권장한다.
④ 각 흉부압박 후에 흉부를 떼는 것은 흉부를 최소 4~5cm 깊이로 누르는 것만큼 중요하지 않다.
⑤ 환자가 자발적인 움직임이 없다면 맥박을 확인하기 전에 5주기 CPR을 수행하거나 심정지 환자일 경우 제세동해야 한다.

정답 885 ② 886 ③ 887 ④

0888

BLS CPR 수행 중 맥박 평가가 잘못된 것은?

① 의료인이 아닌 구조자들은 환자의 움직임이 없다면 순환평가하기 위해 흉부압박을 방해받지 말아야 한다.

② 일반인은 순환확인을 할 때 처음 환기보조는 10~30초로 길게 한다.

③ 일반인은 AED가 도착해서 사용할 준비가 될 때까지 맥박 평가하기 위해 흉부압박을 방해받지 말아야 한다.

④ 의료인은 맥박을 평가할 때 10초 이상 초과하면 안 된다.

⑤ 흉부압박은 맥박을 평가할 때 10초 이상 초과하면 안 된다.

0889

응급구조사가 목격되지 않은 비외상성 심정지 환자의 제세동을 하는 것에 관한 설명은?

① 당신이 심정지를 목격하지 않았기 때문에 도착 후 최초행동은 제세동이 수행되기 전에 최소 2분 동안 효과적인 CPR을 할 것이다.

② 비록 그가 여전히 5분 이상 누워있을지라도 만약 희생자가 여전히 심실세동이라면 그의 생존을 위한 최선의 선택은 즉시 제세동하는 것이다. 그리고 당신이 도착 후 그가 여전히 심실세동이라면 환자의 리듬을 분석하고 제세동하기 위해 너의 심모니터 패드를 부착해야 한다.

③ 쇼크를 준 후에 환자의 맥박이나 리듬을 확인하지 말아야 한다. 즉시 흉부압박을 시행해야 한다.

④ ①과 ②

⑤ ①과 ③

0890

심실세동이나 무맥성 심실빈맥 환자를 제세동할 때 응급구조사의 역할은?

① 만약 첫 번째 쇼크에 실패하면 다음 쇼크는 에너지를 높여 즉시 수행한다.

② CPR 시행하기 전에 쇼크를 주고 나서 맥박이 자발적으로 돌아오는지 확인한다.

③ 처음 쇼크를 주고 리듬 평가를 하는 것에 시간을 지연하지 말고 즉시 흉부압박을 시행한다.

④ 심실세동 유형을 확인하고 무맥성인 경우는 리도카인을 투여한다.

⑤ QRS파의 파형이 다양한 경우는 에피네프린을 투여한다.

정답 ⓔ 068 ⓢ 688 ⓩ 888

0891

2005 AHA의 HEALTH CARE PROVIDER에서 가장 중요하게 요구하는 것은?

① 심정지와 심실세동 상황이 특히 목격자가 없는 상태에서는 시간을 최소한으로 해야 한다.

② 이송 시간이 증가되는 상황에서는 모든 심정지 환자에게 호흡 보조를 하는데 소비한다.

③ 흉부압박은 환자 평가를 할 때나 어떤 절차이든 간에 방해를 최소한으로 받도록 한다.

④ 저체온 상태에서 심전도상 심실세동이 관찰되면 3회 이상의 지속적인 제세동을 실시한다.

⑤ 소아에게는 3회 정도 2J/kg 에너지의 제세동을 실시한다.

0892

뇌의 퇴행성 질병이 악화되는 원인으로 기억손상, 사고력 변화, 부정적인 행동을 보이는 질환은?

① 알츠하이머 병　② 근육위축성측삭경화증　③ 샤이드래거 증후군

④ 루게릭 병　⑤ 파킨슨 병

0893

신경성 퇴행성질환으로 얼굴의 표현과 걸음걸이에 근육의 떨림이 증가 또는 감소되며 소실되는 질환은?

① 알츠하이머 병　② 근육위축성측삭경화증　③ 샤이드래거 증후군

④ 루게릭 병　⑤ 파킨슨 병

0894

심전도의 전극부착 위치로 옳은 곳은?

① 손목과 발목　② 오른쪽 · 왼쪽 어깨, 오른쪽 허벅지

③ 가슴　④ 오른쪽 · 왼쪽 목, 오른쪽 허벅지

⑤ 손목과 발목, 왼쪽 목

정답　891 ③　892 ①　893 ⑤　894 ②

0895

lead I에서 양극을 나타내는 것은?

① RA ② LA ③ RL
④ LL ⑤ 흉골의 왼쪽 5번째 늑간

0896

lead I에서 음극을 나타내는 것은?

① RA ② LA ③ RL
④ LL ⑤ 흉골의 왼쪽 5번째 늑간

0897

lead II에서 양극을 나타내는 것은?

① RA ② LA ③ RL
④ LL ⑤ 흉골의 왼쪽 5번째 늑간

0898

lead II에서 음극을 나타내는 것은?

① RA ② LA ③ RL
④ LL ⑤ 흉골의 왼쪽 5번째 늑간

0899

lead III에서 양극을 나타내는 것은?

① RA ② LA ③ RL
④ LL ⑤ 흉골의 왼쪽 5번째 늑간

정답 895 ② 896 ① 897 ④ 898 ① 899 ④

핵심문제

0900

lead Ⅲ에서 음극을 나타내는 것은?

① RA ② LA ③ RL
④ LL ⑤ 흉골의 왼쪽 5번째 늑간

0901

접지선을 두는 곳은 어디인가?

① RA ② LA ③ RL
④ LL ⑤ 흉골의 왼쪽 5번째 늑간

0902

QRS복합체를 관찰하여 각차단을 알 수 있는 것은?

① 어떤 LEAD에서든지 0.12초보다 넓다.
② LEAD Ⅱ에서 0.14초보다 넓다.
③ LEAD Ⅲ에서 0.14초보다 넓다.
④ LEAD Ⅰ 에서 0.14초보다 넓다.
⑤ 모든 LEAD에서 0.12초보다 넓다

0903

우각차단을 관찰할 수 있는 곳은?

① LEAD Ⅱ 에서 "토끼 귀" 모양
② V1에서 RSR QRS 관찰
③ V1에서 QRS 끝부분위 하향
④ LEAD Ⅱ 에서 "토끼 귀" 모양과 V1에서 QRS 끝부분위 하향
⑤ V1에서 RSR QRS와 QRS 끝부분위 하향

정답 900 ② 901 ③ 902 ① 903 ②

0904

좌각차단을 관찰할 수 있는 곳은?

① LEAD II 에서 "토끼 귀" 모양

② V1에서 RSR QRS 관찰

③ V1에서 QRS 끝부분위 하향

④ LEAD II 에서 "토끼 귀" 모양과 V1에서 QRS 끝부분위 하향

⑤ V1에서 RSR QRS와 QRS 끝부분위 하향

0905

반각 차단이 있을 경우 QRS복합체에 관한 설명으로 옳은 것은?

① 뒷부분이 차단되었다면 0.12초보다 넓다.

② 앞부분이 차단되었다면 0.12초보다 넓다.

③ 우각차단이 없다면 정상모양으로 나타난다.

④ 항상 정상모양이다.

⑤ 항상 0.12초보다 넓다.

0906

다음 중 전면 반차단이 있을 경우 나타나는 것은?

보기	
가. 병적 좌측 편위	나. RBBB(right bundle branch block)
다. 0.12초 이하의 QRS	라. 어깨 오른쪽 편위

① 가, 나, 다　　② 가, 다　　③ 나, 라

④ 라　　⑤ 가, 나, 다, 라

정답　904 ③　905 ③　906 ①

핵심문제

0907

좌각차단에 관한 설명으로 옳은 것은?

① 국소빈혈이나 경색의 위치를 알 수 없다.

② 심근 질환을 일으키지는 않는다.

③ 심근 근육질환을 일으킬 수 있는 중요한 지표이다.

④ 국소빈혈이나 경색의 위치를 알 수 없으며 심근 질환을 일으키지는 않는다.

⑤ 국소빈혈이나 경색의 위치를 알 수 없으나 심근 근육질환을 일으킬 수 있는 중요한 지표이다.

0908

우각차단에 관한 설명으로 옳은 것은?

① 국소빈혈이나 경색의 위치를 알 수 없다.

② 심근 질환을 일으키지는 않는다.

③ 심근 근육질환을 일으킬 수 있는 중요한 지표이다.

④ 국소빈혈이나 경색의 위치를 알 수 없으며 심근 질환을 일으키지는 않는다.

⑤ 국소빈혈이나 경색의 위치를 알 수 없으나 심근 근육질환을 일으킬 수 있는 중요한 지표이다.

0909

'루이스 각'의 위치로 옳은 것은?

① 첫째 늑골 간　② 두 번째 늑골 간　③ 세 번째 늑골 간

④ 네 번째 늑골 간　⑤ 다섯 번째 늑골 간

정답　907 ③　908 ②　909 ②

0910

흉부유도 1의 위치는 어디인가?

보기

가. 우측 흉골 가　　나. 우측 흉골 가　　다. 네 번째 늑골 간　　라. 흉골 중앙

① 가, 나, 다　　② 가, 다　　③ 나, 라

④ 라　　⑤ 가, 나, 다, 라

0911

흉부유도의 리드 V2 위치는 어디인가?

보기

가. 우측 흉골 가　　나. 좌측 흉골 가　　다. 일곱 번째 늑골 간　라. 네 번째 늑골 간

① 가, 나, 다　　② 가, 다　　③ 나, 라

④ 라　　⑤ 가, 나, 다, 라

0912

흉부유도의 리드 V3 위치는 어디인가?

보기

가. 우측 흉골 가　　나. 좌측 흉골 가

다. 일곱 번째 늑골 간　　라. 이전 유도와 다음 유도 중간지점

① 가, 나, 다　　② 가, 다　　③ 나, 라

④ 라　　⑤ 가, 나, 다, 라

정답　910 ②　911 ③　912 ④

핵심문제

0913

흉부유도의 리드 V4 위치는 어디인가?

보기
가. 우측 흉골 가　　나. 빗장뼈 중앙선
다. 일곱 번째 늑골 간　　라. 다섯 번째 늑골 간

①가, 나, 다　②가, 다　③나, 라
④라　⑤가, 나, 다, 라

0914

흉부유도의 리드 V5 위치는 어디인가?

보기
가. V4　　나. 빗장뼈 중앙선
다. 전액와선　　라. 다섯 번째 늑골 간

①가, 나, 다　②가, 다　③나, 라
④라　⑤가, 나, 다, 라

0915

흉부유도의 리드 V6의 위치는 어디인가?

보기
가. V4　　나. 빗장뼈 중앙선
다. 액와중앙선　　라. 다섯 번째 늑골 간

①가, 나, 다　②가, 다　③나, 라
④라　⑤가, 나, 다, 라

정답 913 ③ 914 ② 915 ②

0916

심전도상 나타난 심근경색이나 허혈에 관한 내용으로 옳지 않은 것은?

① 응급구조사는 심전도보다는 환자의 병력이나 증상에 중점을 두어야 한다.

② 응급구조사는 심전도에서는 정확하게 비정상이 아니고 증상이 없다면 환자의 호소에 대한 다른 이유를 찾아본다.

③ 응급구조사는 이전 심전도와 비교할 자료가 없다면 환자의 비정상 심전도를 알 수 없다.

④ 심근경색이나 허혈의 증상으로 통증이 있는 환자는 흉통이나 가슴 답답함은 없을 수도 있다.

⑤ 심근경색이나 허혈환자의 심전도 변화는 몇 시간, 며칠이 걸릴 수도 있다.

0917

T파 역전은 심근허혈의 초기 증상이지만 정상적으로 나타나는 유도는 어디인가?

① Ⅰ, Ⅱ, Ⅲ ② V4, V5, V6 ③ aVR, aVL, V1

④ Ⅰ, Ⅱ, Ⅲ, V4, V5, V6, aVR, aVL, V1 ⑤ Ⅲ, V4, V5, V6, aVR,

0918

심근허혈의 초기증상으로 옳은 것은?

① 허혈부위의 반대쪽 리드에서 ST 분절이 상승된다.

② 허혈부위의 리드에서 ST 분절이 하강된다.

③ 허혈부위의 리드에서 ST 분절이 상승된다.

④ 허혈부위의 반대쪽 리드에서 ST 분절이 상승되고, 허혈부위의 리드에서는 ST 분절이 하강된다.

⑤ 허혈부위의 반대쪽 리드에서 ST 분절이 상승되고, 허혈부위의 리드에서 ST 분절이 변화 없다.

정답 916 ② 917 ③ 918 ④

핵심문제

0919

심근허혈에서 심근 손상으로 발전되는 초기증상으로 옳은 것은?

① 허혈부위의 반대쪽 리드에서 ST 분절이 상승된다.

② 허혈부위의 리드에서 ST 분절이 하강된다.

③ 허혈부위의 리드에서 ST 분절이 상승된다.

④ 허혈부위의 반대쪽 리드에서 ST 분절이 상승되고, 허혈부위의 리드에서는 ST 분절이 하강된다.

⑤ 허혈부위의 반대쪽 리드에서 ST 분절이 상승되고, 허혈부위의 리드에서 ST 분절이 변화없다.

0920

Q파에 관한 설명으로 옳은 것은?

① 경색이 없더라도 Q파가 나타날 수 있다.

② Q파 없이도 심근경색이 발생할 수 있다.

③ 후벽 경색은 Q파가 나타나는 대신 1V과 V2리드에서 R파가 크게 나타난다.

④ Q파 없이도 심근경색이 발생할 수 있으며, 후벽 경색은 Q파가 나타나는 대신 1V과 V2리드에서 R파가 크게 나타난다.

⑤ 경색이 없더라도 Q파가 나타날 수 있으며, Q파 없이도 심근경색이 발생할 수 있다. 또한 후벽 경색은 Q파가 나타나는 대신 1V과 V2리드에서 R파가 크게 나타난다.

0921

전벽 심근경색에서 흔히 나타나는 심전도 유도는?

① V1, V2 ② II, III, aVF ③ I, V2, V3, V4
④ V5, V6 ⑤ I, II, V5, V6

정답 919 ③ 920 ⑤ 921 ③

0922

하벽 심근경색이 흔히 나타나는 심전도 유도는?

① V1, V2　② II, III, aVF　③ I, V2, V3, V4
④ V5, V6　⑤ I, II, V5, V6

0923

측벽 심근경색이 흔히 나타나는 심전도 유도는?

① V1, V2　② II, III, aVF　③ I, V2, V3, V4
④ V5, V6　⑤ I, II, V5, V6

0924

우심실 경색(RVI)에 관한 설명으로 옳지 않은 것은?

① 하벽 심근경색이 있는 심전도 변화와 서맥이 나타나면 우심실 경색을 고려한다.
② RVI의 3대 증상은 목정맥 팽대, 양측 폐부종, 저혈압이다.
③ 하벽 심근경색이 있는 심전도 변화와 저혈압, 양측 폐음이 정상이면 RVI를 고려한다.
④ 하벽 심근경색이 있는 심전도 변화와 서맥이 나타나면 우심실 경색을 고려하고, RVI의 3대 증상은 목정맥 팽대, 양측 폐부종, 저혈압이다.
⑤ 하벽 심근경색이 있는 심전도 변화와 서맥이 나타나면 우심실 경색을 고려하고, 하벽 심근경색이 있는 심전도 변화와 저혈압, 양측 폐음이 정상이면 RVI를 고려한다.

0925

지혈 목적으로 압박한 지혈대 압박 아래부위의 혈액 상태로 맞는 것은?

① 산혈증, hyperkalemia　② 알칼리증, hypokalemia　③ 알칼리증, H^+↑
④ 산혈증, H^+↓　⑤ 변함없음

정답　922 ②　923 ④　924 ⑤　925 ①

0926

원통형 3도 화상 시 원위부위에 맥박이 없을 때 가장 먼저 해야 할 응급처치는?

① 감염방지　② 수액공급　③ 고농도 산소투여
④ 저체온 예방　⑤ 가피절개

0927

소아기도의 해부학적 구조에 대해 옳은 조합은?

보기
가. 편도선과 후두부가 체격에 비해 상대적으로 작다.
나. 상기도의 가장 작은 부분은 갑상연골부분이다.
다. 후두개는 U자 모양이고 후두쪽으로 있다.
라. 목에 살이 많아 기도의 직경이 굵다.

① 가, 나, 다　② 가, 다　③ 나, 라
④ 라　⑤ 가, 나, 다, 라

0928

소아나 영아에게 기도삽관 시 필요한 기구로 옳은 조합은?

보기
가. 커프가 있는 튜브를 사용한다.　나. 커프가 없는 튜브를 사용한다.
다. 곡날 기관지경을 사용한다.　라. 직날 기관지경을 사용한다.

① 가, 나, 다　② 가, 다　③ 나, 라
④ 라　⑤ 가, 나, 다, 라

0929

6세 된 여자아이가 잠자던 중 심한 호흡곤란을 느끼며 깨어났다. 기침할 때 쇳소리를 내고 있었으며 고열이 동반되었다. 음식물을 삼킬 때 매우 아팠으며 침을 질질 흘리고 있었다. 응급구조사로서 당신이 생각할 수 있는 질환은?

① 모세기관지염　② 크룹　③ 천식
④ 후두개염　⑤ 천식발작

정답　926 ⑤　927 ①　928 ③　929 ④

0930

저혈량 쇼크에 빠진 소아에게 수액의 초기공급 용량으로 옳은 것은?

① 10ml/kg　② 20ml/kg　③ 30ml/kg
④ 40ml/kg　⑤ 50ml/kg

0931

소아환자의 천식 발생 시 응급처치 방법으로 옳지 않은 것은?

① 산소투여와 함께 좌측위로 안정시킨다.
② 응급처치로 1;1000 에피네프린 0.3cc 피하주사가 유용하다.
③ 고농도 산소를 투여한다.
④ 알부테롤을 연무기로 투여한다.
⑤ 1차목표는 저산소증을 교정하는 것이다 .

0932

알브테롤(albuterol)에 대한 적응증으로 옳은 조합은?

보기
가. 천식　나. 만성기관지염　다. 폐기종　라. 폐색전증

① 가, 나, 다　② 가, 다　③ 나, 라
④ 라　⑤ 가, 나, 다, 라

0933

아미노필린의 금기증으로 옳은 조합은?

보기
가. 만성기관지염　나. 저혈압
다. 울혈성 심부전　라. 과민반응 환자

① 가, 나, 다　② 가, 다　③ 나, 라
④ 라　⑤ 가, 나, 다, 라

정답　930 ②　931 ①　932 ①　933 ③

0934

다음과 같은 특징을 가지고 있는 질환은?

보기
가. 심한 흡연 경력자가 대부분이다.
나. 건성수포음과 우심부전이 동반된다.
다. 푸른빛 숨찬 사람이라고 한다.

① 만성기관지염　② 폐기종　③ 천식
④ 폐색전증　⑤ 폐렴

0935

화학물질에 의한 화상환자의 처치에서 가장 먼저 해야 할 처치는?

① 옷제거　② 비누와 부드러운 솔로 제거
③ 물리적 제거　④ 중화제 사용
⑤ 해독제 사용

0936

당뇨병에서 산독증이 발생되는 과정으로 옳은 것은?

① 탄수화물 대사에서 지방 대사로 바뀌면서 케톤체가 형성되므로
② 지방 대사에서 탄수화물 대사로 바뀌면서 과혈당증이 초래되어
③ 쿠스말 호흡에 의한 호흡성 산독증에 의하여
④ 체세포 단백질 고갈과 근육 소모에 의한 체외로 분비되지 못한 요소 때문에
⑤ 체지방의 포도당 생산 첨가로 인한 최종산물인 글리세롤 때문

0937

알코올중독자가 오심, 구토, 복통, 눈이 안 보일 때 의심되는 약물은?

① 에틸알코올　② 메틸알코올　③ 에틸렌 글리콜
④ 나이아신　⑤ 시안화물 중독

정답 934 ① 935 ③ 936 ① 937 ②

0938

다음은 토큰 시럽에 대한 설명이다. 옳은 조합은?

보기
가. 성인은 30ml을 여러 잔의 물과 함께 마신다.
나. 소아는 15ml를 한두 잔의 다운물과 함께 마신다.
다. 강산, 강염기와 같은 부식성 물질은 구토를 유발시켜서는 안 되므로 금기이다.
라. 의식이 혼미한 환자에게 투여한다.

① 가, 나, 다 ② 가, 다 ③ 나, 라
④ 라 ⑤ 가, 나, 다, 라

0939

임신한 환자 평가 시 체위로 옳은 것은?

① 오른쪽이 아래로 오도록 하는 체위 ② 왼쪽이 아래로 오도록 하는 체위
③ 앙와위 ④ 트렌델렌버그 체위
⑤ sim' s position

0940

수혈 시 감염될 수 있는 질환으로 옳은 것은?

보기
가. 에이즈 나. 매독 다. 간염 라. 결핵

① 가, 나, 다 ② 가, 다 ③ 나, 라
④ 라 ⑤ 가, 나, 다, 라

0941

만성 알코올중독 환자에서 나타날 수 없는 증상은?

① 저혈당 ② 고혈당 ③ 수면부족
④ 체중감소 ⑤ 위장관 출혈

정답 938 ① 939 ② 940 ① 941 ②

MeMo

핵심문제

0942

밤에 물린 경우 처치로 옳은 조합은?

보기
가. 물린 부위와 심장 사이에 상처부위의 상부를 느슨하게 묶는다.
나. 물린 부위를 심장보다 높게 위치하므로 부종을 예방한다.
다. 부목으로 사지를 고정한다.
라. 상처부위에 얼음이나 프레온 냉각 스프레이 등을 뿌려서 독이 퍼지는 것을 예방한다.

① 가, 나, 다 ② 가, 다 ③ 나, 라
④ 라 ⑤ 가, 나, 다, 라

0943

일산화탄소 중독 치료로 옳은 것은?

① 고압산소 치료 ② 수액공급 ③ 고농도 산소투여
④ 기도유지 ⑤ 주변을 환기시킨다

0944

담수 익수환자에서 호흡곤란의 원인이 되는 것은 무엇인가?

① 폐포허탈 ② 폐부종 ③ 이완된 혀
④ 기도내 이물질 ⑤ 두려움

0945

방사능 현장에서 지켜야 할 예방조치이다. 옳지 않은 것은?

① 응급처치는 일반적 응급처치 원칙에 준해서 처치한다.
② 외적으로 조사된 방사선은 구조요원에게 위험을 주므로 오염을 제거한다.
③ 구조차는 바람을 등지는 곳에 주차한다.
④ 외적으로 먼지나, 연무에 오염된 환자는 오염을 제거한다.
⑤ 삼키거나 흡입한 환자의 배설물은 모아서 가져온다.

정답 942 ② 943 ① 944 ① 945 ②

0946

70대 노인환자가 다음과 같은 특징을 갖는 하부위장관 출혈 시 응급처치로 옳지 않은 것은?

> 보기
> • 커피 찌꺼기 같은 구토와 흑색변 • 직립성 저혈압 • 100회 이상의 맥박

① 링거액투여 ② 쇼크방지용 바지 착용 ③ 기도관리
④ 고농도 산소투여 ⑤ 이송을 서두를 필요는 없다

0947

노인환자의 노화에 따른 해부, 생리적 변화에 대한 설명으로 옳지 않은 것은?

① 폐활량 감소 ② 심장비대 ③ 말초신경전달속도 저하
④ 항상성 조절의 효용성 감소 ⑤ 시력은 감퇴하나 청력은 또렷해짐

0948

제대탈출 시 해야 할 응급처치로 옳지 않은 것은?

① 장갑을 끼고 두 개의 손가락을 삽입하여 태아와 제대의 선진부 사이에 넣는다.
② 산모의 둔부를 상승시킨 자세로 신속히 이송한다.
③ 소독된 젖은 타올로 제대를 덮는다.
④ 산모에게 산소를 공급한다.
⑤ 제대를 양쪽으로 묶고 자른 후 이송한다.

0949

자궁외임신이 가장 호발하는 부위는?

① 복강 ② 난소 ③ 난관 ④ 방광 ⑤ 골반

정답 946 ⑤ 947 ⑤ 948 ⑤ 949 ③

MeMo

핵심문제

0950

임신초기에 질출혈이 되는 원인으로 옳지 않은 것은?

① 유산 ② 자궁외임신 ③ 외상
④ 태반조기박리 ⑤ 강간

0951

다음 중 회음부 손상에 대한 설명으로 옳지 않은 것은?

① 외요도구에 출혈이 있는 경우에는 요도 손상을 의심해야 한다.
② 신장의 파열로 쇽에 이를 정도로 출혈되는 경우는 드물다.
③ 방광 손상 시는 방광내 소변이 복강내로 유입되어 복막염을 유발할 수 있다.
④ 혈뇨가 보일 시 신장 손상이 의심된다.
⑤ 여성의 외부 생식기 손상은 다른 장기와 마찬가지로 응급처치가 필요하나 질내로 어떤 것도 넣어서는 안 된다.

0952

환자가 심장마비나 급성 영아사망증후군으로 갑자기 사망한 경우 응급구조사의 태도는?

① 가까운 친지나 가족에게 사체를 보이면 안 된다.
② 이미 사망했으므로 심폐소생술을 하지 않는다.
③ 가족들의 정서적 반응을 지지하고 방해하지 않는다.
④ 가족들은 놔두고 환자에게만 온갖 노력을 한다.
⑤ 환자 가족에게 회복될 수 있다고 위로의 말과 함께 지지한다.

0953

야구공을 얼굴에 맞아 턱 부분이 7cm 정도 찢어졌다면 어떤 유형의 상처인가?

① 절상 ② 타박상 ③ 열상 ④ 자상 ⑤ 찰과상

정답 950 ④ 951 ② 952 ③ 953 ③

MeMo

0954

심하게 흥분되고 불안정하며 의식이 명료하지 않은 김씨의 안전을 위해 사지에 억제대를 적용하였다. 억제대를 적용한 후에도 심한 움직임이 있었으며 1시간이 지나 진정된 상태에서 손목 억제대를 풀었을 때 손목의 피부가 발적되고 외층이 벗겨져 있다. 다음 어떤 유형의 상처인가?

① 절상 ② 타박상 ③ 열상 ④ 자상 ⑤ 찰과상

0955

어부가 선박에서 작업 도중 밧줄에 의해 다리에 심한 개방성 손상을 입고 출혈이 심한 상태이다. 이때 적용한 다음의 붕대법 중 옳은 것은?

보기

가. 소독된 거즈를 두껍게 접어 상처 위에 대고 붕대로 감는다.
나. 상처부위는 느슨하고 부드럽게 붕대를 감는다.
다. 다리에 붕대를 감을 때 발가락 부위는 노출한다.
라. 붕대는 대퇴부에서 시작하여 발목쪽으로 감는다.

① 가, 나, 다 ② 가, 다 ③ 나, 라
④ 라 ⑤ 가, 나, 다, 라

0956

시멘트 바닥에 넘어져 무릎을 다쳤다. 상처에서 얼마간 출혈이 있은 후 장액성 삼출물이 생겼다. 이 아이의 상처는?

① 찰과상 ② 타박상 ③ 열상 ④ 천공 ⑤ 자상

0957

공사장에서 일하던 중 못에 발을 깊숙이 찔렸다면 상처는 무엇으로 분류되는가?

① 천공 ② 자상 ③ 타박상 ④ 찰과상 ⑤ 열상

정답 954 ⑤ 955 ② 956 ① 957 ②

MeMo

핵심문제

0958

호흡에 관한 설명으로 옳은 것은?

① 습관적으로 얕은 호흡을 하거나 가슴을 굽힌 채 호흡하는 사람은 폐기능이 축소되므로 소량의 산소만으로 소모하도록 훈련되어 있다.

② 수면 중 불수의적인 심호흡은 건강에 나쁘다.

③ 심호흡은 최소한 3초 동안 공기를 보유하고 있다가 재빨리 호기하는 것을 말하며 2~3시간 마다 2~3회의 심호흡을 하는 것이 좋다.

④ 심호흡이란 흡기와 호기를 빨리하여 1분에 24회 이상 호흡하는 것을 말한다.

⑤ 호흡은 활력기능 중의 하나이며 조용하며 느껴지지 않는 것이 정상호흡이다.

0959

호흡생리의 설명으로 옳지 않은 것은?

① 연수에 있는 호흡중추는 회로와 같은 형태로 움직이며 흡기가 정적, 호기가 동적이 되어 호흡이 조절된다.

② 호흡수의 감소로 혈액내 탄산가스 농도가 높아지면 화학적 감수체에 의해 호흡중추가 자극된다.

③ 과도한 정서 장애로 인한 동맥압의 변화는 신장 수용기에 의해 호흡중추를 자극, 흡기를 줄이고 호기를 자극한다.

④ 달리기나 계단 오르기 등으로 가동관절의 건에 위치한 자기 수용기에 자극을 주면 호흡중추가 자극되어 흡기와 호기가 깊어지고 빨라진다.

⑤ 혈액내 탄산가스 농도 증가는 호흡을 더욱 촉진한다.

0960

호흡곤란이 있는 환자에게서 관찰될 수 있는 현상이 아닌 것은?

① 안정 상태에서 승모근을 이용하여 호흡한다.

② 앙와위가 좌위보다 호흡이 훨씬 용이하다.

③ 안정 상태에서 늑간의 견축과 돌출을 볼 수 있다.

④ 입을 벌리고 호흡한다.

⑤ 입술과 손톱 등에 청색증이 나타난다.

정답 958 ⑤ 959 ③ 960 ②

0961

호흡운동에 관한 설명으로 옳지 않은 것은?

① 안정 상태에서의 호흡은 주로 횡문근인 횡격막의 수축과 이완에 의한다.

② 성인의 경우 호흡운동은 흉복식호흡이다.

③ 안정 상태에서의 흉식호흡은 주로 내늑간의 수축, 이완에 의한다.

④ 외늑간이 수축하면 흉곽의 전후경이 커진다.

⑤ 흡식과정 중에는 호흡근이 수축한다.

0962

저산소증의 시초를 알리는 증상은 다음 중 어느 것인가?

① 청색증, 빈혈, 어지럼증
② 호흡곤란, 안절부절, 청색증
③ 안절부절, 빈호흡, 빈맥
④ 청색증, 빈호흡, 빈맥
⑤ 기면, 어지럼증, 흉통

0963

비강카테터를 통하여 산소를 투여할 때 카테터를 8시간마다 바꿔줘야 하는 이유는?

① 구개반사를 예방하기 위해
② 환자의 안위를 도모하기 위해
③ 비강점막 자극의 감소와 청결을 위해
④ 비강주위 피부를 건조시키기 위해
⑤ 이상 모두

0964

Venturi mask는 다음 중 어느 환자에게 사용하는 것이 적절한가?

① 관상동맥 혈전증
② 폐기종
③ 폐쇄성 폐질환
④ 무기폐
⑤ 울혈성 심부전증

정답 961 ③ 962 ③ 963 ③ 964 ③

0965

기도흡인의 목적으로 옳은 것은?

보기

가. 분비물을 제거시켜 기도를 유지한다.
나. 분비물로 인한 감염이나 무기폐등을 방지한다.
다. 산소, 탄산가스 교환을 증진한다.
라. 검사물을 채취한다.

① 가, 나, 다　② 가, 다　③ 나, 라
④ 라　⑤ 가, 나, 다, 라

0966

호흡리듬이 불규칙하고 무호흡과 호흡항진이 교대로 나타나는 특징이 있는 호흡의 종류는?

① 과도호흡　② 빈호흡　③ cheyne-stokes호흡
④ kussmaul' s 호흡　⑤ 기좌호흡

0967

저산소증의 증상으로 옳은 것은?

보기

가. 안절부절　나. 청색증
다. 흉골하 또는 늑간의 수축　라. 느리고 약한 맥박

① 가, 나, 다　② 가, 다　③ 나, 라
④ 라　⑤ 가, 나, 다, 라

0968

건강한 정상 폐에서 들리는 호흡음은?

보기

가. 공명음　나. 폐포음　다. 기관지음　라. 나음

① 가, 나, 다　② 가, 다　③ 나, 라
④ 라　⑤ 가, 나, 다, 라

정답　965 ⑤　966 ③　967 ①　968 ①

0969

최소의 산소 유지 시 적절하며, 산소를 공급하면서도 음식이나 수분섭취가 가능한 산소 공급체계는?

① 안면마스크 ② 벤츄리마스크 ③ 티튜브
④ 비재호흡마스크 ⑤ 비강캐눌라

0970

기도흡인(trachial suction)의 목적은?

보기
가. 객담을 묽게 하여 배출시킨다.
나. 기도의 울혈을 감소시키고 부종을 완화시킨다.
다. 산소, 탄산가스 교환을 증진한다.
라. 기도 점막을 자극시켜 기침을 촉진한다.

① 가, 나, 다 ② 가, 다 ③ 나, 라
④ 라 ⑤ 가, 나, 다, 라

0971

기도내관(endotracheal)을 통한 흡인은 몇 초 내에 이루어져야 하는가?

① 30초 ② 20초 ③ 15초 ④ 10초 ⑤ 1분

0972

폐기종 환자의 타진 소견과 관련되는 것은?

① 고음 ② 공명음 ③ 탁음
④ 과다공명음 ⑤ 저음

정답 969 ⑤ 970 ② 971 ③ 972 ④

0973

부분재호흡마스크(partial rebreather mask: PRB mask)의 장점은?

보기
가. 산소농도가 높은 호기 공기의 첫 1/3을 저장해서 재호흡한다.
나. 높은 농도의 산소를 공급할 수 있다.
다. 저속산소치료(low-flow oxygen therapy)에 쓰인다.
라. 산소공급원이 끊어질 경우 마스크의 구멍을 통해 방안 공기를 흡입할 수 있다.

① 가, 나, 다 ② 가, 다 ③ 나, 라
④ 라 ⑤ 가, 나, 다, 라

0974

비강관(nasal cannula)의 장점은?

보기
가. 일회용이고 값이 싸다. 나. 음식을 먹거나 이야기하는 데 지장이 없다.
다. 저속산소치료(low-flow oxygen therapy)에 쓰인다. 라. 부착이 쉽다.

① 가, 나, 다 ② 가, 다 ③ 나, 라
④ 라 ⑤ 가, 나, 다, 라

0975

단순마스크(simple mask)를 통한 산소주입 방법으로 옳은 것은?

보기
가. 대상자의 자세는 반좌위로 한다.
나. 단순마스크의 경우, 속도를 처방된 양으로 조절하되 보통 분당 6~10리터로 공급한다.
다. 대상자가 숨을 내뱉을 때를 이용해 마스크를 코에서부터 아래쪽으로 씌우고 탄력 밴드를 귀 위로 조여 조절한다.
라. 마스크의 가장자리에 새는 곳이 있는지 점검한다.

① 가, 나, 다 ② 가, 다 ③ 나, 라
④ 라 ⑤ 가, 나, 다, 라

정답 973 ② 974 ⑤ 975 ⑤

0976

기도개방성 유지, 기침을 할 수 없는 대상자의 기관내 분비물 제거, 기관내삽관의 대치, 양압 인공호흡기를 사용할 때, 무의식 환자가 분비물에 질식되지 않기 위해 사용하는데 가장 적절한 것은?

① 구강인두관　② 비강인두관　③ 기관내삽관
④ 기관절개관　⑤ Airway

0977

기도내관(endotracheal) 흡인 시 지켜야 할 사항은?

보기
가. 멸균수칙을 지키고 부정맥을 감시한다.
나. 부정맥을 감시하고 내과적 무균법을 지킨다.
다. 기관에서 먼저 흡인한 후 입안에서 흡인한다.
라. 입안에서 흡인한다.

① 가, 나, 다　② 가, 다　③ 나, 라
④ 라　⑤ 가, 나, 다, 라

0978

직접 심장압박법(open chest CPR)을 실시하는 적응증의 조합은?

보기
가. 흉부 또는 심장 수술 중 심정지가 발생한 경우
나. 흉부의 관통상이나, 비관통성 둔상에 의한 심정지
다. 흉곽의 심한 기형
라. 언제 발생된지 모르는 심정지

① 가, 나, 다　② 가, 다　③ 나, 라
④ 라　⑤ 가, 나, 다, 라

정답　976 ④　977 ②　978 ①

MeMo

핵심문제

0979

돌발성 심장마비(sudden cardiac arrest)가 발생하는 경우 가장 흔한 원인으로 생각되는 질환은?

① 심방세동　② 관상동맥 질환　③ 급성 심근경색
④ 심실비대증　⑤ 대량의 폐색전증

0980

심근이 탈분극 상태에 있을 때 어떠한 전기적 자극에도 조기 탈분극이 발생되지 않는 시기를 무엇이라고 하는가?

① 일반적 불응기　② 절대적 불응기　③ 상대적 불응기
④ 탈분극기　⑤ 재분극기

0981

좌심실 부전에 의한 폐부전이 있는 경우에 청진상 나타나는 호흡음은?

① 수포음(rale)　② 천명음(wheezing)　③ 건성 수포음(통음, rhonchi)
④ 1,2,3 모두 발생한다　⑤ 답 없음

0982

심인성(cardiac etiology) 심정지 환자에서 가장 흔히 관찰되는 심전도 소견은?

① 심실세동(ventricular fibrillation)
② 부전수축(asystole)
③ 무맥성 심전도 소견(pulseless electrical activity)
④ 발작성 상심실성 빈맥(paroxysmal supraventricular tachycardia)
⑤ 무맥성 심실빈맥(pulseless ventricular tachycardia)

정답　979 ②　980 ②　981 ④　982 ①

0983

병원 이외의 장소에서 심정지가 발생한 환자의 생존율을 높이기 위한 'chain of survival' 개념과 관련이 있는 것은?

보기

가. 조기 제세동	나. 조기 심폐소생술
다. 조기 전문 심장구조술	라. 조기 경피심박조율

① 가, 나, 다　② 가, 다　③ 나, 라
④ 라　⑤ 가, 나, 다, 라

0984

성인 심정지 환자에서 심정지 초기에 가장 흔히 관찰되는 부정맥은?

① 무수축　② 서맥　③ 완전방실차단　④ 심실세동　⑤ 심실빈맥

0985

호흡곤란을 주소로 내원한 환자에서 경정맥 팽대, 정상 호흡음, 심음감소(muffled heart sound)의 소견이 있고, 수축기 혈압이 호기 시 90mmHg, 흡기시 70mmHg였다. 가능한 진단은?

보기

가. 경정맥 팽대	나. 심음의 감소(Distant heart sound)
다. 기이맥(Pulsus paradoxus)	라. 간종대(Hepatomegaly)

① 가, 나, 다　② 가, 다　③ 나, 라
④ 라　⑤ 가, 나, 다, 라

0986

급성 외상성 심낭압전에서 관찰될 수 있는 임상양상은?

보기

가. 경정맥 팽대	나. 심음의 감소(Distant heart sound)
다. 기이맥(Pulsus paradoxus)	라. 간종대(Hepatomegaly)

① 가, 나, 다　② 가, 다　③ 나, 라
④ 라　⑤ 가, 나, 다, 라

정답　983 ①　984 ④　985 ③　986 ①

0987

심정지 환자에서 흉부압박이 진행 중일 때 최초의 정맥로로서 가장 이상적인 것은?

① 요골정맥 ② 내경정맥 ③ 대퇴정맥
④ 쇄골하정맥 ⑤ 주와정맥

0988

23세 남자 환자가 오토바이 사고로 의식이 혼미하며 안면부 손상을 당하여 응고되지 않는 맑은 액체가 섞인 비출혈이 심했다. 복부에는 외상에 의한 피하출혈이 관찰되며 복통과 복부강직이 심하였다. 1차평가와 처치 후 시행하여야 할 처치로 부적절한 것은?

① 의식이 혼미하므로 경비로 위장관을 삽입하여 위내용물을 제거한다.
② 100% 산소를 투여하며 심전도 감시를 한다.
③ 수액로로 수액을 투여하며 활력징후를 주기적으로 측정한다.
④ 회음부와 직장검사를 하여 이상이 없으면 뇨관을 삽입한다.
⑤ 시행한 처치 및 검사결과를 시간별로 기록으로 남긴다.

0989

다음 중 심실세동에 의한 심정지 환자의 처치과정을 잘못 설명한 것은?

① 심실세동에 의한 심정지 환자는 무맥성 전기활동에 의한 심정지 환자보다 생존율이 월등히 높다.
② 제세동을 가하는 경우에 최초 3회의 제세동은 연속적으로 시행한다.
③ 최초 3회의 제세동 중에는 흉부압박이나 경동맥의 촉지가 필요없다.
④ 심실세동에 의한 심정지 환자는 기도삽관 후 인공호흡을 하고, 정맥로를 확보한 후 제세동을 실시한다.
⑤ 성인의 제세동에서는 최초 3회의 제세동 후에는 360J로만 제세동한다.

정답 987 ⑤ 988 ① 989 ④

0990

다음 중 심실세동 환자가 전기적 제세동에 의하여 심박동이 회복되지 않았을 때 사용할 수 있는 약물이 아닌 것은?

① 에피네프린　② 아트로핀　③ 리도카인
④ 마그네슘　⑤ 브레틸리움

0991

무맥성 전기활동을 보이는 심정지 환자에서 심정지를 유발한 원인이 아닌 것은?

① 적혈구증가증　② 심장압전　③ 저산소증
④ 산독증(산혈증)　⑤ 대량의 폐전색

0992

성인의 심폐소생술에 대하여 옳게 설명한 것은?

① 성인의 심정지 원인은 호흡정지가 가장 많으므로 무의식이 확인되면 즉시 기본심폐소생술을 시행한다.
② 두부와 경부에 외상을 받은 것으로 보이는 심정지 환자는 경부손상을 막기 위하여 기관절개술을 시행하여 기도를 확보하고 인공호흡을 시킨다.
③ 의식장애가 없는 환자가 이물질에 의한 기도폐쇄로 호흡곤란을 호소하면 손가락으로 구강내 이물질을 제거한다.
④ 이물질에 의한 부분적인 기도폐쇄 환자도 환기상태가 나쁘면 완전폐쇄와 동일하게 하임리히법을 사용하여 이물질을 제거한다.
⑤ 인명구조술은 심정지 환자에게 혈액순환을 유지시켜 생물학적인 사망을 연장시키고자 하는 노력이다.

정답　990 ②　991 ①　992 ④

MeMo

핵심문제

0993

과거력상 심장질환이 있던 45세 여자 환자가 심한 호흡곤란, 기침과 함께 핑크빛 거품이 섞인 가래를 뱉는다면 가장 의심되는 응급질환은?

① 심부전 ② 협심증 ③ 폐색전
④ 급성 심근경색증 ⑤ 지방색전증

0994

심정지 환자의 생존율을 높이기 위한 체계적인 노력인 소생의 고리의 개념에 해당되지 않는 것은?

① 조기 신고 ② 조기 심폐소생술 ③ 조기 약물투여
④ 조기 제세동 ⑤ 조기 전문적 소생술

0995

심정지 환자의 신경학적 결과에 영향을 미치는 요소로 옳은 것은?

보기
가. 심정지가 지속된 시간(arrest time) 나. CPR을 한 시간
다. 심폐소생술 이후의 뇌증의 정도 라. 뇌 이외의 기관들의 손상 정도

① 가, 나, 다 ② 가, 다 ③ 나, 라
④ 라 ⑤ 가, 나, 다, 라

정답 993 ① 994 ③ 995 ⑤

0996

심정지로부터 순환이 회복된 환자의 치료에 관한 사항으로 옳은 것은?

보기
가. 수축기 혈압이 140 mmHg 정도 유지되도록 하여야 한다.
나. 소생 후 초기에는 $PaCO_2$가 30mmHg 내외로 유지되어야 한다.
다. 혈액희석이 도움이 된다.
라. 동맥혈 고산소압의 유발은 소생 후 뇌증을 악화시킨다.

① 가, 나, 다　② 가, 다　③ 나, 라
④ 라　⑤ 가, 나, 다, 라

0997

42세 남자가 갑자기 쓰러졌다고 한다. 주위에 있던 경비원에 의하여 기본 심폐소생술이 시행되고 있었다. 현장에 도착하여 심전도 감시를 하였더니 심실세동이었다. 환자의 의식을 재확인하고, 경동맥 촉지상 맥박이 촉지되지 않았다. 여러분이 실시하여야 할 전문 심폐소생술 단계로 옳은 것은?

보기
가. 정맥로 확보　나. 에피네프린 투여　다. 전기적 제세동　라. 기관내삽관

① 다 → 가 → 라 → 나　② 다 → 라 → 가 → 나　③ 나 → 라 → 가 → 다
④ 가 → 라 → 나 → 다　⑤ 가 → 나 → 다 → 라

0998

동통이 동반되면서 호흡곤란을 호소하는 환자에게 문진 시 요구하는 사항은?

보기
가. 동통의 위치　나. 방사통　다. 동통의 지속시간　라. 동통의 시작시기

① 가, 나, 다　② 가, 다　③ 나, 라
④ 라　⑤ 가, 나, 다, 라

정답　996 ①　997 ②　998 ⑤

0999

폐기종성 만성폐쇄성폐질환 환자와 관련된 사항은?

보기
가. 청색증　　나. 호흡곤란　　다. 가래가 동반된 기침　　라. 담배

①가, 나, 다　　②가, 다　　③나, 라
④라　　⑤가, 나, 다, 라

1000

기관지염성 만성폐쇄성폐질환 환자와 관련된 사항은?

보기
가. 청색증　　나. 호흡곤란　　다. 가래가 동반된 기침　　라. 담배

①가, 나, 다　　②가, 다　　③나, 라
④라　　⑤가, 나, 다, 라

1001

만성폐쇄성폐질환 환자의 치료로 옳은 것은?

보기
가. 기관지 확장제　　나. 고농도 산소　　다. 기도유지　　라. 정맥 확보

①가, 나, 다　　②가, 다　　③나, 라
④라　　⑤가, 나, 다, 라

1002

중증 천식환자의 치료로 옳은 것은?

보기
가. 기관지 확장제　　나. 고농도 산소　　다. 기도유지　　라. 정맥 확보

①가, 나, 다　　②가, 다　　③나, 라
④라　　⑤가, 나, 다, 라

정답　999 ③　1000 ⑤　1001 ①　1002 ⑤

1003

폐렴에 대한 일반적인 현장치료로 옳은 것은?

보기

가. 산소 공급　　나. 고용량의 항생제 투여
다. 병원으로의 이송　　라. 에피네프린 피하주사

① 가, 나, 다　② 가, 다　③ 나, 라
④ 라　⑤ 가, 나, 다, 라

1004

일산화탄소 중독을 일으키는 원인으로 가장 흔한 것은?

보기

가. 자동차(automobile)　나. 캠프 파이어　다. 가정 난방　라. 목재 화재

① 가, 나, 다　② 가, 다　③ 나, 라
④ 라　⑤ 가, 나, 다, 라

1005

중증근무력증이 있는 환자에서 호흡곤란이 발생하였을 때 당신이 실행할 수 있는 방법은?

보기

가. 기도 유지　　나. 호흡보조
다. 산소　　라. 이 질환에 대한 특수약물 투여

① 가, 나, 다　② 가, 다　③ 나, 라
④ 라　⑤ 가, 나, 다, 라

정답　1003 ②　1004 ②　1005 ⑤

핵심문제

1006

기관내삽관에 관한 내용으로 옳은 것은?

보기

가. 가장 이상적인 기도유지 방법이다.
나. 위내용물의 폐흡인을 방지할 수 있다.
다. 부적절한 깊이로 시행된 기관내삽관은 한쪽 폐만 환기되는 결과를 초래할 수 있다.
라. 심실세동 환자에서 가장 우선적으로 시행되어야 할 조치이다.

① 가, 나, 다 ② 가, 다 ③ 나, 라
④ 라 ⑤ 가, 나, 다, 라

1007

일반적인 빈맥의 정의는?

① 분당 60회 이상 ② 분당 100회 이상 ③ 분당 120회 이상
④ 분당 140회 이상 ⑤ 분당 200회 이상

1008

부정맥을 발생시키는 요인이 되는 것은?

보기

가. 저체온증 나. 저산소증
다. 산증 등 전해질 이상 라. 심근 좌상

① 가, 나, 다 ② 가, 다 ③ 나, 라
④ 라 ⑤ 가, 나, 다, 라

1009

의식이 명료한 심근경색 환자의 이송 중 심전도 감시상 심실세동이 관찰된다. 가장 우선적으로 취하여야 할 조치는?

① 의식확인 ② 인공호흡 ③ 흉부압박
④ 기도 유지 ⑤ 전기적 제세동

정답 1006 ① 1007 ② 1008 ⑤ 1009 ①

1010

심정지 환자의 2차평가에 해당되지 않는 것은?

① 기관내삽관 ② 호흡음 청진 ③ 심정지 원인추정

④ 전기적 제세동 ⑤ 심전도 감시

1011

심실세동이 발생하여 제세동을 시행한 결과 300J에서 제세동되었다. 5분 후 다시 심실세동이 발생하였다면 최초의 제세동 에너지는?

① 100J ② 200J ③ 200~300J ④ 300J ⑤ 360J

1012

자동제세동기에 관한 설명으로 옳은 것은?

보기

가. 제세동을 3회씩 연속적으로 시행한다.
나. 3회의 제세동 후에는 경동맥박을 확인한다.
다. 휴대전화나 무전기의 사용은 분석에 영향을 줄 수 있다.
라. 분석스위치를 누른 뒤에도 흉부압박은 계속하여야 한다.

① 가, 나, 다 ② 가, 다 ③ 나, 라

④ 라 ⑤ 가, 나, 다, 라

1013

자동제세동기로 심전도를 분석할 때의 유의사항으로 옳은 것은?

보기

가. 1차평가를 하지 않아도 환자가 의식이 없는 경우에 사용한다.
나. 간섭현상에 의한 파형이 있는지 주의한다.
다. 분석스위치를 누른 뒤에도 흉부압박은 계속하여야 한다.
라. 심실세동파가 너무 미세하거나 커서 심실세동이 진단되지 않기도 한다.

① 가, 나, 다 ② 가, 다 ③ 나, 라

④ 라 ⑤ 가, 나, 다, 라

정답 1010 ④ 1011 ④ 1012 ① 1013 ③

MeMo

핵심문제

1014

환자를 현장에서 들것으로 이동시켜 ECG를 모니터 하였더니 PVC가 보였다. 환자는 기침을 하였으며, 분홍빛 가래가 동반되었다. 환자의 호흡곤란은 더욱 심해졌고, 의식수준은 더욱 나빠졌고 반응이 소실되었다. 모니터상 심실세동이 보였고 호흡이 없었다. 당신이 처음으로 실시할 사항은?

① 심실제세동 ② 경동맥 확인 ③ 기도확보
④ 기도삽관 ⑤ 수액투여 테스트

1015

위 환자에서 경동맥 확인을 하였더니 경동맥박이 만져지지 않아 심실세동이 확실하게 인식되었다. 다음으로 시행되는 제세동의 에너지는?

① 50J ② 100J ③ 200J ④ 300J ⑤ 350J

1016

위 환자에서 제세동을 3회 연속 실시하였으나 계속하여 심실세동이 유지된 경우 최초로 투여되는 약물은?

① atropine ② epinephrine ③ lidocaine
④ bretylium ⑤ procainamide

1017

응급심박조율(Emergency cardiac pacing)의 적응증으로 옳은 것은?

보기
가. 저혈압을 동반한 완전방실차단
나. 모니터 하던 중 발생된 무수축의 심정지
다. 약물에 반응이 없는 염전성 심실빈맥
라. 심실세동

① 가, 나, 다 ② 가, 다 ③ 나, 라
④ 라 ⑤ 가, 나, 다, 라

정답 1014 ② 1015 ③ 1016 ② 1017 ①

1018

응급 인공심박조율의 적응증으로 옳은 것은?

보기
가. 혈역학적으로 불안정한 서맥
나. 악성 이탈율동이 동반된 서맥
다. 약물로 교정이 되지 않는 빈맥에 대한 overdrive pacing
라. 언제 발생된지 모르는 무수축의 심정지

① 가, 나, 다 ② 가, 다 ③ 나, 라
④ 라 ⑤ 가, 나, 다, 라

1019

심정지된 80세 남자가 혼수상태로 있다는 신고를 받고 응급구조사가 현장에 도착하였다. 정맥로를 확보하려고 할 때 가장 추천되는 위치는?

① 쇄골하정맥, 주와정맥 ② 내,외 경정맥 ③ 대퇴정맥, 내경정맥
④ 주와정맥, 외경정맥 ⑤ 대퇴정맥, 주와정맥

1020

심정지 상태이거나 쇼크 상태에서 주로 천자하는 말초정맥은?

① 주와정맥 ② 내경정맥 ③ 대퇴정맥
④ long saphenous vein ⑤ 내경정맥

1021

중심정맥 천자술의 합병증으로 옳은 것은?

보기
가. 정맥 파열 나. 기흉, 혈흉 다. 동맥 천자 라. 기도 폐쇄

① 가, 나, 다 ② 가, 다 ③ 나, 라
④ 라 ⑤ 가, 나, 다, 라

정답 1018 ① 1019 ④ 1020 ① 1021 ⑤

MeMo

핵심문제

1022

심폐소생술 시 약물투여에 관한 내용으로 옳은 것은?

보기

가. 심정지가 발생한 환자에게 원인에 관계없이 $NaHCO_3$를 투여하면 오히려 해가 될 수 있다.
나. 약물투여 시에는 20ml의 수액을 추가로 주사하는 것이 중심정맥에 빨리 도달하여 도움이 된다.
다. 기관지내로 투여할 수 있는 약제로는 에피네프린, 아트로핀, 날록손, 리도카인, 바륨 등이 있다.
라. 소아에서 고농도 에피네프린의 투여는 Class IIa로 분류된다.

① 가, 나, 다 ② 가, 다 ③ 나, 라
④ 라 ⑤ 가, 나, 다, 라

1023

도파민에 관한 설명으로 옳은 것은?

① 노에피네프린과 전구물질이 같다.
② 20 μg/kg/min의 속도로 주입하는 경우 신장과 장간막 혈관을 확장시킨다.
③ 저농도에서 α수용체를 자극한다.
④ 심인성 쇼크에서 사용해서는 안 된다.
⑤ 출혈에 의한 저혈성 쇼크에서 조기에 사용된다.

1024

에피네프린을 투여하는 경우에 표준용량의 투여방법은?

① 3분에서 5분 간격으로 1mg씩 투여한다.
② 3분에서 5분 간격으로 0.1mg/kg(또는 5mg)을 투여한다.
③ 3분에서 5분 간격으로 2mg에서 5mg을 투여한다.
④ 1mg, 3mg, 5mg을 3분 간격으로 투여한다.
⑤ 위 방법 중 어떤 것을 사용하여도 표준용량이 된다.

정답 1022 ⑤ 1023 ① 1024 ①

MeMo

1025

전문심폐소생술을 시행할 때 사용하는 에피네프린의 작용에 관한 내용으로 옳은 것은?

보기
가. 수축기 및 이완기 혈압의 상승　　나. 관상동맥 및 뇌혈관으로의 혈류증가
다. 심실세동 환자에서 역치를 감소시킴　　라. 심근의 유산 생성을 증가시킴

① 가, 나, 다　　② 가, 다　　③ 나, 라
④ 라　　⑤ 가, 나, 다, 라

1026

에피네프린에 관한 설명으로 옳지 않은 것은?

① 에피네프린이 정맥 밖으로 유출되면 조직의 괴사를 초래한다.
② 디지탈리스를 투여하는 환자에서는 상관없이 사용할 수 있다.
③ 알카리성용액과 함께 투여하면 적절한 약리작용이 나타나지 않을 수 있다.
④ 소량을 투여하여도 심근의 허혈을 투여할 수 있다.
⑤ 지속적으로 주사하는 경우에는 가능한 한 중심정맥으로 투여한다.

1027

아트로핀에 관한 내용으로 옳은 것은?

① 교감신경 흥분제　　② 부교감신경 흥분제　　③ 교감신경 차단제
④ 부교감신경 차단제　　⑤ 해열제

1028

아트로핀을 투여하는 경우 최대용량은?

① 0.01mg/kg　　② 0.02mg/kg　　③ 0.04mg/kg
④ 0.06mg/kg　　⑤ 0.08mg/kg

정답　1025 ⑤　1026 ②　1027 ④　1028 ③

핵심문제

1029

당신이 현장에서 필요에 의하여 정맥로를 확보하였다. 이때 혈액의 역류를 확인하였다. 그 후 수액의 잠금장치를 풀었으나 수액이 정맥내로 유입되지 않았다. 이때 생각할 수 있는 상황은?

보기
가. 수액백을 더 높여야 한다.
나. 정맥로가 꼬였다.
다. 상부의 정맥 압박대를 풀어준다.
라. 환자의 혈압이 너무 높다.

①가, 나, 다 ②가, 다 ③나, 라
④라 ⑤가, 나, 다, 라

1030

다음 약물 중 기관내삽관 튜브로 직접 투여할 수 있는 약물은?

① 날록손(naloxone) ② 아트로핀(atropine) ③ 에피네프린(epinephrine)
④ 리도카인(lidocaine) ⑤ 모두 투여할 수 있다.

1031

심폐소생술 중 중탄산나트륨(sodium bicarbonate)을 투여하여야 하는 경우는?

보기
가. 대사성 산증에 의한 심정지
나. 고칼륨 혈증에 의한 심정지
다. 항우울제 중독에 의한 심정지
라. 저산소증에 의한 lactic acidosis

①가, 나, 다 ②가, 다 ③나, 라
④라 ⑤가, 나, 다, 라

정답 1029 ① 1030 ⑤ 1031 ①

1032

64세 된 남자 환자가 갑작스런 흉통과 호흡곤란을 호소한다고 하여 출동하였다. 출동하여 측정한 수축기혈압 70mmHg, 분당 맥박수 110회, 청색증, 경정맥 팽대, 전 폐야의 수포음 등의 소견이 있었다. 다음 중 가장 먼저 투여하여야 할 것은?

① 도파민(Dopamine) 투여

② 이뇨제(Furosemide) 투여

③ 도부타민(Dobutamine)투여

④ 설하 니트로글리세린(Sublingual nitroglycerin) 투여

⑤ 어느 것을 먼저 투여하여도 관계없다.

1033

급성 심근경색에 관한 병원 전 단계에서 시도되는 것들이다. 이들 중 환자의 사망률 및 이환율을 감소시키는 것으로 옳은 것은?

보기

가. 병원전 혈전용해제 사용	나. 급성 심근경색에 대한 대민 교육
다. 조기 제세동	라. 심근경색의 치료에 대한 프로토콜의 이용

① 가, 나, 다 ② 가, 다 ③ 나, 라

④ 라 ⑤ 가, 나, 다, 라

1034

심근경색 환자에서 사망하는 가장 많은 원인은?

① 판막 부전 ② 심근 소실 ③ 심근 파열

④ 부정맥 ⑤ 심실중격 소실

1035

대동맥박리증의 환자에서 호소하는 흉통의 특징은?

① 무딘 ② 날카로운 듯한 ③ 찢어지는 듯한

④ 뚫어지는 듯한 ⑤ 짜는 듯한

정답 1032 ① 1033 ⑤ 1034 ④ 1035 ③

1036

최근에 복부 수술을 하였던 환자가 갑자기 호흡곤란이 발생하였고, 경정맥 팽대를 동반한 우심실부전 증상을 호소하였다. 가장 의심되는 질환은?

① 과호흡 증후군 ② 폐부종 ③ 좌심실부전
④ 폐색전증 ⑤ 우심실부전

1037

협심증에서 니트로글리세린을 투여하는 경우에 대한 사항이다. 잘못된 것은?

① 설하로 투여한다.
② 투여 후 즉시 반응한다.
③ 통증이 손실되지 않으면 5분 간격으로 2회 또는 3회 반복 투여할 수 있다.
④ 니트로글리세린을 분무하기도 한다.
⑤ 2% 니트로글리세린 연고를 사용하기도 한다.

1038

자동차 정면 충돌사고 환자가 무의식, 무맥, 무호흡 상태를 나타냈으나 심전도상에는 심실 고유율동을 나타냈다. 응급구조사가 추측할 수 있는 환자에 대한 소견들 중 옳은 것은?

보기
가. 심실압전 나. 긴장성 기흉 다. 골반골골절 라. 폐좌상

① 가, 나, 다 ② 가, 다 ③ 나, 라
④ 라 ⑤ 가, 나, 다, 라

정답 1036 ④ 1037 ② 1038 ①

MeMo

1039

강에서 수영하다 물에 빠진 환자를 구조 후 평가해보니 무맥, 무호흡 상태였다. 이 환자에 대한 응급처치 내용으로 옳은 것은?

① 일단 환자를 강에서 육지로 이송한 후 인공호흡을 실시한다.
② 익수환자는 언제나 경추손상을 의심해야 한다.
③ 폐속에 흡인된 물을 배출시키기 위해 기관삽관 후 흡인을 실시한다.
④ 자기 호흡이 있는 환자라도 반드시 산소를 투여한다.
⑤ 빠른 시간내 소생을 위해서 환자의 자세와는 무관하게 흉부압박부터 실시한다.

1040

냉동실에 갇혀있다 구조된 환자가 무맥, 무호흡 상태로 체온이 27℃이다. 심전도는 심실세동을 나타내고 있어 일단 3회의 제세동 실시와 기관내삽관을 하고 따뜻한 산소를 투여한 후 체온을 측정해보니 아직 29℃였다. 이후 환자에게 실시할 처치 중 가장 효과적인 것은?

① 다시 제세동을 3회 실시한다.
② 정맥로 확보 후 환자의 의식회복을 위해 지속적으로 사지를 마사지한다.
③ 능동적 가온법으로 43℃ 정도의 수액으로 정맥로를 확보한다.
④ epinephrine 1mg을 투여한다.
⑤ 담요로 환자의 몸을 감싸 보온시킨다.

1041

저체온으로 심정지가 발생한 환자의 인명구조술 시 주의할 점은?

보기
가. 환자는 약간의 자극에도 심실세동이 발생할 수 있으므로 체위변경 시 주의한다.
나. 약 30~50초간 경동맥을 확인한 후 맥박이 없을 경우 계속 제세동을 실시한다.
다. 심박동수가 매우 느리더라도 흉부압박을 실시하지 않는다.
라. 환자 이송 시 환자의 머리를 심장보다 높게 유지하여 뇌부종을 예방한다.

① 가, 나, 다 ② 가, 다 ③ 나, 라
④ 라 ⑤ 가, 나, 다, 라

정답 1039 ④ 1040 ③ 1041 ②

핵심문제

1042

심정지 환자를 소생시키는 전문심장구조술 팀 요원의 역할로 옳은 것은?

보기

가. 기도확보하고 기관내삽관을 실시하는 역할
나. 흉부를 압박하는 역할
다. 심전도를 감시하고 제세동하는 역할
라. 환자평가 후 임상적 판단이나 환자의 예후를 설명하는 역할

① 가, 나, 다 ② 가, 다 ③ 나, 라
④ 라 ⑤ 가, 나, 다, 라

1043

76세 노인환자가 집에서 쓰러졌다는 연락을 받고 현장에 도착해보니 환자는 무호흡, 무맥박 상태로 누워있었다. 심폐소생술을 곧 실시하였고 심전도상 심실세동이 보여 200, 300, 360J로 제세동을 3회 실시하였다. 그러나 리듬의 변화가 없어 기관내삽관, 정맥로 확보, BVM으로 산소를 투여했으나 리듬이 무수축 상태로 나타났다. 이 환자에게 응급구조사가 현장에서 할 수 있는 처치는?

보기

가. epinephrine 1mg을 정맥으로 한꺼번에 주입한다.
나. 다시 360J로 전기충격을 준다.
다. 심전도의 유도를 2개 이상 바꾸어 보면서 리듬을 확인한다.
라. 경정맥 심박조율기(TVP) 부착을 고려한다.

① 가, 나, 다 ② 가, 다 ③ 나, 라
④ 라 ⑤ 가, 나, 다, 라

1044

86세, 75kg 노인환자가 무맥, 무호흡, 심전도상 심실세동 상태를 나타내어 제세동을 200, 300, 360J 3회 실시하였으나 리듬의 변화가 없어 심폐소생술을 실시하며 기관내삽관, 산소투여 후 정맥로 확보를 시도하였다. 그러나 정맥의 허탈이 심해 연속 2회 전주와정맥, 요측피정맥에서 실패하였다. 이 환자를 위한 응급구조사의 다음 처치로 가장 옳은 것은?

① 360J로 전기 제세동을 실시한다.
② 기관내삽관을 통해 epinephrine 2~5mg을 투여한다.
③ 기관내삽관을 통해 lidocaine 75mg을 투여한다.
④ 지연되더라도 반드시 정맥로 확보 후 epinephrine 1mg을 투여한다.
⑤ 정맥로 확보 후 lidocaine 75mg을 투여한다.

정답 1042 ① 1043 ② 1044 ②

1045

자동제세동기로 심전도 분석 시 유의할 사항은?

① 1차 평가에서 심정지가 확인된 환자에서만 분석을 시작한다.

② 심전도 분석 중이라도 심폐소생술은 중단하지 않는다.

③ 간섭현상에 의한 파형이 있어도 리듬의 분석을 확실하게 할 수 있다.

④ 자동제세동기로 언제나 감지가 가능한 리듬은 심실세동파이다.

⑤ 리듬분석을 위해 제세동 전극과 다른 심전도 전극을 흉부에 부착시켜야 한다.

1046

심정지 환자에게서 나타날 수 있는 심전도는?

보기	
가. 무맥성 심실빈맥	나. 심실상성 빈맥
다. 무맥성 전기활동성 동서맥	라. 완전방실차단

① 가, 나, 다　② 가, 다　③ 나, 라

④ 라　⑤ 가, 나, 다, 라

1047

농구를 하다가 넘어진 환자가 우측 슬관절 부위에 동통을 호소하였다. 검사소견상 우측 슬관절의 부종과 압통이 있으며 약간 굽어진 채 전외측으로 불거져 있다면 가장 의심되는 질환은?

① 슬관절 인대염좌　② 슬개골 탈구　③ 경골 골절

④ 대퇴골 골절　⑤ 비골 골절

정답 1045 ① 1046 ② 1047 ②

1048

좌측 경골골절이 의심되어 현장에서 부목고정을 하고 환자를 이송하는 도중 환자가 동통이 심해지고 좌족부에 감각이 이상하다고 호소한다. 가장 적절한 처치는?

① 보다 신속히 환자를 이송하도록 이동속도를 높인다.
② 하지를 거상시켜 편한 자세로 만들어 준다.
③ 부목보다 원위부의 맥박을 확인하며 부목을 다시 댄다.
④ 수액로를 확보하여 진경제를 투여한다.
⑤ 손상부위를 마사지하며 얼음찜질을 한다.

1049

23세 여자 환자가 보행 중에 뒤에서 달려오는 트럭의 사이드 미러에 우측 어깨를 부딪힌 후 넘어졌다. 견관절과 주관절이 굴곡된 상태에서 팔을 움직이려 하면 동통이 심해서 할 수 없다고 한다. 현장처치로 가장 적절한 것은?

① 골절여부를 확인하기 위하여 팔을 움직여본다.
② 탈구가능성이 높으므로 즉시 도수정복을 한다.
③ 팔을 똑바로 펴서 부목을 대고 이송한다.
④ 팔을 굴곡된 상태로 삼각건을 이용하여 고정한 후 이송한다.
⑤ 환자를 병원으로 이송할 때까지 환부는 손대지 않는다.

1050

56세 여자 환자가 경운기 사고로 다쳐서 출동한 후 관찰한 결과 의식은 혼미하였으며 혈압은 90/70mmHg, 맥박은 115회/분이고, 좌측 쇄골부위에 멍이 들어있으며 좌측 어깨가 아래로 치우친 채 굴곡되어 있었다. 우측 대퇴부에 개방창이 있어 출혈이 있고, 우측 족부가 외측으로 회전되어 있다. 현장에서의 2차 평가 및 처치로 적절하지 않은 것은?

① 우측 하지를 소독하고 압박드레싱 후 견인부목을 시행한다.
② 좌측 쇄골 및 견관절의 고정을 위하여 환자를 일으켜 겨드랑이에 베개를 대고 삼각건으로 고정하여 준다.
③ 쇼크가 의심되므로 'log roll' 방법을 이용하여 환자를 움직여서 MAST를 착용시킨다.
④ 고농도의 산소를 투여하며 동공검사를 시행한다.
⑤ 환자의 경부와 전신을 고정하고 나서 이송하도록 한다.

정답 1048 ③ 1049 ④ 1050 ②

1051

성폭행을 신고 받고 출동한 응급구조사가 현장에서 취할 수 있는 행동은?

보기
가. 구경꾼을 멀리하고 전문적인 태도로 환자를 대한다.
나. 증거보존과 질 출혈이 있는지 확인하기 위하여 생식기검사를 한다.
다. 소, 대변을 보지 않도록 교육을 한다.
라. 의복이 찢어지거나 더러운 경우에는 깨끗한 옷으로 갈아입히거나 담요로 감싼다.

① 가, 나, 다 ② 가, 다 ③ 나, 라
④ 라 ⑤ 가, 나, 다, 라

1052

눈에 화학물질이 들어간 경우에 응급처치법으로 옳지 않은 것은?

① 흐르는 물로 세척하는 것이 가장 효과적이다.
② 산에 오염된 경우에는 15~20분, 염기에 오염된 경우에는 5분 정도 세척하여야 한다.
③ 눈을 세척 시에는 세척액이 반대측 눈으로 들어가지 않도록 주의한다.
④ 세척이 끝나면 환자의 안구에 거즈를 댄 후 병원으로 이송한다.
⑤ 눈을 세척 시에는 눈꺼풀 위, 아래도 세척되도록 도와주어야 한다.

1053

신생아에서 볼 수 있는 모로반사(Moro reflex)의 다른 용어로 옳은 것은?

① 빨기 반사 ② 포유반사(=설근반사) ③ 쥐는 반사
④ 놀람반사 ⑤ 보호적 반사

1054

옷이나 손으로 아기의 볼을 닿았을 때 배고픈 아기의 머리는 자동적으로 닿는 방향으로 돌리는 반사로 옳은 것은?

① 빨기 반사 ② 포유반사(=설근반사) ③ 쥐는 반사
④ 놀람반사 ⑤ 보호적 반사

정답 1051 ② 1052 ② 1053 ④ 1054 ②

MeMo

핵심문제

1055

신생아의 사회심리적 발달로 옳지 않은 것은?

① 영아들은 절망감을 경험한다.

② 부모로부터 떨어진 영아들은 불만스러운 반응을 보인다.

③ 부모로부터 오랫동안 떨어진 영아들은 내성적일 수 있다.

④ 부모 분리반응을 경험하는 영아들은 1주일 이상 불만스러운 반응을 나타낼 수 있다.

⑤ 미발달된 감각때문에 그들을 안전하게 안아주고 부드럽게 말을 하는 누군가에게 긍정적인 반응을 한다.

1056

또래 간 상호작용의 중요성이 시작되는 발달단계로 옳은 것은?

① 영아기(생후 12개월 까지) ② 유아기(12-36개월) ③ 취학 전 아동(3-5세)
④ 학령기 아동(6-12세) ⑤ 청소년기(13-18세)

1057

활력징후가 성인수준으로 다다르는 발달단계로 옳은 것은?

① 영아기(생후 12개월 까지) ② 유아기(12-36개월) ③ 취학 전 아동(3-5세)
④ 학령기 아동(6-12세) ⑤ 청소년기(13-18세)

정답 1055 ⑤ 1056 ② 1057 ④

03
응급환자관리학

MeMo

핵심문제

0001

환자와의 치료적 신뢰와 신뢰감 발달에 대한 당신의 능력에 긍정적 영향을 주는 기술이 아닌 것은?

① 가능한 자주 환자의 이름을 사용

② 보통 속도의 말보다 약간 느리게 말을 함

③ 잘못된 의사소통을 최소화하기 위해 크게 말함

④ 얼굴표정은 통제하고 조용함을 유지

⑤ 확신과 통제된 자세(예의) 속에서 천천히 움직임

0002

비언어적 의사소통, 신체적 자세기술에 대한 설명으로 옳지 않은 것은?

① 환자의 눈높이보다 위에 있는 당신의 눈높이 자세는 응급환자에게 재확신을 주는 권위와 전문성을 전달한다.

② 환자의 눈높이와 같은 높이를 취하는 자세는 환자와의 동등성을 전달한다.

③ 환자의 눈높이보다 낮은 자세는 환자에게 어느 정도의 컨트롤을 허용하는 마음을 전달한다. 특히 아동과 노인에게 도움이 된다.

④ 팔짱을 끼는 자세는 환자에게 부정적 신호를 전달한다.

⑤ 환자의 말을 경청하는 동안 고개를 끄덕임은 환자에 대한 긍정적 신호를 보낸다.

0003

환자를 인터뷰 할 때 유도심문을 하는 것은?

① 가장 정확한 정보를 당신에게 제공하는 데 도움을 준다.

② 그들의 호소를 더 정확하게 묘사하도록 환자를 격려할 수 있다.

③ 부정확한 정보를 얻는 결과를 가져올 수 있다.

④ 정확한 정보를 얻고 환자를 격려할 수 있다.

⑤ 정확한 정보를 얻고 환자를 격려할 수 있으며 부정확한 정보를 얻을 수도 있다.

정답 1 ③ 2 ① 3 ③

0004

환자를 인터뷰할 때 개방성 질문은?

① 가장 정확한 정보를 당신에게 제공하는 데 도움을 준다.

② 그들의 호소를 더 정확하게 묘사하도록 환자를 격려할 수 있다.

③ 부정확한 정보를 얻는 결과를 가져올 수 있다.

④ 정확한 정보를 얻을 수 있고, 그들의 호소를 더 정확하게 묘사하도록 환자를 격려할 수 있다.

⑤ 정확한 정보를 얻을 수 있고, 그들의 호소를 더 정확하게 묘사하도록 환자를 격려할 수 있으며 때로는 부정확한 정보를 얻는 결과를 가져올 수 있다.

0005

환자의 말을 경청하는 자세로 옳지 않은 것은?

① 경청은 당신의 완벽한 집중을 요한다.

② 경청기술은 지속적인 연습을 요하고 환자의 말을 경청하는 동안 자기 내부의 대화를 그치게 하는 능력에 대한 provider의 발달을 요한다.

③ 전문적이고 경험 있는 provider는 다음의 질문을 만듬과 동시에 환자의 말을 효과적으로 경청할 수 있다.

④ 경청을 잘하기 위해서 provider는 다른 일하는 것을 멈추고 환자의 반응에 초점을 맞춘다.

⑤ 그에 대한 환자의 반응을 종결하지 마라.

0006

기울기 테스트(tilt test) 활력징후는 환자가 앙와위로 있을 때 처음으로 측정된다. 그리고 나서 환자가 앉거나 선 자세로 체위변경 후 30~60초에 다시 측정한다. 좌위나 서있는 체위변경 후에 저혈량을 의심할 수 있는 환자의 맥박수로 옳은 것은?

① 분당 4~6회의 증가 ② 분당 4~6회의 감소 ③ 분당 10~20회의 증가

④ 분당 10~20회의 감소 ⑤ 전과 같은 채로 남음

정답 4 ④ 5 ③ 6 ③

핵심문제

0007

환자가 앙와위에서 좌위나 선자세로 체위변경을 한 이후에 활력징후가 변화된다면 이에 대한 의학적인 표현으로 옳은 것은?

① 기좌호흡성 활력징후 변화
② 다 체위성 활력징후의 변화
③ 운동범위 활력징후의 변화
④ 기립성 활력징후 변화
⑤ 비특이적 활력징후의 변화

0008

환자의 맥압으로 옳은 것은?

① 수축기압과 이완기압의 차
② 3회 이완기 혈압 측정치의 평균
③ 3회 수축기 혈압 측정치의 평균
④ 수축기 혈압을 이완기 혈압으로 나눈 값
⑤ 누웠다가 일어났을 때의 수축기압 변화의 양

0009

맥박산소측정 평가에 관한 설명으로 옳지 않은 것은?

① 환자가 저혈량이라면 판독이 잘못될 것이다.
② 환자가 저체온증이라면 판독이 잘못될 것이다.
③ 90%이하일 때는 고속의 산소투여와 양압환기를 통한 적극적인 고려가 요구된다.
④ 기계와 실제상의 맥박수가 일치하지 않는다면 부정확한 산소포화도 결과이다.
⑤ 현대 맥박산소측정기는 헤모글로빈 결합 산소와 일산화탄소의 결합 사이에서 고도로 민감하기 때문에 일산화탄소 중독의 심각성 평가에 특히 도움이 된다.

정답 7 ④ 8 ① 9 ⑤

0010

혈당측정기에 관한 설명으로 옳지 않은 것은?

① 의식수준의 변화가 있는 모든 환자는 혈당 수준을 평가해야 한다.

② 현대의 혈당측정기는 전반적으로 정확하다. 그리고 정기적으로 사용할 때 혈당치의 정확도를 신뢰하기 위해서는 연 1~2회 교정을 받아야 한다.

③ 뇌졸중 증상을 보이는 모든 환자는 혈당측정을 반드시 해보아야 한다.

④ 모든 혈당측정기는 다양하기 때문에 익숙하지 않은 기계를 사용한다면 설명서를 주의깊게 읽고 지시를 따른다. 모델이 다른 것은 판독이 잘못될 수 있다.

⑤ 손에 들고 사용하는 소형 혈당측정기는 완전하게 사용하고 매일 교정을 할 때조차도 보통 정도의 정확성만을 갖는다.

0011

상실, 죽음을 다룰 때 부정단계로 옳은 것은?

① 대부분의 환자에게 있고 이는 일시적 단계이다.

② 환자의 초기반응에 제한적일 수 있거나 재발될 수 있다.

③ 개인으로 하여금 상실을 다루는 것을 연기시키도록 허용하고 완충을 하게하는 방어기전이다.

④ ①, ③

⑤ ①, ②, ③

0012

상실과 죽음을 다룰 때 분노단계로 옳은 것은?

① 가족이나 개인은 전문응급구조사에 대한 적대감을 가짐으로써 그들의 분노감정을 전위시킬 수 있다.

② 적대감에 대한 반응에서 내성의 표현은 화의 상승을 촉진할 것이고 폭력을 가중할 수 있다.

③ 개인이나 가족과의 분노에 대한 토의를 피하고 보호를 위해 경찰을 조심스레 부른다.

④ 모두 정답

⑤ 정답 없음

정답 10 ② 11 ⑤ 12 ①

핵심문제

0013

상실에 대한 협상단계로 옳은 것은?

① 불가피함을 변형하거나 연기하려는 시도
② 정상적인 방어기전-정상반응
③ 죽음을 방지할 동의나 협정에 다다르기 위한 시도
④ ①, ③
⑤ ①, ②, ③

0014

환자의 사망을 다룰 때 전문응급구조사의 심리적 상태로 옳은 것은?

① 가족처럼 똑같은 슬픔을 경험할 수 있다.
② 죄의식이나 무력감을 표현할 필요가 있을 수 있다.
③ 다른 사람의 사망에 대해 느끼는 표현은 전문인에 있어 부적절함을 인식해야 한다.
④ ①, ②
⑤ ①, ②, ③

0015

환자의 죽음을 가족이나 친구에게 전할 때 적절한 표현으로 옳지 않은 것은?

① '죽음', '사망'이라는 단어 사용을 확실히 피하고, '돌아가셨다', '더 이상 우리 곁에 머물지 않는다' 등의 비위협적인 문장을 사용한다.
② 모든 것이 환자를 위해 행해짐을 가족이나 친구에게 확신시켜 준다.
③ 신의 의지, 천국으로 갔다 등의 종교적 진술은 피한다.
④ '통증에서 해방되었다', '오래 사셨다' 등의 가식적인 진술은 피한다.
⑤ 능력이 된다면 가족들을 위한 출장 등을 제공한다.

정답 13 ⑤ 14 ④ 15 ①

0016

의료통제를 위한 환자평가로 옳지 않은 것은?

① 환자가 기면인지, 감각이 무딘 상태인지, 혼수상태인지

② 가능하다면 활력징후, 신경학적 상태, 심전도 결과

③ 현재의 응급상황에 대한 간단, 명료한 설명(OPQRST)

④ 간단 명료한 과거력, 복약, 그리고 알레르기(SAMPLE)

⑤ 가능하다면 신고 전에 행한 치료와 지시에 대한 요청

0017

환자의 신체검진을 하기 위해 느낌을 이용하는 것으로 옳은 것은?

① 청진 ② 두근거림 ③ 촉진 ④ 타진 ⑤ 시진

0018

정상체온은 대략 98.6°F이다. 섭씨온도(℃)로 환산하면?

① 30℃ ② 31℃ ③ 37℃ ④ 39℃ ⑤ 44.8℃

0019

끝부분이 금속재질로 된 청진기는 두 면이 있다. 한 면은 단단하고, 편평한 칸막이 판이다. 다른 한 면은 원뿔모양이고 벨과 같다. 벨 면은 다음의 어느 부분을 청진할 때 이용되는가?

① 폐음 ② 심음 ③ 장음 ④ 폐음과 장음 ⑤ 심음과 장음

정답 16 ① 17 ③ 18 ③ 19 ④

핵심문제

0020

정확한 혈압측정에 대한 설명으로 옳지 않은 것은?

① 환자 상박의 1/2에서 2/3보다 넓은 커프의 사용은 부정확한 혈압측정의 결과를 가져온다.
② 환자가 비만이고 당신은 비만 사이즈의 커프를 갖고 있지 않다면 비만환자의 전박에 성인의 혈압계 커프를 이용하고 요골부위에서 혈압을 청진한다.
③ 커프가 환자의 상완을 3/4 내지는 그 이상을 덮는다면 아동용 커프 사용을 고려한다.
④ 커프가 환자의 상완을 3/4 내지는 그 이상을 덮는다면 환자의 대퇴에 적용하는 커프를 가지고 혈압청진을 고려한다.
⑤ 신부전 환자에서, 투석 shunt(단락)를 갖고 있는 팔은 최고의 순환관류를 갖는 팔이 될 것이다. 가장 정확한 혈압측정을 위해 그 팔을 사용한다.

0021

혈압을 측정할 때 처음 청진을 하는 동안 커프의 바람을 너무 빨리 빼서 수축압을 정확히 읽을 수가 없었으나 이완압에 눈금이 도달하기 전에 공기 빼는 것을 멈추었다. 다음에 당신이 해야 할 것은?

① 맥박음을 들을 수 있는 지점 이상으로 커프에 공기를 즉시 다시 채우고 정확한 수축압을 얻기 위해 천천히 공기를 뺀다.
② 공기를 계속 천천히 빼고 읽은 이완압을 기록한 후, 거의 측정해서 읽은 이완압을 추정한다.
③ 이완압 측정에 주목하지 말고 완전하게 커프의 공기를 뺀 후, 정확한 수축압과 이완압의 측정을 위해 커프에 공기를 채우기 전에 적어도 30초간 기다린다.
④ 공기를 다시 빼고 이완압 측정에 주목한 후, 정확한 수축압 측정에 상응하는 수축압 측정을 위해 즉시 공기를 다시 채운다.
⑤ 혈압 청진의 시도를 중지하고 대신 촉진한다.

0022

다음의 활동 중 환자평가와 사정을 하는 최초의 기간 동안 완성해야할 단계로 옳은 것은?

보기
가. 환자의 우선순위 결정(빠르거나 지연된 치료 또는 이송)
나. 외상기전이 의심된다면 경추를 고정하여 안전하게
다. 순환사정(맥박 체크)
라. 기도와 호흡사정

① 가, 나, 다 ② 가, 다 ③ 나, 라
④ 라 ⑤ 가, 나, 다, 라

정답 20 ⑤ 21 ③ 22 ⑤

핵심문제

MeMo

0023

건강개념에 대한 설명 중 옳은 것은?

① 만성 및 중환자 대상의 질병위주 사고로 변화되고 있다.

② 건강은 생물학적인 의미를 지니고 있으며 사회 · 심리적 기능까지 포함하지 않는다.

③ 건강을 표현하는 개념들은 한마디로 요약되어질 수 있다.

④ 최근의 건강개념은 개인, 가족, 지역사회 및 자연과의 조화성에 강조를 두고 있다.

⑤ 건강개념은 불건강의 상태변화를 경험한 개인으로부터 동일화된 개념이다.

0024

건강-질병연속선(health-illness continuum)의 특성은?

① 연속선에는 대상자가 도움을 필요로 하지 않는 상태를 나타내는 시점이 있다.

② 인간에게는 신체적, 정신적으로 광범위한 적응능력이 있으며, 건강과 질병은 역동적이다.

③ 인간에게는 아프다고 느끼거나 건강하다고 정의되는 시점이 있다.

④ 질병상태인 경우에는 정신적, 신체적으로 불건강 상태에 있다.

⑤ 각 개인은 병든 조직을 재생할 수 있는 능력에 비례하여 건강 상태가 결정된다.

0025

최적의 건강(optimal health) 상태란?

① 신체, 정신, 사회, 정서적으로 완전한 상태

② 질병이나 불구의 상태가 없이 건강한 상태

③ 몇 가지의 건강결함을 가지고도 일상생활을 유지할 수 있는 상태

④ 당뇨병이나 뇌졸중인 사람이 입원해서 전문가의 도움을 받는 상태

⑤ 병원에서 퇴원 후 건강기관에서 추후간호를 받는 상태

0026

휴식과 수면은 Maslow가 구명한 인간의 기본욕구에 적용시키면 어느 단계에 해당되나?

① 생리적 욕구　② 안정의 욕구　③ 사랑의 욕구

④ 존엄성의 욕구　⑤ 자아실현의 욕구

정답　23 ④　24 ②　25 ③　26 ①

0027

Maslow의 기본욕구 중 가장 우선적으로 해결되어야 할 욕구는 무엇인가?

① 수분섭취의 욕구 ② 안정의 욕구 ③ 배설의 욕구
④ 전해질 균형의 욕구 ⑤ 호흡의 욕구

0028

인간의 기본욕구에 있어서 수분섭취 및 배설은 어디에 속하는 욕구인가?

① 생리적 욕구 ② 안전과 안정의 욕구 ③ 애정과 소속감의 욕구
④ 자기존중(성취)의 욕구 ⑤ 자아실현의 욕구

0029

자궁절제술을 한 20대 미혼 환자가 "저는 이제 여자가 아니지요. 어떻게 하면 좋아요."라고 말하였다면 이는 Maslow의 기본욕구 중 어떤 욕구를 나타낸 것인가?

① 생리적 욕구 ② 애정과 소속감의 욕구 ③ 안정의 욕구
④ 자기존중의 욕구 ⑤ 자아실현의 욕구

0030

성적욕구는 Maslow의 기본욕구 중 어디에 속하는가?

① 생리적 욕구 ② 안정의 욕구 ③ 애정과 소속감의 욕구
④ 자존의 욕구 ⑤ 자아실현의 욕구

정답 27 ⑤ 28 ① 29 ② 30 ①

0031

인간은 질병 상태에서 종교적 예식이나 미신, 관습 등에 의존하려는 욕구가 일어난다. 이는 어느 욕구에서 기인하는가?

① 사랑과 소속감의 욕구 ② 생리적 욕구 ③ 안전과 안정의 욕구
④ 존엄성의 욕구 ⑤ 자아실현의 욕구

0032

심경색증 환자가 의료진에게 "나는 환자처럼 살 수는 없어. 그것은 인생이 아니야."라고 말한다면 이 내용은 자료분석 시 Maslow의 어떤 욕구에 포함시켜야 되는가?

① 생리적 욕구 ② 안정의 욕구 ③ 애정과 소속감의 욕구
④ 자아실현의 욕구 ⑤ 성취의 욕구

0033

Maslow 이론에 근거한 인간의 기본욕구 중 정신, 심리적 욕구와 관계가 비교적 먼 것은?

① 안전에 대한 욕구 ② 성에 대한 욕구 ③ 자아실현에 대한 욕구
④ 자존심에 대한 욕구 ⑤ 사랑과 소속감에 대한 욕구

0034

개인의 가능성을 최대한 개발하여 자신의 잠재력에 도달하려는 욕구는 Maslow 기본욕구 중 어디에 속하는가?

① 생리적 욕구 ② 안정의 욕구 ③ 사랑과 소속감의 욕구
④ 자아존중감의 욕구 ⑤ 자아실현의 욕구

정답 31 ① 32 ③ 33 ② 34 ⑤

0035

불건강 상태의 단계 중 환자가 수동적이고 의존적으로 되어 치료 및 간호에 잘 적응하는 때는?

① 초기단계(initial stage)
② 수용단계(accepted stage)
③ 회복단계(revival stage)
④ 추후간호단계(follow-up stage)
⑤ 양가감정단계(ambivalence stage)

0036

불건강 상태의 환자에게서 초기단계에 나타나는 가장 특징적인 증상은 다음 중 어느 것인가?

① 대부분 수동적이고 의존적이 된다.
② 치료나 간호에 대해 의심과 불만을 나타낸다.
③ 대부분 능동적이고 독립적이 된다.
④ 치료나 간호에 관심을 집중시킨다.
⑤ 대부분 능동적이고 의존적이 된다.

0037

불건강의 단계에서 환자가 부정(denial)을 나타내는 단계는 어느 것인가?

① 초기단계
② 수용단계
③ 회복단계
④ 재활단계
⑤ 추후간호단계

0038

환자역할행위(sick role behavior)는 질병의 단계 중 어느 단계에서 나타나는가?

① 초기단계
② 수용단계
③ 회복단계
④ 추후간호단계
⑤ 재활간호단계

정답 35 ② 36 ② 37 ① 38 ②

0039

다음 중 일차보건의료사업(primary health care)과 관계가 제일 적은 기관은?

① 산업장 의무실 ② 보건소 및 보건지소 ③ 양호실
④ 재활원 ⑤ 보건진료소

0040

다음 중 Maslow의 이론에 따른 2번째 단계의 욕구는 어느 것인가?

① 산소의 욕구 ② 관심에 관한 욕구 ③ 자기존중에 관한 욕구
④ 유해한 것으로부터 피하려는 욕구 ⑤ 배설의 욕구

0041

오늘날 다단계 건강전달체계에서 일차건강관리의 내용에 포함되는 것은?

① 물리요법 ② 작업요법 ③ 집중치료
④ 정기, 수시진찰 ⑤ 장기치료

0042

아동 · 청소년기의 주요 건강증진사업은?

보기
가. 보건교육 상담 나. 충치예방사업 다. 성교육 및 상담 라. 기초예방접종

① 가, 나, 다 ② 가, 다 ③ 나, 라
④ 라 ⑤ 가, 나, 다, 라

정답 39 ④ 40 ④ 41 ④ 42 ①

MeMo

핵심문제

0043

다음은 생애주기별 주요 건강증진사업이다. 맞는 것은?

보기
가. 기초예방접종 → 영아기　　나. 성교육 및 상담 → 청·장년기
다. 의치보철사업 → 노년기　　라. 소아 백혈병 및 소아암 관리 → 아동·청소년기

①가, 나, 다　②가, 다　③나, 라
④라　⑤가, 나, 다, 라

0044

보건의료체계를 설명한 것으로 옳은 것은?

① 병의원, 보건기관, 조산소등 보건의료서비를 제공하는 제도를 총칭한다.
② 인력과 시설의 양과 질, 배분상태, 물리적인 접근도 등도 포함한다.
③ 한 국가나 사회의 보건의료 사업에 관한 제반 법률과 제도를 총칭한다.
④ 예방적 서비스, 치료적 서비스, 재활 서비스 체계가 있다.
⑤ 건강을 향상시키고 적정 기능을 촉진하기 위한 사회적 중재를 말한다.

0045

인간의 기본욕구에 대한 설명으로 옳은 것은?

보기
가. 모든 사람은 동일한 욕구를 지닌다.
나. 기본 욕구는 반드시 충족되어야 한다.
다. 기본욕구가 충족되지 못하면 질병에 걸릴 수 있다.
라. 어떤 욕구는 내·외적 자극에 의해 생길 수 있다.

①가, 나, 다　②가, 다　③나, 라
④라　⑤가, 나, 다, 라

정답　43 ②　44 ③　45 ⑤

MeMo

0046

바람직한 21세기 보건의료의 방향으로 바람직하지 않은 것은?

① 만성 및 희귀 질환 치료가 중심이 되어야 한다.

② 공중보건이나 환경관리를 기본원리로 삼아야 한다.

③ 예방 중심의 국민건강관리체제를 구축해야 한다.

④ 의료윤리가 재정립되어야 한다.

⑤ 가족 및 지역사회 중심 보건사업이 활발해질 것이다.

0047

Kubler Ross가 분류한 임종의 단계에 속하지 않는 것은?

① 부정의 단계 ② 분노의 단계 ③ 불안의 단계
④ 협상의 단계 ⑤ 우울의 단계

0048

임종 환자에게 가장 오래 남아 있는 감각은?

① 시각 ② 청각 ③ 후각 ④ 미각 ⑤ 촉각

0049

사후에 나타나는 신체적 변화는?

보기

가. 사망 후 신체가 경직되는 사후강직이 나타난다.
나. 혈액순환이 정지된 후에 피부가 변색된다.
다. 사후한냉과 동시에 피부는 탄력성을 상실한다.
라. 체내 박테리아에 의해 부패된다.

① 가, 나, 다 ② 가, 다 ③ 나, 라
④ 라 ⑤ 가, 나, 다, 라

정답 46 ① 47 ③ 48 ② 49 ⑤

핵심문제

0050

대상자가 사망한 후 가족에게 가장 적절한 표현은?

① 동정 ② 지지 ③ 옹호 ④ 부정 ⑤ 충고

0051

임종 시 나타나는 징후가 아닌 것은?

① 감각작용의 감소 ② 사지에 반점 형성 ③ 느리고 약한 맥박
④ 근육긴장도의 증가 ⑤ 발과 손의 피부가 차가움

0052

임종을 앞둔 환자가 분노의 단계에 있는 동안이라면?

① 환자는 적개심을 많이 갖는다. ② 환자는 자신의 죽음을 인정한다.
③ 환자는 잘못된 생활을 뉘우친다. ④ 환자는 두려움이나 절망감은 없다.
⑤ 환자는 자신의 사망 후 가족의 생계를 걱정한다.

0053

임종을 앞둔 환자나 가족들이 다음과 같은 태도를 보인다면 어떤 단계에 있는 것인가?

보기
가. 환자는 매우 평화스러워 보인다.
나. 환자가족들은 환자에게 어떻게 해야할지 몰라 당황하곤 한다.
다. 환자 자신의 죽음을 인정하고 있다
라. 평화로운 임종을 맞고 싶어한다.

① 부정단계 ② 협상단계 ③ 수용단계
④ 우울단계 ⑤ 분노단계

정답 50 ② 51 ④ 52 ① 53 ③

0054

사망 후 보호자의 승인이 있어야만 법적으로 수행이 가능한 것을 고른다면?

보기
가. 부검　　나. 전염병 신고
다. 장기이식　　라. 사체의 영안실 보관

①가, 나, 다　②가, 다　③나, 라
④라　⑤가, 나, 다, 라

0055

사망을 나타내는 신체적 징후로 옳은 것은?

보기
가. 반사가 없음　　나. 동공축소
다. 뇌파가 일직선으로 나타남　　라. 체온하강

①가, 나, 다　②가, 다　③나, 라
④라　⑤가, 나, 다, 라

0056

사후처치의 목적을 설명한 것은?

보기
가. 사망한 환자의 외모를 가능한 깨끗하게 하기 위함이다.
나. 영안실로 보낼 준비를 하기 위함이다.
다. 시체가 강직되기 전에 적당한 위치로 만들기 위함이다.
라. 영적인 안녕을 위해 사후세계를 잘 맞도록 준비해주기 위함이다.

①가, 나, 다　②가, 다　③나, 라
④라　⑤가, 나, 다, 라

정답 54 ② 55 ② 56 ①

MeMo

0057

"협상이 불가능하다고 생각될 때 이 단계로 넘어가며, 어느 누구와도 만나기 싫어하는 단계"는 임종 심리 5단계 중 어느 단계인가?

① 부정 ② 분노 ③ 협상 ④ 우울 ⑤ 수용

0058

임종 시의 임상적 징후에서 다음 내용이 나타내는 변화는?

보기
- 감각작용 감소
- 사지에 반점 형성과 청색증
- 손, 발, 귀, 코의 순서로 피부가 차가워짐

① 근육의 긴장도 상실 ② 순환속도 저하 ③ 활력징후 변화
④ 감각 손상 ⑤ 뇌파가 일직선으로 변화

0059

사후처치 시 유의할 점은?

보기
가. 사후처치는 사망한 지 30분 후에 한다.
나. 외부로 연관된 모든 구멍을 막는다.(항문, 질강, 코, 귀 등)
다. 환자가 전염병으로 사망했을 시 증명서에 기재
라. 처치자는 너무 감정적이어서는 안 된다.

① 가, 나, 다 ② 가, 다 ③ 나, 라
④ 라 ⑤ 가, 나, 다, 라

0060

사망 후 임상적 징후는?

보기
가. 맥박, 호흡이 없다. 나. 동공반사가 없다. 다. 시반 라. 강직

① 가, 나, 다 ② 가, 다 ③ 나, 라
④ 라 ⑤ 가, 나, 다, 라

정답 57 ④ 58 ② 59 ⑤ 60 ⑤

MeMo

0061

임종 심리 5단계에서 "협상"의 단계는?

① 의사의 실수라 믿고 자신의 질병의 정확성에 대한 충분한 준비가 되지 않은 상태
② "내가 왜 죽어야 해" 하며 적개심을 갖는다. 의료인에게 폭언, 치료와 간호에 혹평한다.
③ 자신을 예전의 나쁜 행동에 대한 대가라 생각한다.
④ 이 시기에는 누구와도 만나기 싫어한다.
⑤ 자신의 죽음을 인정하고 죽음을 기다리는 단계이다.

0062

다음 중 뇌사로 볼 수 있는 것은?

보기
가. 눈으로 물체인식 불능　　나. 무호흡
다. 배뇨, 배변 실금상태　　라. 산대된 동공

①가, 나, 다　②가, 다　③나, 라
④라　⑤가, 나, 다, 라

0063

다음 중 식물상태로 볼 수 있는 것은?

보기
가. 자발호흡유지　　나. 자력이동불능
다. 배뇨,배뇨 실금상태　　라. 뇌파의 손실

①가, 나, 다　②가, 다　③나, 라
④라　⑤가, 나, 다, 라

정답 61 ③ 62 ③ 63 ①

핵심문제

0064

임종 시 임상적 징후인 것을 고르시오.

보기
가. 근육의 긴장도 상실　　나. 순환속도 저하
다. 활력징후 변화　　라. 감각 손상

① 가, 나, 다　② 가, 다　③ 나, 라
④ 라　⑤ 가, 나, 다, 라

0065

남의 죽음을 돌이킬 수 없다는 사실로 이해하는 시기는?

① 7살 이후　② 9살 이후　③ 11살 이후
④ 13살 이후　⑤ 15살 이후

0066

인간의 기본욕구에 관한 특성 중 옳지 않은 것은?

① 내적 또는 외적 자극에 의해 생길 수도 있다.
② 모든 사람은 동일한 욕구를 지니며 문화에 따라 개인의 욕구는 변화된다.
③ 인간은 자신이 정한 순위에 따라 욕구를 충족시킨다.
④ 기본욕구는 반드시 충족되어야 하고 어떤 욕구도 연기될 수 없다.
⑤ 기본욕구가 충족되지 못하면 질병에 걸릴 수도 있다.

0067

임종과 죽음에 대해 보건의료인의 옳은 행동은?

① 주제를 바꾼다.
② 숙명론자가 된다.
③ 대상자를 멀리하거나 회피한다.
④ 앞으로 발생할 일을 솔직히 이야기한다.
⑤ 안심시키는 말을 해준다.

정답　64 ⑤　65 ②　66 ④　67 ④

0068

건강에 영향을 주는 요소로 옳지 않은 것은?

① 질병 저항력 ② 건강관리체계 ③ 인구과밀
④ 스트레스 ⑤ 재활능력

0069

사후한랭 시 체온이 실내 온도가 될 때까지 한 시간에 약 몇 도씩 하강하는가?

① 5도 ② 4도 ③ 3도 ④ 2도 ⑤ 1도

0070

예기치 않은 죽음을 당한 유족을 위해서 처치자의 행동으로 바르지 못한 것은?

① 유족과 슬픔을 같이 하면서도 자제심을 잃어서는 안 된다.
② 필요하다면 성직자의 도움을 받을 수 있음을 확인시킨다.
③ 유가족의 이야기를 주의깊게 들어주고 격려한다.
④ 울고 싶은 기분이 든다 할지라도 울어서는 안 된다.
⑤ 유가족이 현실을 받아들이도록 도와야 한다.

0071

교통사고로 외상을 입은 환자에게 활력징후를 측정하는 중요한 이유는?

① 현재의 기분을 정확히 파악할 수 있다. ② 외상의 깊이를 확인할 수 있다.
③ 통증의 강도를 확인할 수 있다. ④ 심폐의 상태를 짐작할 수 있다.
⑤ 척수의 손상여부를 알 수 있다.

정답 68 ⑤ 69 ⑤ 70 ④ 71 ④

핵심문제

0072

활력징후에 대한 설명 중 옳은 것은?

① 체온이 오르면 맥박이 떨어진다.
② 뇌압이 상승되면 호흡률이 저하된다.
③ 나이가 많을수록 호흡률은 저하된다.
④ 맥박의 상승은 호흡률을 낮춘다.
⑤ 혈압은 circardian 리듬에 영향을 받지 않는다.

0073

혈압에 관한 설명 중 옳지 않은 것은?

① 평상시의 정상혈압에서 5-10mmHg의 변화는 의의 있는 것이다.
② 정상 성인의 수축기 혈압은 120mmHg 정도이다.
③ 여성은 폐경기까지는 남성보다 약간 낮다.
④ 혈압은 심혈관계 상태를 반영한다.
⑤ 혈압은 두부손상, 스트레스, 염증 등 심각한 손상의 평가에 유의한다.

0074

혈압의 결정 요인은?

보기
가. 심박출량
나. 연령
다. 말초혈관저항
라. 평상시 운동량

① 가, 나, 다
② 가, 다
③ 나, 라
④ 라
⑤ 가, 나, 다, 라

0075

혈압을 상승시키는 요인으로 옳지 않는 것은?

① 골격근의 강력한 수축
② 혈액의 점도증가
③ 정맥벽 평활근 이완
④ 정맥환류량 증가
⑤ 순환혈액량 증가

정답 72 ② 73 ① 74 ② 75 ③

MeMo

0076

혈압을 상승시키는 요인이 아닌 것은?

① 혈액 점도 증가　② 심박출량 감소　③ 혈액량 증가
④ 동맥의 탄력성감소　⑤ 말초혈관저항 증가

0077

혈압을 상승시키는 요인은?

보기
가. 운동　나. 심박출량 증가
다. 혈관탄력성 감소　라. Hematocrit 저하

① 가, 나, 다　② 가, 다　③ 나, 라
④ 라　⑤ 가, 나, 다, 라

0078

다음 중 혈압상승 요인은?

보기
가. 출혈　나. 뇌압상승　다. 전신마비　라. 급성 통증

① 가, 나, 다　② 가, 다　③ 나, 라
④ 라　⑤ 가, 나, 다, 라

0079

혈압에 영향을 미치는 요인에 관한 설명으로 옳지 않은 것은?

보기
가. 심실의 수축력이 강하면 혈압이 상승한다.
나. 혈액량이 많을수록 혈압은 상승한다.
다. 혈액의 점성이 떨어지면 혈압은 하강한다.
라. 동맥벽의 탄력성이 줄면 혈압은 하강한다.

① 가, 나, 다　② 가, 다　③ 나, 라
④ 라　⑤ 가, 나, 다, 라

정답　76 ②　77 ①　78 ③　79 ④

0080

혈압계의 커프의 크기가 적당한 것은?

① 넓이가 팔의 직경보다 20% 더 큰 것
② 팔둘레의 30% 정도 되는 넓이
③ 길이가 팔둘레의 60-90%
④ 길이가 팔직경보다 20% 더 큰 것
⑤ 길이가 상박의 2/3크기

0081

혈압을 측정하기 위해 cuff를 감고 상완동맥에 손을 놓고 맥박이 촉지되지 않을 때까지 cuff를 팽창시켜 눈금을 읽었다. 이러한 방법을 취한 이유는?

① 이완압을 확인하기 위해
② 수축압을 측정하기 위해
③ 수축압을 측정하기 위한 최고압을 확정하기 위해
④ 마지막 Korotkoff음을 확인하기 위해
⑤ 상완동맥의 순환상태를 파악하기 위해

0082

혈압측정 방법으로 적절한 것은?

보기
가. 측정 시 수은주를 눈과 같은 높이에서 읽는다.
나. 비만한 사람에게 보통의 혈압계 커프를 상요하면 실제의 혈압보다 약간 높게 측정된다.
다. 커프의 넓이는 보통 상박의 2/3가 덮이는 것이 적당하다.
라. 반복해서 혈압을 측정할 때는 20초-2분간 쉬었다가 측정한다.

① 가, 나, 다
② 가, 다
③ 나, 라
④ 라
⑤ 가, 나, 다, 라

정답 80 ① 81 ③ 82 ①

0083

혈압이 실제보다 낮게 나온 경우는?

> 보기
> 가. 혈압계 커프가 표준보다 좁은 경우
> 나. 커프의 공기를 천천히 내릴 때
> 다. 커프의 공기를 매우 빨리 올릴 때
> 라. 혈압계 커프의 폭이 너무 넓을 때

① 가, 나, 다　② 가, 다　③ 나, 라
④ 라　⑤ 가, 나, 다, 라

0084

혈압 측정 방법 중 옳은 것은?

① 혈압계 커프의 폭은 측정부위의 직경보다 1.5배 정도여야 한다.
② 수은주 혈압계는 수은주 높이와 눈의 높이를 같게 해야 한다.
③ 청진기를 상완동맥 위에 놓아 상완맥을 청취한 후 들리지 않는 점에서 50mmHg 더 높게 커프의 공기를 넣어 팽창시킨다.
④ 반복된 혈압 측정 시 사지의 정맥순환을 위해 10초의 간격을 둔다.
⑤ 커프의 넓이가 넓으면 혈압은 높고 좁으면 혈압이 낮다.

0085

혈압 측정 시 Korotokoff음이 가장 크게 들리는 시기는?

① 첫 번째 음　② 두 번째 음　③ 세 번째 음
④ 네 번째 음　④ 다섯 번째 음

0086

대퇴에서 혈압을 측정해야 하는 경우 청진기를 놓아야 하는 곳은?

① 상완동맥(brachial artery)　② 요골동맥(radial artery)
③ 족배동맥(dorsalis pedis artery)　④ 슬와동맥(popliteal artery)
⑤ 대퇴동맥(femoral artery)

정답　83 ④　84 ②　85 ①　86 ④

0087

맥압(pulse pressure)에 대한 설명은?

① 맥압이 감소된 상태는 심장의 수축부전을 의미한다.

② 나이가 많아지면 일반적으로 맥압은 감소한다.

③ 수축기압과 이완기압의 평균치를 말한다.

④ 심장의 확장기 때 대동맥에 수용되어있는 혈액량에 따라 결정된다.

⑤ 심장에서 박출된 형액이 혈관벽에 닿을 때의 압력을 말한다.

0088

청진으로 혈압을 측정 시 처음 소리가 들리는 지점은 120mmHg이고 점점 소리가 커지는 지점이 100mmHg, 소리가 아주 크게 들리는 지점이 90mmHg, 소리가 작아지는 지점이 80mmHg, 아주 들리지 않는 지점이 60mmHg라면 제1이완압은 얼마인가?

① 120mmHg ② 100mmHg ③ 90mmHg ④ 80mmHg ⑤ 60mmHg

0089

직립성 저혈압을 옳게 설명한 것은?

보기

가. 대뇌 혈류감소로 현기증, 무력증의 증상을 보인다.
나. 혈액량 부족이나 혈관수축 반사부전을 보호하기 위한 자율신경계 보상작용이다.
다. 앙와위에서 직립위로 움직일 때 혈압이 하강하는 현상이다.
라. 수축기 혈압이 10-20mmHg, 이완기 혈압이 20-30mmHg 하강한다.

① 가, 나, 다 ② 가, 다 ③ 나, 라

④ 라 ⑤ 가, 나, 다, 라

정답 87 ① 88 ④ 89 ①

0090

소아에게 성인이 사용하는 혈압계로 혈압을 측정했다면 어떤 변화를 일으키는가?

① 정상과 같다.

② 정상보다 높게 나타난다.

③ 정상 보다 낮게 나타난다.

④ 측정시 팔의 위치에 따라 높게 또는 낮게 나타난다.

⑤ 수축압이 측정되지 않는다.

0091

맥박을 촉지하는 부위로 이용되는 동맥은?

보기			
가. 경동맥	나. 후경골동맥	다. 상완동맥	라. 쇄골하동맥

① 가, 나, 다　② 가, 다　③ 나, 라

④ 라　⑤ 가, 나, 다, 라

0092

쇼크가 예상되는 환자가 있다. 요골맥박이 잘 잡히지 않는다면 어디에서 맥박을 촉지해야 하는가?

① 상완맥박　② 심첨맥박　③ 경동맥

④ 족배동맥　⑤ 대퇴동맥

0093

내출혈(intemal bleeding)이 심한 것을 알 수 있는 상황은?

① 복부에 압통을 느낀다.　② 커피 색깔 같은 피를 토하고 있다.

③ 맥박수가 점차 감소되고 있다.　④ 무의식에 빠져 들어간다.

⑤ 복부에 부종이 나타난다.

정답　90 ③　91 ①　92 ③　93 ④

0094

신속 외상평가를 하는 동안 가슴부위를 관찰하고 촉진해야 한다. 확인하지 않아도 되는 것은?

① 기이성 운동　② 양쪽의 동등한 폐음　③ 피부색과 체온
④ 타박상, 좌상, 열상　⑤ 기도 폐쇄

0095

의식단계 기억법 'AVPU'에서 'V'가 나타내는 것은?

① 자극에 대한 폭력적인 반응　② 구두자극에 대한 반응
③ 다양한 자극에 반응　④ 자극에 대한 분명치 않은 반응
⑤ 자극에 대한 다양한 반응

0096

Glasgow coma scale은 환자의 의식수준을 사정하기 위해 점수화한 것이다. Glasgow coma scale의 사정에 포함되는 것은?

보기
가. 환자의 지남력　나. 환자가 지시에 따르는지
다. 지시에 따라 눈을 뜰 수 있는지　라. 동공의 크기가 동일하고 빛에 대한 반응

① 가, 나, 다　② 가, 다　③ 나, 라
④ 라　⑤ 가, 나, 다, 라

0097

Glasgow 혼수척도에 대한 설명으로 옳은 것은?

보기
가. 신경계손상을 평가하는 지침　나. 중추와 말초신경계의 기능 확인
다. 15점이 최고점수　라. 9점 이하는 혼수를 의미

① 가, 나, 다　② 가, 다　③ 나, 라
④ 라　⑤ 가, 나, 다, 라

정답　94 ⑤　95 ②　96 ①　97 ⑤

MeMo

0098

현병력을 수집할 때 포함되는 내용이 아닌 것은?

① 발생요인　② 유발요인　③ 복용약물
④ 통증의 특성　⑤ 통증의 방사

0099

다음 중 어린이의 심장마비를 예견하는 가장 불길한 징후는?

① 빈맥　② 빈호흡　③ 서맥
④ 저체온　⑤말초혈관저항 증가

0100

전형적인 폐부종 환자에게 나타날 수 있는 가장 특징적인 증상은?

① 청색증　②호흡곤란　③ 비만증
④ 심해지는 기침　⑤ 담배를 피어본 경험

0101

복강내 출혈이 있을 때 제와부가 푸르게 변색되는 현상은?

① Gray Turner 징후　② Cullen 징후　③ 반동압통
④ Battle`s sign　⑤ Racoon eye

정답　98 ③　99 ③　100 ②　101 ②

0102

응급구조사는 엎드린 채 의식이 없는 환자를 발견한 후 환자 호흡유무를 평가할 수 없을 때 어떻게 해야 하는가?

① 통나무 굴리기법을 이용해 환자를 반드시 드러누운자세로 하여 호흡을 체크할 수 있다.
② 환자를 전혀 움직이지 않게 한다.
③ 2차 조사가 완전할 때만 움직인다.
④ 환자의 얼굴을 아래로 하고 호흡을 하게 한다.
⑤ 혈압부터 측정한다.

0103

두개골 골절 시 육안적으로 확인할 수 있는 징후로 옳은 것은?

보기
가. 코나 귀에서 핑크빛 수성액이 흘러나옴　　나. battle' s sign
다. Racoon' s eye　　라. 두피열상

① 가, 나, 다　　② 가, 다　　③ 나, 라
④ 라　　⑤ 가, 나, 다, 라

0104

응급구조사가 사용하는 환자의 의식수준을 평가하는 방법은?

① AVPU척도　　② 동공의 크기　　③ 대광반사
④ Glasgow척도　　⑤ PERRLA

0105

실신한 후 의식이 돌아온 내과환자에게 주호소를 확인한 후 반드시 질문해야 하는 사항은?

보기
가. 의식을 잃은 적이 있는지　　나. 호흡곤란이 있는지
다. 흉통이나 흉부불편감이 있는지　　라. 간질병력이 있는지

① 가, 나, 다　　② 가, 다　　③ 나, 라
④ 라　　⑤ 가, 나, 다, 라

정답　102 ①　103 ①　104 ①　105 ⑤

0106

바늘구멍 크기의 동공(pinpoint pupil)이 의미하는 것은?

① 마약중독 ② 고혈압 ③ 뇌졸중 ④ 저산소증 ⑤ 당뇨병

0107

외상으로 흉부에 손상을 입은 환자에서 기관이 손상받은 반대부위로 편위되었다. 이는?

① 연가양 흉부 ② 긴장성 기흉 ③ 기도폐색
④ 심낭압전 ⑤ 폐성심

0108

영아에 있어 순환기능의 지침으로 가장 유용한 것은?

① 맥박 리듬 ② 피부온도 ③ 출혈
④ 모세혈관 재충혈 ⑤ 호흡

0109

맥박 평가 시 양측을 동시에 촉진해서는 안 되는 부위는?

① 요골맥박 ② 상완맥박 ③ 경동맥 맥박
④ 족배맥박 ⑤ 대퇴맥박

0110

심장에 문제가 있는 환자에게 적절하지 않은 체온측정 방법은?

① 고막체온 ② 구강체온 ③ 액와체온
④ 항문체온 ⑤ 피부체온

정답 106 ① 107 ② 108 ④ 109 ③ 110 ④

0111

최근 복용하고 있는 약물이 있는지 확인하는 것은 어떤 자료를 수집하기 위함인가?

① 주호소 ② 현병력 ③ 질병의 특성
④ 과거력 ⑤ 손상의 기전

0112

이송 중 평가에 대한 것으로 옳지 않은 것은?

① 심각한 질환이나 외상을 입은 환자는 5분 간격으로 평가한다.
② 경상환자는 10-15분 간격으로 활력징후를 평가한다.
③ 증상, 징후가 관찰되면 수시로 재평가한다.
④ 1차평가 시 안정된 상태의 환자는 이송 중 평가가 필요치 않다.
⑤ 심각한 외상환자는 활력징후와 주요소, 의식수준을 평가한다.

0113

두부 평가 방법으로 옳지 않은 것은?

① 뇌척수액 유출이 의심되면 더블링(double ring) 검사를 한다.
② 외이도 손상이 의심되면 환자의 머리를 움직여 펜라이트를 비추어 본다.
③ 뇌의 관류상태를 확인하기 위해 빛에 대한 동공반응을 확인한다.
④ 안와골절이 의심되면 손가락으로 'X' 자를 그어 환자의 눈이 따라가는지 본다.
⑤ 기도폐쇄가 의심되면 부러지거나 빠진 치아, 부종 등을 검사한다.

0114

수요밸브환기에 대한 설명으로 옳지 않은 것은?

① 쇄골의 길이를 비교하고 촉진 시 압통이 있는지 확인한다.
② 늑간부, 흉골 절흔부가 흡기 시 퇴축되는지 확인한다.
③ 흉곽의 전후경과 좌우경을 비교한다.
④ 호기 시 천명음이 있는지 확인한다.
⑤ 그레이-터너 징후를 확인한다.

정답 111 ④ 112 ④ 113 ② 114 ⑤

0115

혼수상태를 평가하는 방법으로 옳지 않은 것은?

보기

가. 외상 환자는 글라스 고우 혼수척도로 평가한다.
나. 마약중독 환자는 동공과 청색증을 평가한다.
다. 당뇨로 인한 혼수 환자는 D.W 50ml를 주사해 본다.
라. 대사성산증 환자는 쿠스마울 호흡이 있는지 평가한다.

① 가, 나, 다 ② 가, 다 ③ 나, 라
④ 라 ⑤ 가, 나, 다, 라

0116

경부 평가방법으로 옳지 않은 것은?

① 폐쇄드레싱이 요구되는 경정맥 열상이 있는지 확인한다.
② 심낭압전으로 반좌위에서 경정맥이 팽대되는지 확인한다.
③ 기흉의 반대편으로 기관편위가 있는지 확인한다.
④ 피하기종으로 염발음이 있는지 확인한다.
⑤ 경부의 뒷부분을 촉진하여 척추외상이 있는지 확인한다.

0117

기도평가 방법으로 옳지 않은 것은?

① 환자가 말을 할 수 있는지 확인한다.
② 무의식 환자는 혀가 이완되었는지 확인한다.
③ 경추손상이 있는지 확인한다.
④ 상기도 폐쇄가 있는지 확인한다.
⑤ 영아의 목을 과신전하여 기도 개방을 한다.

정답 115 ③ 116 ③ 117 ⑤

핵심문제

Q118

빠른 외상평가에 대한 설명으로 옳지 않은 것은?

① 주호소로 확인된 문제를 평가한다.

② 주호소 이외에 심각한 문제가 있는지 평가한다.

③ 응급의료 통신정보에 의존하여 평가한다.

④ 의식상태를 AVPU로 평가한다.

⑤ 환자 상태가 악화되면 이송을 재고한다.

Q119

이송 중 평가 요소에 포함되지 않는 것은?

① 의식수준　② 주호소에 집중된 평가　③ 우선순위 결정

④ 정밀 신체검진　⑤ 중재효과 평가

Q120

급성 복증을 호소하는 환자에게 주호소에 집중된 신체검진을 실시하고 있다. 평가내용으로 옳은 것은?

보기

가. 배꼽주위 변색　나. 복부 타진

다. 연동운동　라. 호기 시 복근 사용

① 가, 나, 다　② 가, 다　③ 나, 라

④ 라　⑤ 가, 나, 다, 라

Q121

환자의 활력징후 측정 시 부정맥이 발견되어 요골동맥과 심첨부에서 박동수를 확인하려 한다. 무엇을 확인하기 위함인가?

① 청진상 괴리　② 맥압　③ 서맥

④ 결손맥　⑤ 빈맥

정답　118 ③　119 ④　120 ①　121 ④

0122

심첨맥박에 대한 설명으로 옳지 않는 것은?

① 심첨맥박은 심음을 청진하는 것으로 사정한다.

② 심맥관계 질환자는 심첨맥박이 심장의 기능을 파악하는 데 가장 정확하다.

③ 심첨맥박은 왼쪽가슴 5번째 늑골간과 쇄골 중심선이 만나는 부위에서 측정한다.

④ 요골맥박에 이상이 있으면 심첨맥박으로 확인해야 한다.

⑤ 심장기능에 상관없이 심첨맥박수가 요골맥박수보다 많을 수 있다.

0123

심첨맥박의 측정으로 옳은 것은?

보기

가. 대상자와 접촉하게 되는 청진기의 끝을 손바닥으로 따듯하게 하여 적용한다.
나. 청진기를 대는 곳은 좌측 4번째 늑골에서 전액와선이 만나는 지점이다.
다. 심첨맥박이 규칙적이면 30초간 측정하여 2배하고 불규칙적이면 1분간 측정한다.
라. 응급환자 모두 심첨맥박을 재야 한다.

① 가, 나, 다　　② 가, 다　　③ 나, 라
④ 라　　⑤ 가, 나, 다, 라

0124

체온을 측정하기 전에 확인해야할 사항으로 중요한 것은?

① 체온계의 수은이 잘 팽창하는지 확인한다.

② 체온계에 윤활제를 발랐는지 확인한다.

③ 지난번에 측정한 체온의 측정치를 확인한다.

④ 체온계의 눈금이 35℃ 이하인지를 확인한다.

⑤ 체온계의 색깔을 확인한다.

정답　122 ⑤　123 ②　124 ④

0125

발한의 가장 중요한 목적은?

① 체온조절　② 체액이 양 조절　③ 배설작용
④ 체액의 삼투질 농도 조절　⑤ 체액의 Na함량 조절

0126

체온에 관한 설명으로 옳은 것은?

보기
가. 외기의 영향에 의해 심부체온은 1-2℃ 정도 변화한다.
나. 사람마다 정상체온의 범위가 조금씩 다르며 측정부위에 따라서도 다르다.
다. 인체내에서 체온은 주로 근육세포와 내분비선의 활동으로 생성된다.
라. 신체내 열소실의 20% 정도는 방사에 의한다.

① 가, 나, 다　② 가, 다　③ 나, 라
④ 라　⑤ 가, 나, 다, 라

0127

일반적으로 체온이 증가함에 따라 호흡과 맥박의 변화는?

① 호흡수는 증가하나 맥박수는 변화없다.
② 맥박수는 증가하나 호흡수는 변화없다.
③ 호흡수와 맥박수가 증가한다.
④ 호흡수와 맥박수가 변화없다.
⑤ 호흡수와 맥박수가 감소된다.

정답　125 ①　126 ⑤　127 ③

0128

구강체온 측정법으로 옳은 것은?

보기

가. 체온 측정전에 음식을 섭취했는지 확인한다.
나. 혀 밑에 체온계를 꽂고 입을 다물고 있도록 한다.
다. 3-5분 동안 체온계를 입에 물고 있도록 한다.
라. 찬물로 입안을 헹구도록 한 후 체온을 측정한다.

① 가, 나, 다 ② 가, 다 ③ 나, 라
④ 라 ⑤ 가, 나, 다, 라

0129

체온 측정부위 중 가장 정확한 곳은?

① 구강 ② 고막 ③ 직장 ④ 액와 ⑤ 비강

0130

항문체온 측정 방법으로 적절한 것은?

보기

가. 체온계를 삽입할 길이만큼 윤활제를 바른다.
나. 환자를 한쪽 옆으로 눕히고 체온계를 10cm 정도 삽입한다.
다. 체온을 재는 동안 체온계를 붙잡고 있다.
라. 체온측정 시간은 1분이다.

① 가, 나, 다 ② 가, 다 ③ 나, 라
④ 라 ⑤ 가, 나, 다, 라

정답 128 ① 129 ② 130 ②

MeMo

핵심문제

0131

비위관을 삽입한 60세 여자 환자이다. 직장으로 체온을 측정하고자 할 때 체온계에 윤활제를 바른 후 삽입을 용이하게 하기 위해 환자에게 취하도록 해야 할 활동은?

① 복위로 눕도록 한다.
② 체온계를 잡은 손에 힘을 주어 한 번에 밀어넣는다.
③ 심호흡을 하도록 격려한다.
④ 둔부에 힘을 주도록 한다.
⑤ 측위를 취하게 하고 둔부를 노출한다.

0132

호흡기질환을 앓고 있는 30세 환자의 활력징후를 측정한 결과 혈압은 140/85, 맥박은 90/분, 호흡은 28/분이었으며 다소 피곤한 모습을 보이고 있다. 이 환자의 호흡상태는?

① 안정된 호흡상태이다.
② 과다환기를 하고 있다.
③ 환기능이 저하된 상태이다.
④ 정상범주에 속하는 상태이다.
⑤ 더 빠르게 숨을 쉬도록 해야 한다.

0133

앙와위로 누워서 안정 중이던 심부전 환자가 가슴이 답답함을 호소하며 불안정한 모습을 보여 활력징후를 측정한 결과 호흡수가 26/분, 맥박수 100/분이었다. 이 환자에게 독자적으로 구조사가 할 수 있는 활동은?

① 숨을 더욱 빠르게 쉬게 한다.
② 앉은자세를 취한 후 심호흡하게 한다.
③ 불안을 말로 표현하도록 한다.
④ Lassix 1ml를 투여한다.
⑤ Valium 1ml를 투여한다.

정답 131 ③ 132 ③ 133 ②

MeMo

0134

호흡에 영향을 주는 요인들에 대한 설명으로 옳은 것은?

보기

가. 열이 있는 사람의 호흡률은 증가한다.
나. 반듯하게 선자세가 폐활량이 가장 크다.
다. 코카인과 같은 약물은 호흡률과 깊이를 상승시킨다.
라. 만성 흡연자는 호흡률이 증가된다.

① 가, 나, 다 ② 가, 다 ③ 나, 라
④ 라 ⑤ 가, 나, 다, 라

0135

대상자의 환기를 증가시키는 요인은?

보기

가. 등산, 수영
나. 진통제 투여, 발열
다. 스트레스
라. 만성호흡기 질환

① 가, 나, 다 ② 가, 다 ③ 나, 라
④ 라 ⑤ 가, 나, 다, 라

0136

뇌수술을 받은 환자의 호흡양상 중 의사에게 보고해야 하는 경우는?

보기

가. 20회/분 이상의 호흡
나. 숨쉬기 힘들어 하고 땀을 흘리는 경우
다. 심한 늑간 퇴축과 부속근의 움직임이 있는 경우
라. 청진 시 '쉬-' 하는 바람소리가 흉곽 전체에서 들리는 경우

① 가, 나, 다 ② 가, 다 ③ 나, 라
④ 라 ⑤ 가, 나, 다, 라

정답 134 ⑤ 135 ② 136 ①

0137

기침이 심하거나 호흡곤란 시 체위는 어느 것이 좋은가?

① 배횡와위(dorsal recumbent position) ② 반좌위(fowler`s position)
③ 측위(lateral position) ④ 복위(prone position)
⑤ 앙와위(supine position)

0138

산소공급을 받고 있는 환자 간호 시 지켜야 할 사항으로 옳지 않은 것은?

① 관상동맥 혈전증 ② 기종 ③ 폐쇄성 폐질환
④ 무기폐 ⑤ 울혈성 심부전증

0139

대량재해사고(MCI)에 관한 설명으로 옳은 것은?

① 산소 주입 속도를 일정하게 유지한다.
② 습윤병의 증류수 수위를 유지한다.
③ 적절한 운동과 심호흡을 제한한다.
④ 산소 사용 시 안전수칙을 지킨다.
⑤ 환자에게 편안한 자세를 위하게 한다.

0140

호흡곤란이 있는 환자에게 체위를 적절히 취해주어야 되는 중요한 목적은?

보기
가. 호흡 시 열량 소모를 최소한으로 하기 위함
나. 호흡곤란을 경감시키기 위함
다. 폐포의 적절한 환기를 도모하기 위함
라. 호흡에 관여하는 근육에 긴장을 주기 위함

① 가, 나, 다 ② 가, 다 ③ 나, 라
④ 라 ⑤ 가, 나, 다, 라

정답 137 ② 138 ③ 139 ③ 140 ①

0141

가습요법의 목적은?

보기
가. 기도내의 점액을 묽게 하여 몸 밖으로 배출하기 쉽게 하기 위함
나. 산소흡입 시 산소가 우리 몸속으로 잘 들어가게
다. 공기의 습도를 적절히 유지하여 기도점막의 건조를 막기 위함
라. 마취환자에 있어 마취가 보다 잘 유도되기 때문이다.

① 가, 나, 다 ② 가, 다 ③ 나, 라
④ 라 ⑤ 가, 나, 다, 라

0142

수분섭취량을 증가시키고 가습화된 공기를 흡입하도록 하는 것의 가장 중요한 목적은?

① 섬모운동 촉진 ② 기침반사 억제 ③ 세기관지 확장
④ 호흡기계 분비물의 액화 ⑤ 호흡기계 분비물의 감소

0143

체위 배액에서 배액을 일으키는 물리적 현상은?

① 흡인 ② 확산 ③ 중력 ④ 여과 ⑤ 삼투

0144

27세 남자 환자의 요골맥박이 만져지지 않는다. 응급구조사는 다음의 맥박점을 이용해야 한다. 옳은 것은?

① 경동맥 맥박 ② 상완맥박 ③ 대퇴맥박
④ 족배맥박 ⑤ 후경골 맥박

정답 141 ② 142 ④ 143 ③ 144 ①

핵심문제

0145

일차평가의 목적은?

① 빨리 이송하기 위함
② 생명의 즉각적인 위험을 감지하기 위함
③ 두개골 상태를 평가하기 위함
④ 환자의 지남력과 감각적 자극에 대한 반응을 평가하기 위함
⑤ 환자의 병력을 수집하기 위함

0146

일차평가 시 노출의 순서는?

① 두부-목-가슴-복부-골반
② 목-가슴-복부-골반-사지
③ 목-가슴-등-복부-사지
④ 가슴-복부-골반-사지-등
⑤ 가슴-복부-골반-등-사지

0147

환자의 주증상(chief complaint)이 아닌 것은?

① 2시간 전부터 팔이 아팠다.
② 지난밤부터 가슴의 통증을 느꼈다.
③ 부인이 말하길 환자가 기절하고는 호흡이 멈추었다.
④ 환자의 맥박이 불규칙하게 촉지되었다.
⑤ 30분 전부터 갑자기 옆구리가 찌르는 듯 아프다.

0148

머리에서 발끝까지 평가할 때 다음 중 가장 나중에 평가하는 부위는?

① 가슴　② 골반　③ 머리　④ 상지　⑤ 복부

정답 145 ② 146 ② 147 ④ 148 ④

MeMo

0149

대상자의 흉부 타진 시 과도공명음을 들을 수 있었다. 의심되는 것은?

① 혈흉 ② 늑골골절 ③ 심낭압전 ④ 기흉 ⑤ 늑막삼출

0150

대상자의 흉부 타진 시 탁음을 들을 수 있었다. 의심되는 것은?

① 혈흉 ② 기흉 ③ 늑골골절 ④ 심낭압전 ⑤ 후두폐쇄

0151

흉곽의 양쪽을 청진하여 호흡음 청진 시 양쪽의 호흡음이 대칭적이 아니다. 고려되는 것은?

① 정상 ② 기흉 ③ 기관지 천식 ④ 후두폐쇄 ⑤ 복강내 출혈

0152

무의식 환자의 동공평가 시 동공부동 상태이다. 고려되는 것은?

① 저산소증 ② 약물의 효과 ③ 뇌손상
④ 안구근육의 손상 ⑤ 녹내장

0153

현장에서 교정이 곤란한 후두폐쇄를 나타내는 음은?

① 나음 ② 협착음 ③ 염발음 ④ 수포음 ⑤ 천명음

정답 149 ④ 150 ① 151 ② 152 ③ 153 ②

0154

호기 때 발생되는 길고 높은 휘파람 부는 듯한 소리로 기도하부의 협착을 암시하는 것은?

① 나음 ② 협착음 ③ 염발음 ④ 수포음 ⑤ 천명음

0155

멸균이란?

① 아포를 포함한 모든 균을 죽이는 것
② 병원성균만을 파괴하는 것
③ 세균의 독성을 제거하는 것
④ 비병원성균만을 파괴하는 것
⑤ 병원성균의 증식을 억제하는 것

0156

병원성 미생물을 죽이는 것은?

① 멸균 ② 소독 ③ 제균 ④ 오염 ⑤ 방부

0157

정균작용을 옳게 서술한 것은?

① 세균을 죽인다.
② 유해한 물질을 억제시킨다.
③ 병균을 죽인다.
④ 세균의 독성을 제거한다.
⑤ 세균의 성장을 저해한다.

정답 154 ⑤ 155 ① 156 ② 157 ⑤

0158

무균법의 용어 해설 중 옳은 것은?

① 무균: 유해한 미생물의 성장, 번식, 전파를 억제하는 것

② 방부: 아포를 포함한 모든 균을 죽이는 상태나 과정

③ 멸균: 아포를 포함한 모든 균을 죽이는 상태나 과정

④ 청결: 감염되지 않는 상태로 병원성 미생물이 없는 상태

⑤ 소독: 미생물의 성장을 억제하는 것

0159

소독력에 영향을 미치는 요소는?

보기	
가. 살균제의 농도	나. 살균제의 온도
다. 소독시간	라. 소독물품의 청결

① 가, 나, 다 ② 가, 다 ③ 나, 라

④ 라 ⑤ 가, 나, 다, 라

0160

멸균, 소독, 제균방법 등을 선택할 때 옳지 않는 것은?

① 개체의 저항성 ② 멸균할 기재의 종류 ③ 미생물의 특성

④ 미생물의 수 ⑤ 멸균기재용도

0161

병원성 미생물이 병을 일으키는 과정은?

① 보유숙주-병원체의 출구-매개체-감염경로-신숙주

② 병원체 출구-매개체-감염경로-신숙주

③ 신숙주-병원체 출구-매개체-감염경로-보유숙주

④ 신숙주-병원체 출구-매개체-감염경로-보유숙주

⑤ 병원체 출구-감염경로-보유숙주-매개체-신숙주

정답 158 ① 159 ⑤ 160 ① 161 ①

핵심문제

0162

감염성 인자 중 병원성 박테리아는?

> **보기**
> 가. 대장균 나. 감기균 다. 포도상구균 라. A형 간염균

①가, 나, 다 ②가, 다 ③나, 라
④라 ⑤가, 나, 다, 라

0163

외과적 무균술이 요구되는 경우는?

> **보기**
> 가. 수술 상처의 드레싱 교환 나. 주사
> 다. 욕창의 드레싱 교환 라. 결장루 주머니의 교환

①가, 나, 다 ②가, 다 ③나, 라
④라 ⑤가, 나, 다, 라

0164

교차감염에 대한 내용으로 옳은 것은?

> **보기**
> 가. 병원 직원 및 병원환경에 의해 환자에게 감염이 전달되는 것을 말한다.
> 나. 환자에 의해 병원 직원에게 감염이 전달되는 것을 말한다.
> 다. 무균법을 잘 지키므로 예방이 가능하다.
> 라. 교차감염은 항생제의 발전으로 문제시되지 않는다.

①가, 나, 다 ②가, 다 ③나, 라
④라 ⑤가, 나, 다, 라

0165

다음 중 감염을 예방하기 위해 가장 고려할 점은?

① 손씻기 ② 병실내 소독 ③ 보호자 제한
④ 환자배설물 관리 ⑤ 격리

정답 162 ② 163 ① 164 ① 165 ①

MeMo

0166

감염회로를 차단하기 위한 세척에 대한 설명으로 옳지 않은 것은?

① 먼저 뜨거운 물로 헹구어 유기물질을 제거한다.

② 비누와 따뜻한 물로 씻는다.

③ 패인 곳은 솔을 사용하여 씻는다.

④ 따뜻한 물로 헹군다.

⑤ 세척 시 사용한 솔, 장갑, 싱크대 등은 오염된 것으로 간주한다.

0167

외과적 무균술을 적용하여 처치를 수행하려 할 때 사용할 수 있는 물품은?

보기

가. 멸균 유효기간이 조금 지난 포장지가 완전한 주사기
나. 축축한 멸균포에 포장된 거즈
다. 외면만 조금 뜯겨진 멸균포장지에 포장된 장갑
라. 멸균표시기가 변화된 드레싱 세트

① 가, 나, 다　② 가, 다　③ 나, 라
④ 라　⑤ 가, 나, 다, 라

0168

격리 가운을 착용하는 방법으로 옳은 것은?

보기

가. 착용 전 손을 씻고 필요시 마스크를 쓴다.
나. 목끈을 먼저 묶은 후 허리끈을 묶는다.
다. 손이 오염된 경우 목끈을 풀기 전에 손을 씻는다.
라. 벗을 때는 목끈을 먼저 풀고 허리끈을 푼다.

① 가, 나, 다　② 가, 다　③ 나, 라
④ 라　⑤ 가, 나, 다, 라

정답 166 ② 167 ④ 168 ①

0169

멸균장갑의 개방적 착용방법에 대한 설명이다. 옳은 것은?

보기

가. 장갑의 반대편 손으로 장갑손목의 접힌 부분을 잡고 착용한다.
나. 장갑을 낀손으로 다른 쪽 장갑손목의 접힌 부분을 잡는다.
다. 장갑이 소독되지 않은 면에 닿지 않도록 하면서 착용한다.
라. 장갑을 벗을 때는 뒤집어지지 않도록 벗어야 한다.

① 가, 나, 다　② 가, 다　③ 나, 라
④ 라　⑤ 가, 나, 다, 라

0170

AIDS 대상자를 처치할 때 감염 예방과 통제를 위해 적용해야 할 방어술로 옳은 것은?

① 접촉하는 모든 사람에게 가운과 장갑을 착용하게 한다.
② 혈액이나 체액을 만질 경우 장갑을 착용한다.
③ 접촉하는 모든 사람에게 마스크를 착용하게 한다.
④ 감염방지를 위해 대상자를 문이 닫힌 독방에 격리한다.
⑤ 보호적 격리를 위해 대상자를 독방에 격리한다.

0171

중탄산소다를 사용함으로 소독시간을 단축시킬 수 있는 소독법은?

① 자비법　② 증기소독법　③ 고압증기 멸균법
④ 건열멸균법　⑤ 자외선 조사법

정답　169 ②　170 ②　171 ①

0172

멸균 및 소독제가 갖추어야 할 조건은?

보기
가. 살균력이 강하고 인체, 가구, 옷감 등에 무해해야 한다.
나. 취급하는 방법이 간단해야 한다.
다. 불쾌한 냄새가 없어야 한다.
라. 농도가 일정해야 한다.

① 가, 나, 다 ② 가, 다 ③ 나, 라
④ 라 ⑤ 가, 나, 다, 라

0173

물리적 소독방법에 해당되지 않는 것은?

① 열과 냉을 이용한 방법 ② 초음파 전파법 ③ 방사선 조사법
④ 소각법 ⑤ 방부제 사용법

0174

Ethylene oxide로 소독을 해야 하는 경우가 아닌 것은?

① 내시경과 같은 특수한 기계 ② 특수섬유카테터
③ 스테인레스로 만든 수술용 기구 ④ 폴리에틸렌류
⑤ 플라스틱제품

0175

피부소독과 기구소독에 사용되며 휘발성이 있어 주사부위 소독에 널리 사용되는 소독액은?

① 염소제 ② 알코올 ③ 과산화수소
④ 과망간산 칼륨 ⑤ 요오드 정기

정답 172 ⑤ 173 ⑤ 174 ③ 175 ②

MeMo

핵심문제

0176

화염멸균법이나 소각법 등 표면에 붙어 있는 미생물을 직접 화염에 접촉시킴으로써 태워 죽이는 멸균법은?

① 건열멸균법 ② 여과 멸균법 ③ 초음파 멸균법
④ 습열멸균법 ⑤ 자외선 조사 멸균법

0177

고압증기 멸균기로 소독하기에 적당한 물건은?

① 유리주사기 ② 파우더 ③ 고무제품
④ 날이 있는 기구 ⑤ 스테인레스 제품

0178

플라스틱으로 된 관을 소독하려 한다. 어느 방법이 가장 좋은가?

① 자비소독법 ② 고압증기 멸균법 ③ EO가스
④ 저온 살균법 ⑤ 건열멸균법

0179

내시경 등 렌즈가 달린 기구 소독시 적용할 수 있는 것은?

① EO가스법 ② betadine ③ autoclaving
④ alcohol ⑤ 건열멸균법

0180

E. O가스 멸균 시 가장 문제가 되는 것은?

① 아포를 파괴하지 못한다. ② 침투력이 약하다. ③ 인체에 독성이 있다.
④ 높은 습도가 요구된다. ⑤ 소독이 잘되도록 하기 위해 높은 열이 필요하다.

정답 176 ① 177 ⑤ 178 ③ 179 ① 180 ③

0181

건열멸균하기에 적당한 물품은?

> 보기
> 가. 날이 있는 기구　나. 섬세한 유리　다. 가루나 기름류　라. 고무제품

① 가, 나, 다　② 가, 다　③ 나, 라
④ 라　⑤ 가, 나, 다, 라

0182

외과적 무균술이 요구되는 상황은?

> 보기
> 가. 멸균 소변 검사물 수집　나. 욕창 상처 드레싱
> 다. 근육주사 준비　라. 화상환자 드레싱

① 가, 나, 다　② 가, 다　③ 나, 라
④ 라　⑤ 가, 나, 다, 라

0183

내과적 무균법에서 마스크는 얼마나 자주 교환해야 하는가?

① 하루에 한 번　② 한시간에 한 번　③ 습기가 찬 경우
④ 손으로 만졌을 경우　⑤ 물에 젖었을 경우

0184

손씻을 때 유의사항으로 옳은 것은?

> 보기
> 가. 외과적 무균법에는 손을 팔꿈치보다 높게 한다.
> 나. 외과적 무균법에서는 팔꿈치를 먼저 닦는다.
> 다. 내과적 무균법에서는 손을 팔꿈치 보다 낮게 한다.
> 라. 내과적 무균법에서는 양손을 함께 15분간 닦는다.

① 가, 나, 다　② 가, 다　③ 나, 라
④ 라　⑤ 가, 나, 다, 라

정답　181 ①　182 ⑤　183 ③　184 ②

0185

내과적 무균술에 의해 손씻기할 때 반드시 포함되어야 할 것은?

보기

가. 문질러서 씻는다.
나. 흐르는 물에 씻는다.
다. 세척제를 사용한다.
라. 소독제를 사용한다.

① 가, 나, 다 ② 가, 다 ③ 나, 라
④ 라 ⑤ 가, 나, 다, 라

0186

외과적 손세척의 목적은 무엇인가?

① 피부의 산도를 낮추기 위함
② 피부의 지방질을 없애기 위함
③ 피부표면의 미생물의 수를 최소로 줄이기 위함
④ 소독된 장갑을 오염시키지 않기 위함
⑤ 피부의 마찰을 줄이기 위함

0187

외과적 무균술의 적용과 관련된 내용으로 옳은 것은?

보기

가. 무균 이동 섭자는 허리선 위로 들어 항상 시야 안에 두어야 한다.
나. 물품을 사용하기 전에 물건을 싼 포장에서 무균 지시표를 확인한다.
다. 무균 처치를 시행하는 곳은 사람의 이동을 최소로 한다.
라. 무균 영역의 가장자리 2.5cm은 세균이 있다고 간주한다.

① 가, 나, 다 ② 가, 다 ③ 나, 라
④ 라 ⑤ 가, 나, 다, 라

정답 185 ① 186 ④ 187 ⑤

0188

격리환자의 관리로 적절한 것은?

보기
가. 방문객 제한과 독방 생활로 감각박탈등이 있을 수 있다.
나. 격리실에서 사용한 물품은 이중 포장하여 버린다.
다. 백혈병 환자는 역격리를 적용한다.
라. 홍역환자는 완전격리가 필요하다.

① 가, 나, 다　② 가, 다　③ 나, 라
④ 라　⑤ 가, 나, 다, 라

0189

이동섭자와 통의 사용법으로 옳지 않은 것은?

① 한 섭자통에 한 개의 섭자를 꽂는다.
② 섭자를 들고 있을 때는 허리위의 시야 내에 유지한다.
③ 섭자의 끝은 항상 아래를 향하게 잡는다.
④ 섭자의 아래부분 2/3는 오염되지 않은 것으로 간주한다.
⑤ 뚜껑이 달린 섭자통은 무균관리에 유리하다.

0190

뚜껑이 있는 소독용액 용기를 다룰 때 주의할 사항으로 적절하지 않은 것은?

① 소독용기는 필요할 때에만 열고 가능한 빨리 닫는다.
② 뚜껑을 열었을 경우 멸균된 내면이 위로 향하게 잡는다.
③ 필요한 용액을 용기에 따랐다가 남은 경우 다시 붓지 않는다.
④ 병과 병마개의 가장자리를 오염된 것으로 간주한다.
⑤ 뚜껑을 멸균되지 않는 곳에 놓는 경우 내면이 위로 가게 놓는다.

정답 188 ① 189 ④ 190 ②

MeMo

핵심문제

0191

다음 상황 중 오염되지 않은 상태는?

① 소독 방포가 젖었을 때

② 소독 방포를 펼 때 허리 아래로 방포가 내려갔을 때

③ 이동섭자로 멸균기재를 집어서 수술상 위에 떨어뜨렸을 때

④ 소독 거즈가 상처분비물에 닿았을 때

⑤ 멸균 밀봉된 거즈가 뜯어져 있을 때

0192

상처치유에 영향을 미치는 요인으로 옳은 것은?

보기

가. 상처에 이물질이 있으면 치유가 지연된다.

나. 심한 스트레스가 있는 사람은 상처 치유에 부정적 영향을 미칠 수 있다.

다. 비만인 사람들은 지방조직이 많아 봉합이 어렵고 감염이 쉬워 치유도 오래 걸린다.

라. 건강한 노인들은 노화에 의해 결합조기 형성세포 활동과 순환이 약해져 생리적 변화가 노년층보다 훨씬 쉽게 치유된다.

① 가, 나, 다 ② 가, 다 ③ 나, 라

④ 라 ⑤ 가, 나, 다, 라

0193

상처 치유에 영향을 미치는 요소로 옳은 것은?

보기

가. 연령 및 영양 나. 손상부위 다. 호르몬 라. 감염유무

① 가, 나, 다 ② 가, 다 ③ 나, 라

④ 라 ⑤ 가, 나, 다, 라

정답 191 ① 192 ⑤ 193 ⑤

0194

개방상처에 드레싱을 하는 목적은?

보기
가. 상처부위를 보호하기 위해 나. 분비물을 흡수하기 위해
다. 상처부위에 압박을 가하기 위해 라. 상처부위에 공기유통을 차단하기 위해

① 가, 나, 다 ② 가, 다 ③ 나, 라
④ 라 ⑤ 가, 나, 다, 라

0195

드레싱을 교환하고자 할 때 응급구조사가 제일 먼저 해야 할 일은?

① 방안공기의 조절 ② 손을 씻는 것
③ 푹신하고 신선한 드레싱 대주기 ④ 긴 겉옷으로 갈아입기
⑤ 마스크 착용하기

0196

상처배액 시 주의깊게 관찰할 것에 포함되지 않는 것은?

① 배액량 ② 배액물의 온도 ③ 배액의 색깔
④ 배액의 농도 ⑤ 배액물의 냄새

0197

내과적 무균술을 이용하여 개인으로부터 일반환경이 오염되는 것을 막아야 할 환자는?

보기
가. 홍역 나. 소아마비 다. 콜레라 라. 화상

① 가, 나, 다 ② 가, 다 ③ 나, 라
④ 라 ⑤ 가, 나, 다, 라

정답 194 ① 195 ② 196 ② 197 ①

0198

분변배설물, 구강분비물 및 상처유출물 처리 시 주의하여야 할 환자는?

보기
가. 성홍열　　나. 백일해　　다. 소아마비　　라. 홍역

①가, 나, 다　　②가, 다　　③나, 라
④라　　⑤가, 나, 다, 라

0199

포장된 멸균 물품 꾸러미를 펴는 방법으로 옳은 것은?

보기
가. 멸균표시기와 유효날짜를 확인한다.
나. 멸균 물품 꾸러미의 맨 위쪽 포는 바깥 표면을 잡고 자신의 앞쪽으로 펼친다.
다. 멸균 꾸러미의 양쪽 포를 펼 때 오른쪽은 오른손으로, 왼쪽은 왼손을 이용하여 펼친다.
라. 가장 안쪽에 접혀있던 멸균포 자락은 멸균장갑이나 멸균겸자를 이용하여 펼친다.

①가, 나, 다　　②가, 다　　③나, 라
④라　　⑤가, 나, 다, 라

0200

응급구조사가 2도 화상을 입은 대상자에게 화상포를 적용하고 처치를 수행하려 한다. 이때 적용할 적절한 무균술은 무엇인가?

보기
가. 격리법　　나. 역격리법　　다. 내과적 무균술　　라. 외과적 무균술

①가, 나, 다　　②가, 다　　③나, 라
④라　　⑤가, 나, 다, 라

정답　198 ②　199 ②　200 ③

MeMo

0201

다음 처치 중 응급구조사가 반드시 외과적 무균술을 적용해야 하는 경우는?

보기

가. 화상드레싱을 실시할 때 나. 도뇨를 실시할 때
다. 정맥주사를 실시할 때 라. 관장을 실시할 때

① 가, 나, 다 ② 가, 다 ③ 나, 라
④ 라 ⑤ 가, 나, 다, 라

0202

상처에 대하여 응급구조사가 처치를 수행한 것들이다. 바람직한 처치가 수행된 것은?

보기

가. 대퇴의 심한 출혈을 지혈하기 위해 대퇴동맥을 지압하였다.
나. 복부장기가 노출된 상처 위에 멸균온습포를 대주고 무릎을 세워주었다.
다. 이물이 깊숙이 박힌 경우 그대로 빨리 의료기관으로 옮겼다.
라. 출혈되는 상처 위에 소독된 거즈를 두껍게 대고 붕대로 단단히 감았다.

① 가, 나, 다 ② 가, 다 ③ 나, 라
④ 라 ⑤ 가, 나, 다, 라

0203

무균술에 관한 내용으로 옳은 것은?

① 멸균된 용액을 너무 많이 따랐을 경우 용기에 다시 붓도록 한다.
② 멸균 소독통 뚜껑을 열어 놓아야 할 경우 뚜껑의 내면이 아래로 향하도록 눕힌다.
③ 멸균된 가운을 입을 경우 앞면과 뒷면 모두 멸균된 상태로 간주한다.
④ 멸균된 물품을 열 때는 방포의 겉부분만 손으로 만져야 한다.
⑤ 멸균된 물품을 다룰 때는 항상 마스크를 착용한다.

정답 201 ① 202 ⑤ 203 ④

0204

왼쪽 눈 세척 시 어떤 자세를 취하게 하는 것이 좋은가?

① 왼쪽으로 돌아 눕힌다.
② 오른쪽으로 돌아 눕힌다.
③ 고 fowler' s 체위를 취하게 된다.
④ 무릎 사이에 머리를 묻고 앉게 한다.
⑤ 똑바로 눕게 한다.

0205

수영장을 청소하다가 눈에 산성물질이 들어갔다. 가장 먼저 해야 할 것은?

① 눈위에 안대를 댄다.
② 가까운 병원으로 간다.
③ 눈에 연고를 바른다.
④ 물로 눈을 씻어낸다.
⑤ 눈을 크게 떠서 눈물이 나오게 한다.

0206

드레싱이 상처에 붙여있다. 드레싱을 제거하기 전에 무엇으로 적셔 놓는 것이 바람직한가?

① 미지근한 물
② 방부제
③ 소독된 생리식염수
④ 비누액
⑤ 소독된 무기질 액

0207

혈액순환 장애로 인하여 뼈의 돌기 위의 피부의 발적, 피부 벗겨짐, 궤양 등이 나타나는 것은?

① 욕창
② 염증
③ 종양
④ 외상
⑤ 울혈

정답 204 ① 205 ④ 206 ③ 207 ①

0208

욕창 시 나타나는 증상이 아닌 것은?

① 수포형성 ② 골격노출 ③ 발적 ④ 청색증 ⑤ 부종

0209

욕창 예방이 특히 필요한 환자는?

> 보기
> 가. 7번째 경추 손상 환자 나. 수술 후 마취에서 깨어나지 않고 있는 환자
> 다. 전신부종이 심한 환자 라. 뇌졸중으로 편마비가 있는 환자

① 가, 나, 다 ② 가, 다 ③ 나, 라
④ 라 ⑤ 가, 나, 다, 라

0210

욕창 발생의 우려가 가장 적은 대상자는?

① 혈압이 130/80mmHg인 환자 ② 부종이 있는 환자
③ 실금이 있는 환자 ④ 당뇨병이 있는 환자
⑤ 탈수가 있는 환자

0211

욕창이 진행되는 단계를 사정하고자 한다. 욕창의 첫 단계에서 나타날 수 있는 증상은?

① 심한 동통과 물집이 있다. ② 피부 발적이 있다.
③ 팽윤과 궤양이 있다. ④ 검은 가피가 형성되고 악취가 난다.
⑤ 피하조직이 파괴되고 분비물이 나온다.

정답 208 ④ 209 ⑤ 210 ① 211 ②

MeMo

핵심문제

0212

상처 치유의 마지막 단계에서 볼 수 있는 현상은?

① 교원질 수축과 모세혈관의 축소
② 섬유아세포 출현과 교원질 증가
③ 상피세포가 육아조직 위로 성장
④ 혈관확장으로 혈액 공급 증가
⑤ 섬유질 형성과 괴사조직의 기피 현상

0213

상처 치유 과정 중 방어기에 해당하는 설명으로 옳은 것은?

보기

가. 혈관수축, 응고과정이 활성화되며 혈괴를 형성한다.
나. 과립(granulation)을 형성한다.
다. 혈관성반응으로 삼출액, 홍반, 열감, 부종, 통증이 있다.
라. 콜라겐을 합성하여 피부의 신장력을 증가시킨다.

① 가, 나, 다
② 가, 다
③ 나, 라
④ 라
⑤ 가, 나, 다, 라

0214

배농관을 삽입할 목적으로 외과의사가 만든 상처는?

① 열상 ② 자상 ③ 찰과상 ④ 관통상 ⑤ 타박상

0215

파상풍 면역상태를 사정해야 하는 상처는?

① 자상 ② 열상 ③ 타박상 ④ 찰과상 ⑤ 의도적인 상처

정답 212 ① 213 ② 214 ② 215 ①

0216

김씨는 자동차 사고로 다리에 골절과 피부손상을 입고 K의료원에 응급실로 이송되었다. 김씨의 상처를 사정할 항목으로 적절하게 조립된 것은?

보기

가. 출혈	나. 삼출물
다. 이물질	라. 5년이내 파상풍 항독소 투여여부

① 가, 나, 다 ② 가, 다 ③ 나, 라
④ 라 ⑤ 가, 나, 다, 라

0217

급성 상처를 가진 환자의 관리계획으로 옳지 않은 것은?

① 환자의 활력을 측정한다.
② 상처의 크기와 심각성을 사정한다.
③ 상처에 이물질을 제거하고 파상풍 항독소를 주사한다.
④ 멸균장갑을 끼고 상처의 가장자리에 부종이 있는지 사정한다.
⑤ 좌상, 내부출혈, 척수손상 등의 합병된 상처가 있는지 사정한다.

0218

냉습포 적용의 목적으로 옳은 것은?

보기

가. 동통을 경감시킨다.	나. 지혈작용을 한다.
다. 울혈을 제거한다.	라. 화농을 촉진한다.

① 가, 나, 다 ② 가, 다 ③ 나, 라
④ 라 ⑤ 가, 나, 다, 라

정답 216 ⑤ 217 ③ 218 ①

핵심문제

0219

개방상처 관리의 주요 목적은?

보기

가. 배액을 촉진한다. 나. 지혈을 도모한다.
다. 상처를 거지한다. 라. 미생물의 서식을 억제한다.

① 가, 나, 다 ② 가, 다 ③ 나, 라
④ 라 ⑤ 가, 나, 다, 라

0220

다음과 같은 상처가 있을 때 어떤 드레싱이 적당한가?

보기

김씨는 어제 충수돌기제거술을 시행하였다. 수술봉합부위는 배액이 거의 없고, 조직 상실도 없었다.

① 멸균 건조 드레싱 ② 멸균 습기 드레싱 ③ 상처세척을 겸한 드레싱
④ wet-to-dry 드레싱 ⑤ hemovac을 설치한 건조 드레싱

0221

송이는 뜨거운 물에 팔을 데어 3도 화상을 입고 입원하여 치료를 받고 있다. 송이의 상처 치료 시 가피제거를 위해 사용할 수 있는 가장 적절한 방법은 무엇인가?

① 온습포 ② 냉습포 ③ 부분적 미온수 스폰지 목욕
④ 침수법(soak) ⑤ 적외선 램프

0222

상처에 자극이 적으며 생리식염수나 Ringer's 용액 등에 적셔서 사용해도 안전하게 드레싱을 보존할 수 있는 것은 무엇인가?

① 거즈 드레싱 ② 반침투성 드레싱 ③ Hydrogel 드레싱
④ Hydrocolloid 드레싱 ⑤ Calcium alginate 드레싱

정답 219 ④ 220 ① 221 ④ 222 ①

0223

수술부위가 작거나 표재성 상처, 정맥주사 부위 또는 괴사조직 제거가 필요치 않는 경우에 이상적으로 사용할 수 있는 드레싱을 어느 것인가?

① 반침투성 드레싱 ② 거즈 드레싱 ③ Hydrogel 드레싱
④ Hydrocolloid 드레싱 ⑤ Calcium alginate

0224

배액량이 많아 자주 드레싱을 교환해야 하는 환자가 있다. 어떤 지지대를 사용하는 것이 좋은가?

① T 바인더 ② 쌍으로 된 T 바인더(Double T-binder)
③ 복부복대(Scultetus binder) ④ 몽고메리 반창고 ⑤ 탄력 거즈

0225

드레싱을 하지 않는 상처는?

보기
가. 분만직후 산모의 산도 나. 동작시 많이 움직이는 부위
다. 광범위한 화상 라. 분비물이 많은 부위

① 가, 나, 다 ② 가, 다 ③ 나, 라
④ 라 ⑤ 가, 나, 다, 라

0226

왼쪽 팔에 2도 화상을 입은 대상자의 화상부위를 드레싱하고 고정하기 위하여 다음의 물품을 준비하였다. 이중 반드시 멸균상태로 준비해야 하는 것은?

보기
가. 생리식염수 나. 거즈 다. 장갑 라. 삼각건

① 가, 나, 다 ② 가, 다 ③ 나, 라
④ 라 ⑤ 가, 나, 다, 라

정답 223 ① 224 ④ 225 ② 226 ①

MeMo

핵심문제

0227

지지대 사용 시 가장 유의해서 관찰해야 할 사항으로 옳은 것은?

① 순환기능을 억제하는 것 ② 소화기능을 억제하는 것 ③ 운동기능을 억제하는 것
④ 호흡기능을 억제하는 것 ⑤ 배설기능을 억제하는 것

0228

김씨는 자동차사고로 다리가 골절되고 팔에 개방성 상처가 생겨 구조사는 먼저 세척을 하고 드레싱을 하였다. 세척을 한 일차 목적은?

① 상처에 있는 부스러기를 제거하기 위해 ② 상처를 잘 볼 수 있게 하기 위해
③ 상처의 반흔이 작게 생기게 하기 위해 ④ 상처의 혈액순환을 증진시키기 위해
⑤ 상처에 수분을 공급하기 위해

0229

과산화수소 용액으로 상처를 세척하였다. 그 효과는 무엇인가?

① 녹농균의 성장을 막을 수 있기 때문이다.
② 산소를 유리할 때 청정효과가 있기 때문이다.
③ 포도상구균의 성장을 억제할 수 있다.
④ 괴사조직을 녹이고 pseudomonas의 성장을 방해하기 때문이다.
⑤ 세균을 사멸시키는 효과가 있기 때문이다.

0230

괴사조직이 있는 상처에서 심한 분비물이 나와 배양검사를 했더니 Pseudomonas가 발견되었다. 상처 세척을 위한 방부제로 어떤 것을 사용하겠는가?

① 10% Betadine 용액 ② 3% 과산화수소 ③ Sodium hypochlorite
④ Acetic acid ⑤ 생리식염수

정답 227 ④ 228 ① 229 ② 230 ③

0231

포도상구균 감염을 입고, 농성 삼출물이 많이 분비되는 환자가 있다. 이 환자의 상처를 세척하려할 때 선택해야 할 가장 적절한 용액은?

① 생리식염수 ② 10% Betadine ③ 3% H_2O_2

④ Dakin' s solution ⑤Acetic acid

0232

습도가 낮은 환경에서 호흡기계 질병이 잘 발생되는 이유와 관계가 깊은 것은?

보기

가. 기도점막이 건조해진다.
나. 공기 중에 미생물이 많이 떠다닌다.
다. 기도점막이 손상되기 쉽다.
라. 객담배출이 용이하다.

① 가, 나, 다 ② 가, 다 ③ 나, 라

④ 라 ⑤ 가, 나, 다, 라

0233

외부로부터 폐 속으로 공기가 들어가는데 영향을 미치는 것은?

보기

가. 공기통로의 개방
나. 적절한 폐 유순도(compliance)
다. 관류(perfusion)
라. 적절한 호흡운동

① 가, 나, 다 ② 가, 다 ③ 나, 라

④ 라 ⑤ 가, 나, 다, 라

정답 231 ③ 232 ① 233 ⑤

0234

호흡곤란으로 고통 받고 있는 환자에게 우선적으로 취할 수 있는 적절한 행위는?

① 충격적인 증상이므로 여러 치료팀과 협의하여 가장 좋은 환자관리계획을 세운다.

② 환자 상태의 변화를 자세히 관찰, 기록한다.

③ 기도를 유지해주며 환기력을 증가시켜준다.

④ 심호흡을 하도록 권해준다.

⑤ 산소마스크를 대준다.

0235

환자에게 비강카테터를 삽입하기 위한 준비사항으로 바른 것은?

보기

가. 환자에게 산소투여 이유를 미리 설명을 해준다.
나. 튜브를 물속에 담가보아 산소가 나오는지 미리 확인해 본다.
다. 손등에 catheter 끝을 대보아 산소의 흐름이 느껴지는지 확인한다.
라. 바셀린을 발라서 튜브 끝을 부드럽게 한다.

① 가, 나, 다 ② 가, 다 ③ 나, 라
④ 라 ⑤ 가, 나, 다, 라

0236

비강카테터를 삽입할 때 어느 정도의 길이를 넣어야 되는지 옳은 것은?

보기

가. 코끝에서 귓불까지의 길이 나. 코끝에서 기관까지의 길이
다. 코끝에서 인두까지의 길이 라. 삽입 길이는 길거나 짧거나 상관없다.

① 가, 나, 다 ② 가, 다 ③ 나, 라
④ 라 ⑤ 가, 나, 다, 라

정답 234 ③ 235 ① 236 ②

MeMo

0237

기관절개술 환자에게 기관흡인을 하려 한다. 시술자가 지켜야 될 사항은?

보기
가. 튜브 삽입 길이를 4~4inch 이내로 한다.
나. 한번 튜브 삽입 후 10~15초 이상 머무르지 않는다.
다. 튜브와 튜브를 닦아내는 생리식염수는 매 8시간마다 바꾸어 주어야 한다.
라. 흡인하는 튜브는 무균법을 지켜 오른손에 glove를 끼거나 또는 forceps을 사용해 흡인한다.

① 가, 나, 다　② 가, 다　③ 나, 라
④ 라　⑤ 가, 나, 다, 라

0238

체위배액을 하는데 적절한 시기는?

보기
가. 아침식사 전　나. 식사 1~2시간 후
다. 취침 전　라. 저녁식사 직후

① 가, 나, 다　② 가, 다　③ 나, 라
④ 라　⑤ 가, 나, 다, 라

0239

산소요구량을 감소시키기 위해서는?

보기
가. 체온을 상승시킨다.　나. 불안, 공포, 갈등을 해소시킨다.
다. 운동을 하게한다.　라. 감염되지 않도록 한다.

① 가, 나, 다　② 가, 다　③ 나, 라
④ 라　⑤ 가, 나, 다, 라

정답　237 ⑤　238 ①　239 ②

MeMo

핵심문제

Q240

호흡곤란이 있는 환자에게 환기량 증가를 위한 방법으로 옳은 것은?

보기
가. 객담배출을 도와 기도가 열려 있도록 한다.
나. 호흡시 심한 동통이 수반되면 동통을 완화시켜준다.
다. 2시간마다 체위를 변경해 준다.
라. Fowler's 체위는 힘이 들므로 앙와위를 취하게 하는 것이 좋다

①가, 나, 다 ②가, 다 ③나, 라
④라 ⑤가, 나, 다, 라

Q241

가습요법의 목적으로 옳은 것은?

보기
가. 기도내의 점액을 묽게하여 몸 밖으로 배출하기 쉽게 하기 위해
나. 산소 흡입 시 산소가 우리 몸속으로 잘 들어가게 하기 위해
다. 공기의 습도를 적절히 유지하여 기도점막의 건조를 막기 위해
라. 마취환자에 있어 마취가 보다 잘 유도되기 위해

①가, 나, 다 ②가, 다 ③나, 라
④라 ⑤가, 나, 다, 라

Q242

다음 중 정상 호흡기전이 잘 일어날 수 있는 조건은?

보기
가. 기도가 개방됨
나. 기도의 저항이 증가됨
다. 폐신장성이 증가됨
라. 호흡시 보조 근육 사용

①가, 나, 다 ②가, 다 ③나, 라
④라 ⑤가, 나, 다, 라

정답 240 ① 241 ② 242 ②

0243

산소요법에 관한 설명으로 옳은 것은?

보기

가. 저흐름 속도 주입에는 비강캐뉼라 산소마스크, 부분재호흡 마스크 등이다.
나. 벤트리 마스크는 고흐름 체계로 산소호흡하는 예이다.
다. 비강캐뉼라는 적용이 간편하며 대상자가 먹거나 말할 때 방해가 되지 않아 비교적 편안하고 움직임이 가능하다.
라. 만성폐쇄성 호흡기질환을 가진 대상자는 고흐름 속도의 산소 체계가 필요하다.

① 가, 나, 다　② 가, 다　③ 나, 라
④ 라　⑤ 가, 나, 다, 라

0244

정상 호흡음에 대한 설명 중 옳은 것은?

보기

가. 기관지 음은 기관위에서 들리며, 호기가 흡기보다 더 길며 강도가 높다.
나. 기관지 폐포음은 주기관지에서 들리며, 중정도의 음과 강도이며, 흡기와 호기의 길이가 비슷하다.
다. 폐포음은 부드럽고, 낮은 음이며, 정상 폐조직의 경우 폐전체에서 들린다.
라. 나음은 정상 호흡에 속한다.

① 가, 나, 다　② 가, 다　③ 나, 라
④ 라　⑤ 가, 나, 다, 라

0245

다음은 폐의 청진에서 나타나는 이상음이다. 옳은 것은?

보기

가. 나음(rales)-흡기 시에 폐저부에서 거품이 이는 듯한 이상음
나. 천식음(wheezing)-천식 대상자에게 나는 고음의 삐걱거리는 소리로 호기 때 잘 들린다.
다. 수포음(rhonchl)-분비물이나 부종으로 인한 상기도의 폐쇄 시 나타나며 코 고는 듯한 소리가 난다.
라. 고음(tympany)-폐기종 대상자에게서 나는 이상 고음

① 가, 나, 다　② 가, 다　③ 나, 라
④ 라　⑤ 가, 나, 다, 라

정답　243 ②　244 ①　245 ①

핵심문제

0246

흡인 방법이 옳은 것은?

보기

가. 흡인전에 과산소화되어야만 한다.
나. 기관 흡인 시 한 번에 10~15초 이상 지속하지 않는다.
다. 카테터가 삽입될 때는 흡인기를 작동시키기 않는다.
라. 카테터의 굵기는 흡인 경로와 같은 굵기의 크기가 좋다.

① 가, 나, 다 ② 가, 다 ③ 나, 라
④ 라 ⑤ 가, 나, 다, 라

0247

정상적으로 내쉬는 호기 속에는 산소가 몇 % 포함되어 있나?

① 10% ② 16% ③ 20% ④ 24% ⑤ 32%

0248

호흡조절에 관한 내용으로 옳지 않은 것은?

① 신경성 호흡조절의 중추는 연수와 뇌교에 존재한다.
② 연수의 화학민감중추가 자극이 되면 호흡수와 깊이가 증가한다.
③ 연수의 배측 호흡중추는 흡기와 규칙적 호흡에 관여한다.
④ 말초화학 수용기는 혈중 산소 농도의 감소에 가장 예민하게 반응한다.
⑤ 뇌교에 있는 pneumotaxic중추는 흡기기간을 조절한다.

0249

호흡곤란이 있는 환자에게 Fowler's 체위를 취해주는 가장 중요한 이유는?

① 열량 소모가 가장 적게 들기 때문이다.
② 횡격막이 중력의 영향을 적게 받기 때문이다.
③ 복부의 장기들이 아래로 내려와 흉강용적을 크게 해주기 때문이다.
④ 분비물이 아래로 고이기 때문이다.
⑤ 분비물 배출이 용이하기 때문이다.

정답 246 ① 247 ② 248 ④ 249 ③

0250

청색증의 유무를 진단하기 위하여 관찰해야 할 신체부위가 아닌 것은?

① 눈의 결막이나 공막 ② 입술 ③ 손바닥
④ 손톱 ⑤ 발톱

0251

폐에서 조직으로의 산소 이동을 증가시키는 요인은?

① 심장의 손상이나 혈액 손실 ② 적혈구수의 감소 ③ 적혈구용적률의 증가
④ 심박출량 증가 ⑤ 세포내 산소 소모량의 감소

0252

오한을 느끼고 있다면 발열의 어느 단계라고 볼 수 있는가?

① 시작기-체온 상승이 시작되는 시기
② 경과기-상승된 열이 유지되는 시기
③ 종식기-체온이 원래의 수준으로 돌아가는 시기
④ 시작기에서 경과기로 넘어가는 시기
⑤ 경과기에서 종식기로 넘어가는 시기

0253

오한의 시작기에서 일어날 수 있는 현상은?

보기
가. 발열로 인한 체내수분 손실
나. 고열이 있을 시 단백뇨가 나타나기도 한다.
다. 대사항진으로 산소 및 에너지 소모가 많아진다.
라. 고열이 있을 시 섬망, 소아의 경우 경련을 동반할 수도 있다.

① 가, 나, 다 ② 가, 다 ③ 나, 라
④ 라 ⑤ 가, 나, 다, 라

정답 250 ③ 251 ④ 252 ① 253 ②

핵심문제

0254

오한 시작기에 적용할 냉요법 중 환자에게 가장 자극을 주지 않는 것은?

① 얼음주머니　② 냉습포　③ 미온수 스폰지 목욕
④ 알코올 마사지　⑤ 알코올 목욕

0255

얼음주머니를 사용하려 할 경우에 맞지 않는 것은?

① 얼음을 모가 나지 않게 해서 주머니에 넣는다.
② 얼음주머니에 공기를 넣어 부드럽게 한다.
③ 얼음주머니가 직접 피부에 닿지 않도록 한다.
④ 무거운 감을 느끼지 않게 한다.
⑤ 빈혈상태의 환자에게는 사용하지 않는다.

0256

체열손실과 직접 관계가 없는 것은?

① 발한(perspiration)　② 배설(excretion)　③ 체열의 전도(conductoin)
④ 공복(fasting)　⑤ 추운 환경에의 노출

0257

고열과 관계된 용어에 대한 설명으로 옳은 것은?

① 계류열 : 체온상승이 며칠 혹은 몇 주일 동안 계속되는 상태
② 간헐열 : 체온이 1~2일 정상이다가 일정기간 동안 체온상승이 되는 상태
③ 소모열 : 24시간 동안 체온의 변화가 심하며 최저의 체온이 정상체온보다 높은 상태
④ 재귀열 : 하루 동안 불규칙하게 체온상승이 있으며 24시간 동안 변화의 폭이 약 2.2°C 정도
⑤ 이장열 : 매일 체온이 상승하여 24시간마다 정상으로 돌아온다.

정답　254 ③　255 ②　256 ④　257 ①

0258

다음은 냉찜질(cold application)에 대한 설명이다. 적당하지 않은 것은?

① 조직내 체액의 축적을 억제시킨다.
② 국소마취의 효과가 있다.
③ 미생물의 활동을 억제시킨다.
④ 신진대사가 증가된다.
⑤ 조직의 산소요구량이 저하된다.

0259

냉찜질(cold application)의 영향은?

보기
가. 말초혈관 수축　나. 근긴장도 증가　다. 혈압상승　라. 심박출량 증가

① 가, 나, 다
② 가, 다
③ 나, 라
④ 라
⑤ 가, 나, 다, 라

0260

상처부위에 대는 더운물 찜질은 어떻게 준비해야 하는가?

보기
가. 깨끗한 물로 해야 한다.
나. 15분마다 갈아준다.
다. 모직물로 만든 것이 가장 좋다.
라. 무균적으로 행해져야 한다.

① 가, 나, 다
② 가, 다
③ 나, 라
④ 라
⑤ 가, 나, 다, 라

0261

더운물 주머니를 사용하는 목적이 아닌 것은?

보기
가. 환부의 화농과정을 지연시킨다.
나. 동통이나 염증을 감소시킨다.
다. 부종이나 울혈을 감소시킨다.
라. 대사작용을 증진시켜 국소순환을 도와준다.

① 가, 나, 다
② 가, 다
③ 나, 라
④ 라
⑤ 가, 나, 다, 라

정답 258 ④ 259 ② 260 ③ 261 ①

MeMo

핵심문제

0262

습열(moist heat)의 치료적인 효과로 옳은 것은?

보기
가. 염증 증상을 감소 또는 국소화시킨다. 나. 배농을 촉진시킨다.
다. 혈관을 수축시킨다. 라. 상처 치유를 촉진시킨다.

①가, 나, 다 ②가, 다 ③나, 라
④라 ⑤가, 나, 다, 라

0263

국부적 가열을 금해야 하는 경우가 아닌 것은?

① 충수돌기염(appendictis) ② 심한 두통 ③ 원인 모르는 복통
④ 쇼크(shock)상태 ⑤ 귀 및 치아의 염증(이염, 치염)

0264

더운물 주머니를 준비할 때 유의할 점으로 옳은 것은?

① 준비하기 전 물의 온도가 40˚C 가 되는지 확인해야 한다.
② 물 주머니에 물을 넣을 때는 주머니의 3/4 정도만 물을 채운다
③ 더운물 주머니에 새는 곳을 조사하기 위해서 거꾸로 들고 흔들어 본다.
④ 물 주머니에는 공기를 약간 넣어야 한다.
⑤ 물통을 사용할 때는 마개를 막은 상태로 가열한다.

0265

더운물 주머니를 너무 뜨겁지 않게 준비해야 하는 환자는?

보기
가. 부종환자 나. 무의식환자 다. 소아환자 라. 노인환자

①가, 나, 다 ②가, 다 ③나, 라
④라 ⑤가, 나, 다, 라

정답 262 ③ 263 ② 264 ③ 265 ⑤

0266

체온 상승의 요인이 아닌 것은?

① 증가된 근육활동 ② 격한 감정 ③ 여성의 월경 시
④ 음식의 소화 ⑤ 지속되는 더운 기후

0267

찬물 찜질 적용 이유가 아닌 것은?

① 동통감소 ② 순환억제 및 출혈방지 ③ 염증감소
④ 혈압하강 ⑤ 화농억제

0268

열이 나기 시작할 때의 증상을 바르게 설명한 것은?

보기
가. 오한 나. 근육경련 다. 빈맥, 피부창백 라. 소름돋음

① 가, 나, 다 ② 가, 다 ③ 나, 라
④ 라 ⑤ 가, 나, 다, 라

0269

열이 39°C가 되는 환자에게 필요한 처치는?

보기
가. 안정을 기하도록 한다. 나. 물리적 냉요법으로 체온을 하강시킨다.
다. 특별 구강 간호를 해준다. 라. 해열제를 4시간마다 투여한다.

① 가, 나, 다 ② 가, 다 ③ 나, 라
④ 라 ⑤ 가, 나, 다, 라

정답 266 ③ 267 ④ 268 ⑤ 269 ①

0270

24시간 동안 체온의 변화가 심하며 최저체온이 정상체온보다 높은 상태의 열은?

① 간헐열(intermittent fever) ② 계류열(constant fever) ③ 이장열(remittent fever)
④ 재귀열(relapsing fever) ⑤ 소모열(septic fever)

0271

하루 중 1°C 정도의 차이를 내면서 체온 상승이 며칠 혹은 몇 주일 동안 계속되는 상태의 열 유형은?

① 간헐열 ② 이장열 ③ 재귀열
④ 소모열 ⑤ 계류열

0272

얼음주머니를 적용함으로써 기대되는 효과는?

보기
가. 체온 하강 나. 동통 경감 다. 혈관확장 라. 염증이나 화농 지연

① 가, 나, 다 ② 가, 다 ③ 나, 라
④ 라 ⑤ 가, 나, 다, 라

0273

열이 있는 환자에 대한 처치와 그 이론적 근거에 대한 설명으로 옳은 것은?

보기
가. 에너지 요구량 감소를 위해 신체적 안정은 물론 정신적 안정도 중요하다.
나. 대사율이 증가하고 조직의 파괴가 증가하므로 단백질과 탄수화물의 섭취를 권장한다.
다. 대사 노폐물 배설촉진을 위해 수분섭취를 권장한다.
라. 발한, 호흡 증가로 인한 수분을 보충한다.

① 가, 나, 다 ② 가, 다 ③ 나, 라
④ 라 ⑤ 가, 나, 다, 라

정답 270 ③ 271 ⑤ 272 ⑤ 273 ⑤

0274

발열 시작기(오한기) 때의 처치로 옳은 것은?

보기

가. 여분의 담요를 덮어준다.
나. 활동을 제한한다.
다. 수분섭취를 증가시킨다.
라. 미온수 스폰지 목욕을 시킨다.

① 가, 나, 다 ② 가, 다 ③ 나, 라
④ 라 ⑤ 가, 나, 다, 라

0275

냉찜질(cold application)은?

보기

가. 조직내 체액의 축적을 억제시킨다.
나. 출혈 억제의 효과가 있다.
다. 미생물 활동을 억제시킨다.
라. 신진대사가 증가된다.

① 가, 나, 다 ② 가, 다 ③ 나, 라
④ 라 ⑤ 가, 나, 다, 라

0276

냉적용의 금기사항에 대한 설명으로 옳은 것은?

보기

가. 악성종양 시 세포 신진대사를 증진시키고 순환을 촉진하여 다른 부위로의 전이를 촉진시킨다.
나. 감각 손상은 냉에 대한 온도를 감지하지 못하므로 손상 위험성이 더 높다.
다. 출혈을 증가시키면서 신체내 금속물질 보유자는 화상을 입기가 쉽다.
라. 개방상처에 냉적용은 혈관 수축에 의해 상처로 가는 혈류량이 감소되어 조직손상이 악화될 수 있다.

① 가, 나, 다 ② 가, 다 ③ 나, 라
④ 라 ⑤ 가, 나, 다, 라

정답 274 ① 275 ① 276 ③

MeMo

핵심문제

Q277

얼음주머니의 적용방법 중 적절치 않은 것은?

① 얼음을 모가 나지 않게 해서 주머니에 넣는다.

② 얼음주머니에 공기를 넣어 부드럽게 한다.

③ 얼음주머니가 직접 피부에 닿지 않도록 한다.

④ 무거운 감을 느끼지 않게 한다.

⑤ 첫 5~7분간은 체온을 자주 측정한다.

Q278

온요법의 효과로 옳지 않은 것은?

① 손상부위의 혈액응고 촉진

② 국소적 보온 제공

③ 노폐물과 영양소 운반 증진

④ 근육이완 증진

⑤ 조직의 화농을 촉진

Q279

저체온에 대한 설명으로 옳은 것은?

보기

가. 저체온은 35~32℃ 사이를 말한다.
나. 저체온은 과다한 체열 소실, 체열 생산 감소, 체온조절 중추이상 등에 의해서 올 수 있다.
다. 저체온 유도법(induced hypothermia)에서는 30~32℃까지 서서히 체온을 낮춘다.
라. 심장이나 뇌수술 시 인위적으로 저체온 유도법이 이용되기도 한다.

① 가, 나, 다

② 가, 다

③ 나, 라

④ 라

⑤ 가, 나, 다, 라

정답 277 ② 278 ① 279 ⑤

0280

환자의 체온을 측정했더니 37.8℃였다. 맥박은 90bpm, 호흡은 20회/분, 환자는 심하게 떨고 있었다. 이 환자에 대한 적절한 처치는?

① 홑이불과 옷을 모두 벗긴다.

② 얼음찜질을 시작한다.

③ 오한이 없어질 때까지 잠시 홑이불을 덮어주고 기다린다.

④ 더운물 주머니를 사용하여 오한을 덜어준다.

⑤ 해열제를 투여한다.

0281

열적용의 금기 환자가 아닌 것은?

① 충수돌기염 ② 출혈 ③ 악성종양 ④ 치질 ⑤ 동상

0282

정상적인 체온에 영향을 미치는 요인이 아닌 것은?

① 신생아는 체표면적이 적어 열손실이 적다. ② 수면 중에는 낮아진다.

③ 공복 시에는 낮아진다. ④ 운동시에는 올라간다.

⑤ 이른 아침에는 낮다.

0283

항문검사 시 많이 취하는 체위는?

① 복위 ② 심스위 ③ 트렌드렌버그위

④ 잭나이프위 ⑤ 앙와위

정답 280 ③ 281 ④ 282 ① 283 ②

핵심문제

0284

shock환자에게 적절한 체위는?

① 앙와위　② fowler' s체위　③ 변형 트렌드랜버그위
④ 슬흉위　⑤ 배횡와위

0285

다리의 정맥류검사를 위해 가장 좋은 체위는?

① 앙와위　② 복위　③ 걸터앉기(dangling)
④ 좌위　⑤ 해부학적 자세

0286

측위를 취해주었을 때의 이점이 아닌 것은?

① 호흡기계 분비물 배출을 촉진한다.
② 구토 등이 있을 때 기도로 흡인의 위험이 적다.
③ 휴식에 알맞은 편안한 체위이다.
④ 천골부위에 압력을 줄일 수 있다.
⑤ 폐확장이 최대로 크다.

0287

측위 시 무게의 중심은?

① 장골과 견갑골　② 발꿈치, 천골, 장골의 후부　③ 엉덩이와 대퇴부
④ 천골과 다리부위　⑤ 머리와 다리부위

정답　284 ③　285 ⑤　286 ⑤　287 ②

0288

씸스(Sim's) 체위에 대한 설명으로 옳은 것은?

① 담낭과 담도의 수술을 하거나 쇽 및 출혈이 있을 때 사용한다.

② 측위와 유사한 것이며 관장 시 이 자세를 취할 수 있다.

③ 골반부위의 압력을 덜고 골반장기를 이완시키는 자세이다.

④ 직장이나 대장검사, 분만 후 산후운동이나 전위된 자궁치료를 위해 이용된다.

⑤ 의식이 없거나 허약한 환자의 경우 많이 이용되며 수건을 말아 대전자부위에 받쳐 다리가 외전되지 않게 한다.

0289

복위에 관한 설명으로 옳지 않은 것은?

① 상복부 및 기관의 분비물을 제거하기 위해 취해주는 체위이다.

② 요추, 경추장애자에게 등근육의 긴장을 풀기 위해 취해주는 체위이다.

③ 여자 환자의 경우 가슴밑에 베개를 괴어주어 압력을 피한다.

④ 무의식 환자의 경우 머리쪽 베개는 대주지 않는다.

⑤ 무릎아래쪽에 베개를 대주어 족저굴곡을 예방한다.

0290

무의식 및 연하곤란 환자에게 기도흡인을 예방하고 분비물 배출을 용이하게 하는 편안한 근이완 체위는?

① fowler' s p. ② supine p. ③ knee-chest p.

④ lithotomy p. ⑤ sim' s p.

정답 288 ② 289 ② 290 ⑤

MeMo

핵심문제

0291

마비가 있는 환자에게 앙와위를 취해주려고 한다. 옳은 것은?

보기
가. 양팔은 wrist drop을 방지하기 위해 배위에 올려 놓는다.
나. 대퇴의 외회전을 방지하기 위해 trochanter roll을 대준다.
다. 허리밑에 작은 베개를 대어 지지한다.
라. 발목밑에 작은 베개를 대어 발뒤꿈치의 욕창을 예방한다.

① 가, 나, 다　② 가, 다　③ 나, 라
④ 라　⑤ 가, 나, 다, 라

0292

체위 변경을 자주하지 않음으로 인하여 올 수 있는 합병증은?

보기
가. 침하성 폐렴　나. 정맥울혈　다. 근경축　라. 욕창

① 가, 나, 다　② 가, 다　③ 나, 라
④ 라　⑤ 가, 나, 다, 라

0293

합병증 예방을 위해 수술 후 환자의 체위 변경은 얼마만큼의 간격이 바람직한가?

① 1시간　② 2시간　③ 4시간　④ 5시간　⑤ 필요시에

0294

크레들 침상을 사용하는 경우는?

보기
가. 화상환자　나. 젖은 석고붕대를 한 환자
다. 개방성 상처 환자　라. 실금환자

① 가, 나, 다　② 가, 다　③ 나, 라
④ 라　⑤ 가, 나, 다, 라

정답　291 ⑤　292 ⑤　293 ②　294 ①

0295

무거운 물건이나 환자를 움직일 때 취할 수 있는 적당한 자세는?

보기

가. 등을 펴고 무릎을 구부린다.
나. 올리려는 목적물에서 30cm가량 떨어진 곳에 선다.
다. 발을 약간 벌리고 선다.
라. 무릎과 팔을 쭉 펴고 목적물을 든다.

① 가, 나, 다　　② 가, 다　　③ 나, 라
④ 라　　⑤ 가, 나, 다, 라

0296

한쪽 다리에 석고붕대를 하고 있는 대상자에게 다리의 등척성 운동(isometric exercise)을 장려하였다. 이 운동의 주된 목적은 무엇인가?

보기

가. 관절의 가동성 향상　　나. 욕창예방
다. 체위성 저혈압 예방　　라. 근경축과 정맥울혈 예방

① 가, 나, 다　　② 가, 다　　③ 나, 라
④ 라　　⑤ 가, 나, 다, 라

0297

목발 사용을 위한 근육운동 가운데 손의 근력을 강화시키는 방법은?

① 머리 빗질을 하도록 한다.
② 팔의 회전운동을 반복시킨다.
③ 손목의 굴곡과 신전을 반복시킨다.
④ 고무공을 꽉 쥐었다 폈다 하는 운동을 하도록 한다.
⑤ 침대에서 일어날 때 손으로 매트리스를 밀어내도록 한다.

정답　295 ①　296 ④　297 ④

0298

액와 목발을 사용할 때 체중을 어느 부위로 지탱해야 하는가?

① 골반 ② 액와 ③ 다리와 발 ④ 어깨 ⑤ 손과 팔

0299

목발을 사용하기 전에 어느 근육을 강화하는 운동을 해야 하는가?

보기
가. 삼두근 나. 승모근 다. 광배근 라. 사두근

① 가, 나, 다 ② 가, 다 ③ 나, 라
④ 라 ⑤ 가, 나, 다, 라

0300

변형 트렌드렌버그위는 어느 때 취하는가?

① 자궁진찰 시 ② 쇼크치료 시 ③ 관장 시
④ 항문진찰 시 ⑤ 골반장기 이완 시

0301

억제대 용도가 바르게 설명된 것은?

보기
가. 8자 억제대-사지 억제
나. 모래주머니-사지의 바른자세 유지
다. 팔받침대-손목 또는 팔꿈치 관절 억제
라. 자켓억제대-낙상방지

① 가, 나, 다 ② 가, 다 ③ 나, 라
④ 라 ⑤ 가, 나, 다, 라

정답 298 ⑤ 299 ① 300 ② 301 ⑤

0302

억제대를 사용하였을 때 고려해야 할 사항은?

보기
가. 정규적으로 억제대를 풀어주고 운동을 시킨다.
나. 피부 간호를 해준다.
다. 기록지에 억제대의 형태, 사용시간, 환자반응을 기록한다.
라. 가능한 환자를 자주 관찰한다.

① 가, 나, 다　② 가, 다　③ 나, 라
④ 라　⑤ 가, 나, 다, 라

0303

체위를 취할 때 바람직한 척추의 모양은?

① 약간 뒤로 젖힌다.　② 일직선이 되게 한다.
③ 약간 앞으로 굽힌다.　④ 아주 많이 앞으로 구부린다.
⑤ 자세에 따라 달라진다.

0304

지속적인 부동이 심맥관계에 미치는 영향이다. 관련이 적은 것은?

보기
가. 정맥혈 정체　나. 부종　다. 체위성 저혈압　라. 정체성 폐렴

① 가, 나, 다　② 가, 다　③ 나, 라
④ 라　⑤ 가, 나, 다, 라

정답　302 ⑤　303 ②　304 ④

핵심문제

Q305

장기간 침상에 누워있는 부동 환자에게서 나타날 수 있는 문제로 옳지 않은 것은?

① 단백질 합성과 분해가 균형을 잃게 되어 발한이 감소한다.

② 에너지 요구량이 줄어들면서 기초대사량이 감소한다.

③ 세기관지의 분비물 축적이 심해지고 가스 교환이 감소한다.

④ 회음부의 근육긴장도가 감소하여 요실금이 발생한다.

⑤ 혈액에서 세포간질 내로 수분이 빠져나와 축적된다.

Q306

척추천자를 받고 난 환자가 심한 두통을 호소하고 있다. 이 환자에게 적절한 체위는?

① 복위 ② 앙와위 ③ 씸스위 ④ 배횡와위 ⑤ 화울러씨 체위

Q307

19세의 대학생이 오토바이 사고로 하지에 출혈이 심한 상태이다. 체온은 36.3℃, 맥박 126회/분, 호흡 26회/분. 혈압은 86/60mmHg이었다. 이 환자를 병원으로 이송할 때 적합한 체위는?

① 씸스 체위 ② 반좌위 ③ 변형 트렌델렌버그 체위

④ 복위 ⑤ 슬흉위

Q308

생체리듬 중 circadian rhythm에 의해 영향을 받는 것으로 옳은 것은?

보기
가. 체온의 변화　　나. 호르몬 분비
다. 전해질 대사　　라. 감각활동의 변화

① 가, 나, 다 ② 가, 다 ③ 나, 라

④ 라 ⑤ 가, 나, 다, 라

정답 305 ① 306 ② 307 ③ 308 ⑤

0309

동통기전으로 옳은 것은?

보기
가. 통증감수체는 열과 냉과 같은 온도자극에 의해 활성화된다.
나. 조직 손상 시 생산되는 브라디키닌은 발적, 부종 및 압통을 유발한다.
다. 통증은 통증감수체의 자극과 통증내용이 척수를 통해 뇌에 전달될 때 일어난다.
라. 통증감수체는 신체부위에 모두 같게 반응한다.

① 가, 나, 다　② 가, 다　③ 나, 라
④ 라　⑤ 가, 나, 다, 라

0310

통증의 특성으로 옳은 것은?

보기
가. 통증의 생리적 방어가 기전이다.
나. 심한 통증은 마약으로만 조절될 수 있다.
다. 조직 손상 없이도 통증이 일어날 수 있다.
라. 통증이 오래 계속될 때는 통증 역치가 높아진다.

① 가, 나, 다　② 가, 다　③ 나, 라
④ 라　⑤ 가, 나, 다, 라

0311

동통에 대한 정보수집에서 포함해야할 내용은?

보기
가. 동통의 양상, 범위, 정도　나. 동통의 시작시간 및 지속시간
다. 동통의 유인　라. 동통완화방법의 경험

① 가, 나, 다　② 가, 다　③ 나, 라
④ 라　⑤ 가, 나, 다, 라

정답 309 ① 310 ② 311 ⑤

핵심문제

0312

개인의 통증지각에 영향을 미칠 수 있는 요인은?

보기

가. 과거의 경험　　나. 개인의 정서
다. 가치관념　　라. 문화적 요인

① 가, 나, 다　② 가, 다　③ 나, 라
④ 라　⑤ 가, 나, 다, 라

0313

통증에 대한 설명으로 옳은 것은?

① 손상된 조직의 범위와 동통의 정도는 비례한다.
② 통증이 있으면 반드시 조직손상이 있음을 의미한다.
③ 통증은 지극히 개별적으로 주관적이나 통증에 대한 반응은 거의 동일하다.
④ 마약은 통증의 안전한 완화를 가능하게 한다.
⑤ 인체의 통합상태를 파괴하는 자극에 대한 경고로 보호적 조치이다.

0314

통증이 있는 환자에서 사정할 수 있는 객관적 자료는?

① 활력징후　② 부위　③ 강도　④ 양상　⑤ 유발요인

0315

통증이 있는 환자에게 해당하는 주관적 자료는?

보기

가. 동통부위　나. 동통강도　다. 동통시간과 기간　라. 발한

① 가, 나, 다　② 가, 다　③ 나, 라
④ 라　⑤ 가, 나, 다, 라

정답　312 ⑤　313 ⑤　314 ①　315 ①

MeMo

0316

통증유형에 따른 설명으로 옳은 것은?

보기

가. 표재성 체성통증은 찌르는 듯하며 국소화되고 기간이 짧다.
나. 심부성 체성통증은 표재성 체성통증보다 범발적이며 오래 지속된다.
다. 내장통은 퍼져나가는 경향이 있고 화끈거림, 쑤심, 압박감 등을 느낀다.
라. 방사통은 통증부위에서 주위나 인접조직으로 퍼진다.

① 가, 나, 다 ② 가, 다 ③ 나, 라
④ 라 ⑤ 가, 나, 다, 라

0317

비침투성 동통완화방법으로 옳은 것은?

보기

가. 이완술은 골격근 긴장을 감소하고 불안을 적게하는 방법이다.
나. 전환은 환자의 관심을 통증으로부터 다른 곳으로 돌림으로써 통증지각을 감소시킨다.
다. 류마티스 관절염은 환자의 관절통 완화로 겨자 반창고 같은 역자극제를 사용한다.
라. 열적용은 에피네프린을 증가시켜 평온감 및 안심을 느끼도록 돕는다.

① 가, 나, 다 ② 가, 다 ③ 나, 라
④ 라 ⑤ 가, 나, 다, 라

0318

협심증 환자의 흉통을 예방하기 위해 고려해야 할 사항 중 옳은 것은?

보기

가. 과식하지 않도록 한다.
나. 육체적 및 정신적 안정을 유지한다.
다. 흡연, 알콜, 과도한 운동 등은 피하도록 한다.
라. 환자의 체온을 올려주기 위해 더운물 주머니를 대준다.

① 가, 나, 다 ② 가, 다 ③ 나, 라
④ 라 ⑤ 가, 나, 다, 라

정답 316 ⑤ 317 ① 318 ①

핵심문제

0319

표재성 동통의 특징으로 옳은 것은?

보기

가. 날카로운 통증이다.
나. 감각이 둔하고 주위로 퍼지는 듯한 통증이다.
다. 동통의 위치 확인이 쉽다.
라. 통증이 오래 계속될 때는 통각의 역치가 높아진다.

① 가, 나, 다 ② 가, 다 ③ 나, 라
④ 라 ⑤ 가, 나, 다, 라

0320

갑작스런 동통을 호소하는 환자에게 측정될 수 있는 동통반응은?

보기

가. 혈압과 호흡수가 증가한다. 나. 동공수축이 나타난다.
다. 피부가 창백하고 땀이 난다. 라. 맥박이 감소한다.

① 가, 나, 다 ② 가, 다 ③ 나, 라
④ 라 ⑤ 가, 나, 다, 라

0321

불안한 환자에게서 발견할 수 있는 생리적 반응은?

보기

가. 혈압상승 나. 심계항진 다. 발한 라. 근육긴장

① 가, 나, 다 ② 가, 다 ③ 나, 라
④ 라 ⑤ 가, 나, 다, 라

정답 319 ② 320 ② 321 ⑤

0322

작열통에 관한 설명으로 옳은 것은?

보기
가. 말초신경손상 후 나타난다.
나. 사소한 자극, 정서적 불안이 요인이 된다.
다. 타는 것처럼 따갑고 아프고 지속적인 통증이다.
라. 흔히 나타나는 신경은 상완총, 좌골신경이다.

① 가, 나, 다　　② 가, 다　　③ 나, 라
④ 라　　⑤ 가, 나, 다, 라

0323

통증 반응에서 부교감신경 반응에 의한 것은?

보기
가. 맥박감소　　나. 오심/구토　　다. 동공수축　　라. 근육긴장 증가

① 가, 나, 다　　② 가, 다　　③ 나, 라
④ 라　　⑤ 가, 나, 다, 라

0324

통증 반응 중 교감신경 자극에 의하여 나타나는 것은?

보기
가. 맥박 감소　　나. 수축기 혈압 상승　　다. 동공 수축　　라. 발한

① 가, 나, 다　　② 가, 다　　③ 나, 라
④ 라　　⑤ 가, 나, 다, 라

정답　322 ⑤　323 ⑤　324 ③

핵심문제

0325

통증완화를 위한 마약성 진통제 사용 시 흔히 나타나는 부작용이다. 옳은 것은?

보기

가. 변비 나. 호흡증가 다. 오심과 구토 라. 소양증

① 가, 나, 다 ② 가, 다 ③ 나, 라
④ 라 ⑤ 가, 나, 다, 라

0326

수면주기를 조절하는 중추는?

보기

가. 대봉선핵(nucleus raple magnus) 나. 망상활성체(reticular activating system)
다. 변연계(limbic system) 라. 동시활동부위(bullbar synchronizing)

① 가, 나, 다 ② 가, 다 ③ 나, 라
④ 라 ⑤ 가, 나, 다, 라

0327

정상적인 수면을 방해하는 각성행위인 반응 소실증은?

보기

가. 야경증 나. 야뇨증 다. 몽유증 라. 잠꼬대

① 가, 나, 다 ② 가, 다 ③ 나, 라
④ 라 ⑤ 가, 나, 다, 라

정답 325 ② 326 ③ 327 ⑤

0328

편안한 수면을 돕기 위한 방법은?

보기
가. 근육을 부드럽게 맛사지한다.
나. 치즈에는 수면을 방해하는 L-tryptophan이 함유되어 있어 취침 전에는 피한다.
다. 조용하고 어두운 방해 환경을 조성해준다.
라. 통증은 수면과 무관하다.

① 가, 나, 다 ② 가, 다 ③ 나, 라
④ 라 ⑤ 가, 나, 다, 라

0329

수면에 영향을 미치는 요인을 나열하였다. 옳은 것은?

보기
가. 연령에 따라 REM수면시간과 NREM수면 시간의 비율이 변화한다.
나. 신체활동은 REM수면시간과 NREM수면시간의 비율이 변화한다.
다. 고단백식은 수면을 증가시킨다.
라. 많은 양의 알코올 섭취는 REM수면과 delta수면을 증가시킨다.

① 가, 나, 다 ② 가, 다 ③ 나, 라
④ 라 ⑤ 가, 나, 다, 라

0330

수면에 영향을 주는 요인은?

보기
가. 수면형태 나. 질병 다. 약물 라. 알코올과 자극제

① 가, 나, 다 ② 가, 다 ③ 나, 라
④ 라 ⑤ 가, 나, 다, 라

정답 328 ② 329 ② 330 ⑤

핵심문제

0331

수면에 대한 설명으로 옳은 것은?

① NREM수면 2, 3단계에서 몽유증이 일어난다.

② NREM수면 4단계에서 활력증상이 증가한다.

③ NREM수면의 3단계에서 위산배출이 증가한다.

④ NREM수면의 3, 4단계 수면은 가벼운 수면이라 한다.

⑤ NREM수면은 가수면 상태라고 하며 활력증상에 변화를 가져온다.

0332

수면을 돕는 중재로 옳은 것은?

보기

가. 잠깐 동안 낮잠을 자주 취하도록 한다.
나. 정규적으로 수면제를 복용하도록 한다.
다. 자기 직전에 운동을 하여 근육을 피로하게 하다.
라. 자기 전에 따뜻한 우유를 제공한다.

① 가, 나, 다　② 가, 다　③ 나, 라
④ 라　⑤ 가, 나, 다, 라

0333

탈수의 초기증상으로 옳은 것은?

보기

가. 혀에 백태가 낀다.
나. 소변량이 감소하고 짙은 색으로 된다.
다. 피부조직에 탄력성이 소실된다.
라. 자주 피로감을 호소한다.

① 가, 나, 다　② 가, 다　③ 나, 라
④ 라　⑤ 가, 나, 다, 라

정답 331 ⑤　332 ④　333 ⑤

0334

체내 탈수(dehydration)의 일반적 증상으로 옳은 것은?

보기
가. 빈맥 나. 혈압하강 다. 피부긴장도 저하 라. 발열

① 가, 나, 다 ② 가, 다 ③ 나, 라
④ 라 ⑤ 가, 나, 다, 라

0335

정맥주입으로 오는 수분과잉 증상으로 옳은 것은?

보기
가. 주사부위의 부종 나. 색전증 다. 호흡곤란 라. 혈압하강

① 가, 나, 다 ② 가, 다 ③ 나, 라
④ 라 ⑤ 가, 나, 다, 라

0336

빈뇨(urinary frequency)란?

① 소변의 배설이 전혀 되지 않은 상태이다. ② 소변의 양이 감소된 상태이다.
③ 소변에 혈액이 섞여있는 상태이다. ④ 소변을 소량씩 자주 보는 상태이다.
⑤ 소변의 양이 증가된 상태이다.

0337

24시간 소변 검사물을 받는 방법으로 옳은 것은?

보기
가. 24시간 동안의 모든 소변을 채취한다는 것을 환자에게 설명하여 협조를 구한다.
나. 소변검사를 시작하는 그 시간에 소변을 보게 한 후 그것을 버린다.
다. 검사물을 모으는 용기내에는 적당한 방부제를 첨가하고 실온에 보관한다.
라. 24시간이 완료되는 시간에 소변을 보게 하고 그것을 버린다.

① 가, 나, 다 ② 가, 다 ③ 나, 라
④ 라 ⑤ 가, 나, 다, 라

정답 334 ⑤ 335 ② 336 ④ 337 ①

0338

인공도뇨 시 카테터에 저항을 느끼거나 잘 안 들어갈 경우 옳은 방법은?

① 약간 힘을 주어 삽입한다.

② 각도를 달리해 본다.

③ 카테터에 윤활제를 충분히 발라 다시 삽입한다.

④ 환자의 다리의 위치를 바꾸어 본다.

⑤ 환자에게 심호흡을 하여 복근을 이완하도록 한다.

0339

다뇨증이 있을 때의 중재로 옳은 것은?

보기
가. 수분섭취와 배설의 균형을 유지한다.　나. 신선한 음료수를 제공한다.
다. 음료수를 제한하지 않는다.　라. 체위 변경을 자주한다.

① 가, 나, 다　② 가, 다　③ 나, 라

④ 라　⑤ 가, 나, 다, 라

0340

배뇨곤란 여성 환자의 도뇨 시 유의할 사항들 중 바람직하지 못한 것은?

① 부끄러움이나 오한을 막기 위하여 불필요한 노출은 금한다.

② 음순을 다루는 왼쪽 손에도 장갑이나 손가락 씌우개를 끼어 회음부와의 직접 접촉을 피한다.

③ 방광이 심하게 팽창되어 있을 때 방광내 소변을 일시에 전량 배출시켜 만족감을 주도록 한다.

④ 도뇨 후 회음부나 침상이 젖지 않았나 살피고 편안하게 해준다.

⑤ 시간, 양, 양상 및 특기 사항을 기록지에 기록하고 서명한다.

정답　338 ⑤　339 ①　340 ③

핵심문제

MeMo

0341

도뇨가 반드시 요구되는 경우로 옳은 것은?

보기
가. 뇨정체를 완화하기 위하여
나. 잔뇨량을 측정하기 위해서
다. 소변 검사물을 채취하기 위하여
라. 전신 마취하에 수술 전 준비로

① 가, 나, 다　② 가, 다　③ 나, 라
④ 라　⑤ 가, 나, 다, 라

0342

도뇨 시 여자 환자의 회음 간호로 옳은 것은?

① 둥글게 닦아낸다.
② 위에서 아래 항문 쪽으로 닦아낸다.
③ 안쪽에서 바깥쪽으로 닦아낸다.
④ 소독솜으로 깨끗이만 닦으면 된다.
⑤ 아래서 위쪽으로 닦아낸다.

0343

배뇨곤란 환자의 자연배뇨를 돕는 방법으로 옳은 것은?

보기
가. 더운 물에 손을 담그거나 물 흐르는 소리를 들려준다.
나. 배뇨 시 충분한 시간을 주고 프라이버시를 지켜준다.
다. 변기를 더운물로 헹군 후 대어준다.
라. 시간을 정해놓고 변기를 대어준다.

① 가, 나, 다　② 가, 다　③ 나, 라
④ 라　⑤ 가, 나, 다, 라

정답　341 ③　342 ②　343 ①

MeMo

핵심문제

0344

배뇨와 관련된 내용으로 옳은 것은?

보기
가. 신장은 체액의 농도를 조절하는 기능이 있다.
나. 뇨의는 방광에 소변량이 200~300ml일 때 일어난다.
다. 여자는 남자보다 요도가 짧아 쉽게 감염된다.
라. 방광에 소변이 오래 정체되어 있으면 요석의 원인이 된다.

① 가, 나, 다 ② 가, 다 ③ 나, 라
④ 라 ⑤ 가, 나, 다, 라

0345

유치도뇨관 삽입 시 감염예방을 위해 주의해야 할 사항으로 옳은 것은?

보기
가. 도뇨관과 배출관(연결관)의 연결이 빠져 오염되는 일이 없도록 한다.
나. 배액병은 밀폐식으로 유지하도록 한다.
다. 소변이 중력에 의해 흘러내리도록 배액병은 방광위치보다 아래에 있게 한다.
라. 방광의 팽만을 막기 위해 배출관은 계속해서 열어 놓는다.

① 가, 나, 다 ② 가, 다 ③ 나, 라
④ 라 ⑤ 가, 나, 다, 라

0346

설사의 원인으로 고려될 수 있는 내용으로 옳은 것은?

보기
가. 위장관 자극 나. 약물중독
다. 음식에 대한 과민 반응 라. 장내 병원성 미생물의 감염

① 가, 나, 다 ② 가, 다 ③ 나, 라
④ 라 ⑤ 가, 나, 다, 라

정답 344 ⑤ 345 ① 346 ⑤

0347

변비(constipation)의 원인으로 옳은 것은?

보기

가. reserpine과 같은 약물 섭취　　나. 필수 비타민(특히 B군)의 결핍
다. 위장관의 자극　　라. 배변반사에 불응

① 가, 나, 다　② 가, 다　③ 나, 라
④ 라　⑤ 가, 나, 다, 라

0348

변비의 예방 및 치료를 위한 중재로 옳은 것은?

보기

가. 정규적인 배변습관을 갖도록 격려한다.
나. 수분과 섬유질이 많은 식이를 섭취하도록 한다.
다. 장운동을 도와주기 위하여 하복부를 마사지한다.
라. 복근의 긴장도를 유지하기 위한 등장성을 운동한다.

① 가, 나, 다　② 가, 다　③ 나, 라
④ 라　⑤ 가, 나, 다, 라

0349

관장용액을 주입하는 동안 복통을 호소하는 경우 시술자가 해야 할 사항은?

① 처치가 끝나는 동안 인내심을 가지고 참도록 환자를 격려한다.
② 용액의 주입을 일시 중단한다.
③ 환자의 자세를 바꾸어 본다
④ 환자와 대화를 하여 주의를 다른 곳으로 돌리게 한다.
⑤ 용액을 더 빨리 주입하여 끝낸다.

정답　347 ③　348 ⑤　349 ②

MeMo

핵심문제

0350

관장을 시행하는 동안 관찰해야 하는 사항은 다음 중 어느 것인가?

보기

가. 안색창백　　나. 땀을 흘림　　다. 직장출혈　　라. 수분중독

①가, 나, 다　　②가, 다　　③나, 라
④라　　⑤가, 나, 다, 라

0351

관장의 시행요령과 그 이론적 근거로 옳은 것은?

보기

가. 환자확인, 목적과 절차 설명-불안과 긴장을 감소시키고 능동적 협조를 구하기 위하여
나. 관장용액 온도는 40.5°c~43°c로 준비-인체의 항상성 유지, 연동운동 자극, 편안감을 위하여
다. 좌측위나 Sim's position을 취하도록 준비-하행결장에 관장용액을 채우기 위하여
라. 관장용액 주입은 40~50Cm 높이에서 5~10분 정도에 걸쳐 서서히 주입-장내압력과 팽만으로 인한 갑작스런 배변 욕구를 조절하고 변의 역행과 점막 손상을 막기 위하여

①가, 나, 다　　②가, 다　　③나, 라
④라　　⑤가, 나, 다, 라

0352

배변에 영향을 미치는 요인으로 옳은 것은?

보기

가. 정상적인 배변반사를 위해 성인의 경우 1일 6~8잔의 수분섭취가 필요하다.
나. 근심, 걱정, 분노 등의 감정은 부교감신경계의 자극을 일으켜 연동운동이 촉진된다.
다. barium enema 시 심각한 변비를 일으킬 수 있다.
라. 노인이 되면 연동운동은 촉진되어 상복부의 불편감이 생기며 장내용물 배설에 어려움이 있다.

①가, 나, 다　　②가, 다　　③나, 라
④라　　⑤가, 나, 다, 라

정답　350 ①　351 ⑤　352 ②

0353

유치도뇨가 필요한 경우로 옳은 것은?

보기

가. 팽창된 방광의 점진적인 감압　　나. 간헐적인 방광 세척
다. 계속적인 방광 배설　　라. 잔뇨량을 알아보기 위해

① 가, 나, 다　② 가, 다　③ 나, 라
④ 라　⑤ 가, 나, 다, 라

0354

도뇨관 삽입 방법으로 옳은 것은?

보기

가. 소변이 흘러 나오기 시작하면 도뇨관은 1~2cm를 조심해서 빼낸다.
나. 도뇨관이 잘 들어가지 않으면 환자에게 심호흡을 하도록 한다.
다. 여자인 경우 12cm를 삽입한다.
라. 도뇨관 삽입 시 도뇨관 끝으로부터 약 5~8cm 되는 곳이 오염되지 않도록 잡는다.

① 가, 나, 다　② 가, 다　③ 나, 라
④ 라　⑤ 가, 나, 다, 라

0355

요배설과 관련된 용어로 옳은 것은?

보기

가. 빈뇨－잦은 간격으로 배뇨하는 것
나. 핍뇨－하루 소변량이 500~600cc 이하임
다. 배뇨곤란－배뇨를 시작하기 어렵고 통증이 있음
라. 긴박뇨－요의는 느끼지 못하는 것

① 가, 나, 다　② 가, 다　③ 나, 라
④ 라　⑤ 가, 나, 다, 라

정답　353 ①　354 ③　355 ①

핵심문제

0356

유치도뇨관을 가진 환자들이 주의할 사항은?

보기
가. 소변주머니는 방광 위치보다 아래에 있도록 한다.
나. 방광의 염증을 막기 위해 방광 세척을 자주해준다.
다. 수분섭취량이 3000cc 이상 되도록 한다.
라. 유치도뇨관을 가지고 있는 동안 침상안정을 하도록 한다.

① 가, 나, 다　② 가, 다　③ 나, 라
④ 라　⑤ 가, 나, 다, 라

0357

신경근육 흥분과 근육수축을 조절하는 세포내 양이온으로 글리코겐 생성, 단백질 합성 및 산-염기 불균형 교정 시 필요한 전해질은?

① 나트륨　② 칼슘　③ 칼륨　④ 마그네슘　⑤ 염소

0358

신체내에서의 전해질 기능으로 옳은 것은?

① 호르몬의 이동을 위한 매개체이다.
② 신체의 정상 체온유지에 관여한다.
③ 세포로부터의 수분과 영양분 운반에 관여한다.
④ 신경, 근육흥분 정도의 균형유지에 관여한다.
⑤ 적혈구, 백혈구, 혈소판, 효소의 운반에 관여한다.

0359

체액의 정상 pH 7.35~7.45를 유지하기 위해서 중탄산 완충체계와 상호작용하는 신체계통(system)으로 옳은 것은?

① 근육계와 신경계　② 순환기계와 비뇨기계　③ 호흡기계와 비뇨기계
④ 근육계와 내분비계　⑤ 순환기계와 신경계

정답　356 ②　357 ③　358 ④　359 ③

0360

대상자의 수분섭취량이 심하게 부족할 때의 임상증상은?

보기
가. 부정맥　　나. 저혈량증
다. 근육경련　　라. 적혈구 용적률(hematocrit) 상승

① 가, 나, 다　　② 가, 다　　③ 나, 라
④ 라　　⑤ 가, 나, 다, 라

0361

장기간의 구토 및 위 흡인으로 인하여 산·염기 불균형이 초래되었을 때 나타날 수 있는 결과는?

① 호흡성 산독증　　② 호흡성 알칼리증　　③ 대사성 산독증
④ 대사성 알칼리증　　⑤ 탄산과잉증

0362

과다한 수분소실과 관련된 체액량 결핍 시 나타나는 일반적 증상은?

보기
가. 빈맥과 체온상승　　나. 둔화된 감각　　다. 혈청 BUN 상승　　라. Hematocrit 하강

① 가, 나, 다　　② 가, 다　　③ 나, 라
④ 라　　⑤ 가, 나, 다, 라

0363

체액의 분포에 관한 옳은 설명은?

① 성인은 유아보다 수분의 양이 많다.
② 지방조직의 수분함량은 약 30% 정도이다.
③ 연령과 관계없이 신체내 체액량은 일정하다.
④ 총 수분의 양은 체중의 약 80% 정도를 차지한다.
⑤ 세포 외액은 총 체액량의 약 25% 정도를 차지한다.

정답　360 ⑤　361 ④　362 ①　363 ⑤

핵심문제

0364

교질액은?

① 락테이드 링거액 ② 생리식염수 ③ 알부민
④ 5% 포도당 ⑤ 아데노이신

0365

배뇨 중추의 위치는?

① 대뇌와 척수 ② 소뇌와 간뇌 ③ 간뇌와 척수
④ 대뇌와 연수 ⑤ 소뇌와 척수

0366

정상 성인의 24시간 수분섭취량은?

① 500cc ② 1,000cc ③ 1,500cc ④ 2,000cc ⑤ 3,000cc

0367

요정체(urinary retention)를 바르게 설명한 것은?

보기

가. 소변량이 현저하게 감소된 상태이다.
나. 소변생산이 중단된 상태이다.
다. 배뇨 시 작열감을 호소한다.
라. 소변이 생성되나 방광으로부터 배설되지 않는 상태이다.

① 가, 나, 다 ② 가, 다 ③ 나, 라
④ 라 ⑤ 가, 나, 다, 라

정답 364 ③ 365 ③ 366 ⑤ 367 ④

0368

유치도뇨관 환자의 신장기능을 사정하기 위해 시간당 소변 배출량이 얼마 이하일 때 신기능 부전을 의미하는가?

① 10ml/hr ② 30ml/hr ③ 50ml/hr ④ 60ml/hr ⑤ 0 ml/hr

0369

gag reflex에 관한 설명으로 옳은 것은?

보기

가. 인두후부에 닿음으로써 인두 근육의 수축이 일어나는 반응이다.
나. 인두후부의 자극으로 호흡이 일시 멈춘다.
다. 인두후부의 자극으로 구토반응이 일어난다.
라. 인두후부의 자극으로 호흡하기가 용이해진다.

① 가, 나, 다 ② 가, 다 ③ 나, 라
④ 라 ⑤ 가, 나, 다, 라

0370

마약 처방전에 들어가야 할 내용은?

보기

가. 환자 이름 나. 날짜, 시간
다. 조제사, 처방의사 라. 약명, 용량

① 가, 나, 다 ② 가, 다 ③ 나, 라
④ 라 ⑤ 가, 나, 다, 라

정답 368 ① 369 ② 370 ⑤

MeMo

핵심문제

Q371

약품명에 대한 설명으로 옳은 것은?

보기
가. 화학명: 약물의 화학적 주성분에 따라 붙여진 이름이다
나. 속명: 공식적인 약전명이 있기 전 생물분류상의 이름이다.
다. 상품명: 제약회사에서 만들어낸 이름이다.
라. 약전명: 약전에 기록되며 비공식적인 이름이다.

①가, 나, 다　②가, 다　③나, 라
④라　⑤가, 나, 다, 라

Q372

질병 자체의 치료에는 영향을 미치지 않으나 증상을 감소시키는 목적으로 투여되는 약물은?

① 완화제　② 치료제　③ 지지제　④ 대용제　⑤ 화학요법제

Q373

약물의 체내에서 작용기전은 약동화의 원리에 의해 흡수, 분포, 생물학적 전환, 배설의 과정을 거친다. 이중 생물학적 전환과정은 대부분 어느 장기에서 일어나는가?

① 심장　② 폐　③ 간　④ 대장　⑤ 신장

Q374

우리 몸에 투여된 약물의 흡수, 분포, 대사, 배설에 대한 설명으로. 옳은 것은?

보기
가. 약물의 흡수는 투여 경로, 약물의 pH, 약물의 용해도에 따라 다르다.
나. 약물 대사는 주로 간에서 일어난다.
다. 약물의 대사산물은 주로 신장에서 소변을 통해 배설된다.
라. 약물의 분포는 생체내에서 변화되는 과정을 의미한다.

①가, 나, 다　②가, 다　③나, 라
④라　⑤가, 나, 다, 라

정답　371 ①　372 ①　373 ③　374 ①

0375

실제의 약리작용은 없으나 외양이 비슷한 것을 통하여 심리학적인 효과를 기대하는 약은 무엇인가?

① anesthesia ② analgesia ③ hypnotics ④ placebo ⑤ sedatives

0376

투약에 관한 설명으로 옳은 것은?

보기

가. 투약에 실수가 있을 때는 즉시 보고한다.
나. 약을 먹이는 것은 보호자에게 부탁해도 된다.
다. 액체 약을 따를 때는 약잔을 눈높이로 들어 정확하게 따른다.
라. 투약 거부 시 가능한 한 설득해서 투약하도록 하고 기록에는 포함시키지 않는다.

① 가, 나, 다 ② 가, 다 ③ 나, 라
④ 라 ⑤ 가, 나, 다, 라

0377

처방에 포함되어야 할 내용은?

보기

가. 환자의 이름 나. 처방일 다. 약품의 이름 라. 정확한 용량

① 가, 나, 다 ② 가, 다 ③ 나, 라
④ 라 ⑤ 가, 나, 다, 라

정답 375 ④ 376 ② 377 ④

0378

처방에 관한 설명으로 옳은 것은?

보기
가. 처방이란 의사의 지시를 의미한다.
나. 처방의 종류에는 정규처방(standing order)과 1회처방(single order)이 있다.
다. 가장 많이 쓰이는 처방은 기록처방(written order)이다.
라. 1회처방은 처방 중지가 있을 때까지 사용된다.

① 가, 나, 다 ② 가, 다 ③ 나, 라
④ 라 ⑤ 가, 나, 다, 라

0379

약물투여 후 나타날 수 있는 알레르기반응의 증상이다. 투약 즉시 발생하는 아나필락틱 반응의 증상은?

보기
가. 홍반성 습진 나. 모세기관지 수축
다. 오심과 구토 라. 심한 저혈압

① 가, 나, 다 ② 가, 다 ③ 나, 라
④ 라 ⑤ 가, 나, 다, 라

0380

알레르기반응에 관한 설명으로 옳은 것은?

보기
가. 알레르기반응은 모든 약물의 반응 중 5~10%를 차지한다.
나. 아나필락틱 반응은 생명을 위협하지 않는다.
다. 알레르기반응의 일반적 증상은 두드러기, 습진, 소양증, 오심과 구토 등이다.
라. 알레르기반응은 이전에 투여된 약물에서 항원이 형성되어 나타난다.

① 가, 나, 다 ② 가, 다 ③ 나, 라
④ 라 ⑤ 가, 나, 다, 라

정답 378 ① 379 ③ 380 ②

0381

페니실린의 배설을 차단하는 효과가 있는 프로베네시드를 페니실린과 병용하여 사용할 경우 페니실린을 단독 투여하는 경우보다 더 오래 효과가 지속된다. 이러한 현상은?

① 약물내성　② 상가효과　③ 상승효과
④ 축적효과　⑤ 길항효과

0382

약물작용에 영향을 미치는 요인은?

보기
가. 연령에 의한 기관기능의 미숙이나 감퇴　나. 키와 체중
다. 약물투여기간　라. 성별

① 가, 나, 다　② 가, 다　③ 나, 라
④ 라　⑤ 가, 나, 다, 라

0383

약물작용에 영향을 미치는 요인은?

보기
가. 체중　나. 음식　다. 약물투여시간　라. 질병

① 가, 나, 다　② 가, 다　③ 나, 라
④ 라　⑤ 가, 나, 다, 라

0384

약의 흡수에 관한 설명으로 옳지 않은 것은?

① 구강으로 투여된 약물은 공복시에 더 빨리 흡수된다.
② 경구약을 식전 2시간에 투여하면 식후에 투여하는 것보다 약물작용이 빠르게 나타난다.
③ 철분제는 빨리 흡수되어야 하므로 식전에 투여한다.
④ 소화제를 제외하고 약의 혈중농도를 일정하게 유지해야만 치료효과를 얻을 수 있다.
⑤ 대상자의 수면 각성 리듬은 약물작용에 영향을 끼친다.

정답 381 ③ 382 ⑤ 383 ⑤ 384 ③

0385

투약과오를 예방하기 위한 투약관련 확인의무에 포함되는 것은?

보기
가. 투약 기왕력　　나. 약물과민반응　　다. 약품설명서　　라. 의사의 처방

① 가, 나, 다　　② 가, 다　　③ 나, 라
④ 라　　⑤ 가, 나, 다, 라

0386

투약에 관한 약어와 그 뜻이 옳은 것은?

보기
가. ac : 식전　　나. hs : 취침시간　　다. prn : 필요시마다　　라. SOS : 즉시

① 가, 나, 다　　② 가, 다　　③ 나, 라
④ 라　　⑤ 가, 나, 다, 라

0387

약물의 내성에 관한 설명으로 옳은 것은?

① 신체기관이나 조직에 대한 약물의 해로운 효과
② 같은 용량의 투약으로는 치료효과가 감소되어 치료효과를 유지하기 위해 용량을 증가시켜야 하는 것
③ 이전에 사용한 약용량이 충분히 대사되지 않은 상태에서 다시 투약 시 일어나는 작용
④ 이미 감작된 약물에 대한 면역학적 반응
⑤ 어떤 약물의 투여 시 그 전후에 투여한 다른 약물로 인해 두 가지 약 모두의 효과가 변화되는 것

정답　385 ⑤　386 ①　387 ②

0388

투약 처방 중 stat처방이란?

① 그 약물의 투여를 중단하라는 처방이 서면으로 내려질 때까지 계속해서 투여하는 처방

② 지정된 용량대로 1일간 투여하는 처방

③ 처방이 내려진 즉시 투여하되 1회만 투여하는 처방

④ 지정된 시간에 1회에 한하여 투여하는 처방

⑤ 필요할 때를 임의로 판단하여 투약을 실시할 수 있는 처방

0389

투약용어 중 P.R.N이란?

① 하루에 두 번 투약하시오.

② 하루에 세 번 투약하시오.

③ 하루에 네 번 투약하시오.

④ 필요시에 투약하시오

⑤ 경구로 투약하시오.

0390

"q"는 약처방에서 무슨 의미인가?

① 투여 ② 함께 ③ 시간 ④ 매 ④ 순서

0391

다음과 같은 투약의 지시가 옳게 해석된 것은?

보기

ampicillin 1.0 # 4 q 6hr p.c. & h.s. p.o.

① ampicillin 1.0g을 4개씩 6시간마다, 식간과 취침 시 경구 투여

② ampicillin 1.0g을 4시간마다 6회, 식전과 취침 시 경구투여

③ ampicillin 250mg을 6시간마다, 식후와 취침 시 경구투여

④ ampicillin 250mg을 6시간마다, 식전과 취침 시 경구투여

⑤ ampicillin 500mg을 6시간마다, 식후와 취침 시 경구투여

정답 388 ③ 389 ④ 390 ④ 391 ③

핵심문제

0392

약물투여 후 나타날 수 있는 알레르기반응의 증상들이다. 이중 투약 즉시 발생하는 아나필락틱 반응의 증상은?

보기

가. 홍반성 습진	나. 모세기관지 수축
다. 오심과 구토	라. 심한 저혈압

①가, 나, 다　②가, 다　③나, 라
④라　⑤가, 나, 다, 라

0393

주사 전 피부소독에 사용되는 소독솜은 어떤 방향으로 문지르는가?

① 주사부위에서 시작하여 바깥쪽으로 둥글게 돌려가며 닦는다.
② 주사부위에서 시작하여 주사부위 앞뒤 방향으로 여러 번 닦는다.
③ 주사부위로부터 1인치 떨어진 지점에서 시작하여 주사부위를 지나 앞뒤로 여러 번 닦는다.
④ 주사부위 위쪽에서 시작하여 아래 방향으로 닦는다.
⑤ 주사부위로부터 1인치 떨어진 지점에서 시작하여 둥글게 주사부위 쪽으로 돌려 안쪽으로 닦아온다.

0394

경구투약의 단점은?

보기

가. 맛이 나쁘다.	나. 위를 자극한다.
다. 치아에 영향을 가한다.	라. 흡수량의 측정이 부정확하다.

①가, 나, 다　②가, 다　③나, 라
④라　⑤가, 나, 다, 라

정답　392 ①　393 ①　394 ⑤

MeMo

0395

설하법으로 투여해야 하는 것은?

보기

가. digoxin 나. aspirin 다. vitamin c 라. nitroglycerine

① 가, 나, 다 ② 가, 다 ③ 나, 라
④ 라 ⑤ 가, 나, 다, 라

0396

경구투약에 관한 내용으로 옳은 것은?

보기

가. 투약준비는 한가한 시간에 미리 해둠으로써 바빠서 투약준비를 잘못하게 되는 일을 피할 수 있다.
나. 금식환자라도 약은 일단 투약해야 한다.
다. 투약과오는 즉시 보고해야 한다.
라. 투약 후에는 환자의 반응을 관찰하고 보고한다.

① 가, 나, 다 ② 가, 다 ③ 나, 라
④ 라 ⑤ 가, 나, 다, 라

0397

경구투약에 있어 옳은 것은?

보기

가. 치아에 착색되는 철분 요오드제는 희석해서 빨대를 이용하여 속히 마시도록 한다.
나. 강심제(digitalis)는 심장박동수를 측정한 후 60회 이하일 경우에는 투여하지 않는다.
다. 함당정제(lozenges)는 씹거나 삼키지 말도록 한다.
라. 완화제(laxatives)는 식후 즉시 투여한다.

① 가, 나, 다 ② 가, 다 ③ 나, 라
④ 라 ⑤ 가, 나, 다, 라

정답 395 ④ 396 ③ 397 ①

0398

경구투약의 단점은?

보기
가. 맛이나 냄새가 좋지 않을 경우 오심과 구토를 일으킬 수 있다.
나. 사용하는 환자에 제한이 있다.
다. 소화액에 의한 약의 파괴가 일어날 수도 있다.
라. 부작용이 일어났을 시는 증상이 빠르고 급격하게 진행된다.

① 가, 나, 다　② 가, 다　③ 나, 라
④ 라　⑤ 가, 나, 다, 라

0399

구강투여 물약 중 희석해서 주지 않아야 하는 것은?

보기
가. 제산제　나. 기침시럽　다. 기름류　라. 액성 철분제

① 가, 나, 다　② 가, 다　③ 나, 라
④ 라　⑤ 가, 나, 다, 라

0400

약물을 경구보다 비경구로 투여해야 할 경우는?

보기
가. 위 내용물에 의해 약효가 영향을 받을 경우
나. 더 빠른 약효를 얻고자 할 경우
다. 무의식 환자일 경우
라. 부작용을 격감시키려고 할 경우

① 가, 나, 다　② 가, 다　③ 나, 라
④ 라　⑤ 가, 나, 다, 라

정답　398 ①　399 ①　400 ①

0401

비경구 투여에 대한 설명으로 옳지 않은 것은?

① 빠른 효과를 기대하여 잘못을 빨리 발견하면 교정이 가능하다.

② 위액이나 효소에 의해 파괴될 우려가 있는 경우 주사한다.

③ 경구투여 시 너무 자극이 심한 약물일 경우 주사한다.

④ 심리적, 신체적 불편감을 유발할 수 있다.

⑤ 거의 완전한 흡수가 가능하다.

0402

약물의 비경구적(parenteral) 투여란?

① 구강을 통한 약물투여 방법

② 근육주사를 통한 약물투여 방법

③ 정맥주사를 통한 약물투여 .방법

④ 구강을 통하지 않는 다른 경로를 통한 약물투여 방법

⑤ 피하를 통한 약물투여 방법

0403

주사약을 준비하는 방법으로 적절한 것은?

① Ampule을 자른 후 뽑아낼 약물의 분량과 같은 양의 공기를 넣는다.

② 한 환자에게 두 종류의 주사 처방이 나왔으면 하나의 주사기에 함께 준비해 놓는다.

③ 두 환자에게 주사할 약이 종류가 같으면 한 개의 주사기에 준비한 후 바늘만 바꾸어 절반씩 넣는다.

④ 근육주사용 약이 가루약일 경우 일반적으로 주사용 증류수를 사용하여 희석한다.

⑤ 정맥주사용 약이 가루약일 경우 일반적으로 20% mannitol을 사용하여 희석한다.

정답 401 ① 402 ④ 403 ④

핵심문제

0404

투약 중 다음 처방이 있을 때까지 계속 투약하라는 처방은?

① 기록처방(written order) ② 필요시 처방(prn order) ③ 1회처방(single order)
④ 정규처방(standing order) ⑤ 즉시 시행 처방(start order)

0405

투약 준비 시에 약카드와 약병을 비교하여 환자 이름, 약명, 용량 등을 확인하는 때는 언제인가?

보기
가. 약장에서 약병을 꺼낼 때
나. 약을 약병에서 꺼내 투약쟁반에 놓을 때
다. 약병을 약장에 다시 놓을 때
라. 환자에게 약을 줄 때

① 가, 나, 다 ② 가, 다 ③ 나, 라
④ 라 ⑤ 가, 나, 다, 라

0406

투약을 위한 약물을 준비하려 한다. 약물 용기의 라벨은 언제 확인하는가?

보기
가. 약물을 약장에서 꺼낼 때
나. 약물을 용기에 따를 때
다. 남은 약을 약장에 다시 넣을 때
라. 투약 준비전 약장에서

① 가, 나, 다 ② 가, 다 ③ 나, 라
④ 라 ⑤ 가, 나, 다, 라

0407

투약 시 지켜야 하는 5가지 원칙에 포함되지 않는 것은?

① 정확한 약 ② 정확한 투여방법 ③ 정확한 환자
④ 정확한 시간 ⑤ 정확한 진단

정답 404 ④ 405 ① 406 ① 407 ⑤

0408

약물의 용량에 관한 것으로 옳지 않은 것은?

① 1drop=1minim ② 1ounce=30cc ③ 1cc=15drops

④ 1grain=15gm ⑤ 1pint=500cc

0409

투약 방법 중 철저한 무균조작이 필요한 것은?

① 질강내 투약 ② 직장내 투약 ③ 경구투약

④ 요로투약 ⑤ 국소도포

0410

Ampule로부터 비경구투약을 위한 약물을 준비하는 방법으로 옳은 것은?

① ampule의 목부분에 alcohol 솜을 감싸쥔 채 꺾어서 자른다.

② 준비하고자 하는 약의 양만큼 ampule 공기를 주입한 후 약물을 뽑는다.

③ 꺾어진 ampule 입구의 유리조각 제거를 위해 alcohol sponge로 ampule의 입구를 닦아야 한다.

④ ampule을 거꾸로 들고 약물을 뽑는 방법은 바늘을 따라 약물이 흐르므로 바늘이 부소독될 우려가 높다.

⑤ 약물의 정확한 양을 뽑기 위해 주삿바늘은 ampule 입구의 가장자리에 위치하게 한다.

0411

노인환자에게 투약할 때 알아야 할 내용으로 옳지 않은 것은?

① 위장관의 흡수가 불완전하게 되고 흡수속도가 지연된다.

② 신장기능의 감퇴로 약물배설이 지연된다.

③ 기관의 감수성이 감퇴하여 약물에 의한 반응이 적게 나타난다.

④ 전신의 지방분포가 줄어들어 지용성 약물의 저장이 되지 않는다.

⑤ 신장기능의 감퇴로 인해 약물의 혈중농도의 상승상태가 장시간 지속된다.

정답 408 ④ 409 ④ 410 ① 411 ④

0412

주삿바늘의 설명으로 옳은 것은?

보기

가. gauge수가 클수록 직경이 작아진다.
나. gauge수가 클수록 직경이 커진다.
다. gauge수가 클수록 주삿바늘의 길이가 짧아진다.
라. gauge수가 클수록 주삿바늘의 길이가 길어진다.

① 가, 나, 다　　② 가, 다　　③ 나, 라
④ 라　　⑤ 가, 나, 다, 라

0413

환자에게 digitalis 약을 투여하기 전에 반드시 확인해야 할 것은?

① 혈압　　② 호흡　　③ 맥박　　④ 체중　　⑤ 체온

0414

투약방법 중 투약의 효과를 가장 빠르게 얻을 수 있는 것은?

① 피내주사　　② 피하주사　　③ 근육주사　　④ 정맥주사　　⑤ 이상 모두

0415

소아의 약 용량 환산 시에 정확성을 기하는 데 적용되는 요소는?

① 체중　　② 연령　　③ 성별　　④ 키　　⑤ 체표면적

정답 412 ② 413 ③ 414 ④ 415 ⑤

0416

약물작용에 영향을 주는 요인은?

① 약물의 조제형태 중 가루약은 액체 형태의 약보다 흡수가 빠르다.
② 산성 성분의 약물은 산성 성분의 체액 속에서 알칼리성 약물은 알칼리성 분해의 체액 속에서 비활성 상태로 전환되어 배출된다.
③ 약물작용이 끝난 후의 약물은 주로 혈액 속에서 비활성 상태로 전환되어 배출된다.
④ 여성이 남성보다 지방이 많으므로 지용성 약물이 흡수가 잘되며 약 용량도 남성보다 적게 투여하게 된다.
⑤ 약물에 대한 신뢰감과 약물의 효과는 관계가 없다.

0417

응급구조사가 임의로 판단하여 필요시마다 투약하라는 용어는?

① p.r.n 처방 ② 정규처방 ③ 즉시처방 ④ 응급처방 ⑤ 단순처방

0418

다음은 약물의 용량을 다른 단위로 환산한 것이다. 옳은 것은?

보기
가. 1ounce=30g 나. 1g=15grains 다. 1pint=500cc 라. 1drop=0.06minim

① 가, 나, 다 ② 가, 다 ③ 나, 라
④ 라 ⑤ 가, 나, 다, 라

정답 416 ④ 417 ① 418 ①

핵심문제

0419

비경구적 투약의 장점은?

보기

가, 환자의 의식상태, 위장관 상태에 영향을 받지 않고 투여할 수 있다.
나. 흡수된 약의 용량을 비교적 정확히 측정할 수 있다.
다. 흡수가 빠르다.
라. 안전하다.

① 가, 나, 다 ② 가, 다 ③ 나, 라
④ 라 ⑤ 가, 나, 다, 라

0420

약물의 비경구적 투여방법과 적합한 주사부위를 설명한 것으로 옳지 않은 것은?

① 정맥주사- 요측피정맥이나 척측피정맥(cephalic vein, basilic vein)
② 피하주사-상박(upper arm)
③ 피내주사-전박내측(inner forearm)
④ 근육주사-승모근(trapezius muscle)
⑤ 피하주사-복부(abdomen)

0421

Ampicillin 2,000mg q.i.d p.o로 처방이 났다. 250mg짜리 tablet을 투약할 경우 4일 동안에는 몇 정의 약물이 필요한가?

① 16정 ② 8정 ③ 32정 ④ 64정 ⑤ 128정

정답 419 ② 420 ④ 421 ③

0422

투약과오 시 조치는?

보기

가. 대상자의 상태를 즉시 관찰한다.
나. 담당의사에게 알려 대상자 상태에 영향을 주는 발생 가능한 약작용의 경과에 대처한다.
다. 수행된 내용을 대상자 기록부에 기록한다.
라. 기관의 방침에 따라 과오발생보고서를 작성한다.

① 가, 나, 다　② 가, 다　③ 나, 라
④ 라　⑤ 가, 나, 다, 라

0423

비경구투여의 장점은?

보기

가. 약물의 흡수가 빠르고 투여된 용량이 완전히 흡수되므로 투약효과가 빠르게 나타난다.
나. 구강으로 투여할 수 없는 약물을 투여할 수 있다.
다. 무의식 환자 비협조적인 환자 신경계질환자 수술환자 등 경구투여가 불가능한 경우 사용할 수 있다.
라. 효과가 빠르며 흡수된 약물의 용량은 정확하지 않지만 응급 시 선택할 수 있다.

① 가, 나, 다　② 가, 다　③ 나, 라
④ 라　⑤ 가, 나, 다, 라

0424

비경구 투여 중 진피내에 주사하는 방법은?

① 근육주사　② 피내주사　③ 피하주사
④ 복강내주사　⑤ 정맥주사

정답 422 ⑤　423 ①　424 ②

0425

환자에게 근육주사하기 위해 준비실에 들어갔다. 가장 먼저 해야 할 일은?

① 자동차 사고 ② 선박 사고 ③ 비행기 사고
④ 열차 사고 ⑤ 위험물질 사고

0426

비경구투약을 위해 약물을 주사기에 준비하려 한다. 옳은 것은?

보기
가. 앰플은 알코올 솜으로 목을 감싼 후 꺾는다.
나. 앰플 가장자리에 주사침이 닿지 않게 뽑는다.
다. 바이알의 액체약은 공기를 넣어 뽑는다.
라. 바이알의 가루약은 용매를 넣어 녹인다.

① 가, 나, 다 ② 가, 다 ③ 나, 라
④ 라 ⑤ 가, 나, 다, 라

0427

걷기 전 영아의 근육주사 부위를 대퇴로 정하는 이유는 무엇인가?

① 혈관분포가 적기 때문 ② 둔부근육이 발달되지 않아서
③ 대퇴부위가 부드러우므로 ④ 체위를 맞추기 위해
⑤ 신경분포가 소아에서는 적어서

0428

둔부의 배면에 근육주사를 놓을 때 가장 많이 이용되는 근육은?

① 대둔근 ② 소둔근 ③ 외측광근 ④ 대퇴직근 ⑤ 중둔근

정답 425 ① 426 ⑤ 427 ② 428 ⑤

0429

배둔근 부위의 근육주사 시 부위를 잘못 선택하면 가장 손상되기 쉬운 신경은?

① 요골신경 ② 대퇴신경 ③ 척골신경 ④ 좌골신경 ⑤ 말초신경

0430

근육주사 시 사용되는 주삿바늘의 굵기와 삽입 길이를 결정할 때 고려해야 할 요소는?

보기

가. 근육의 크기 나. 피하지방조직의 양 다. 약물의 점도 라. 환자의 민감도

① 가, 나, 다 ② 가, 다 ③ 나, 라

④ 라 ⑤ 가, 나, 다, 라

0431

둔부의 배면에 주사를 놓을 때 바람직한 체위는?

① 똑바로 누운자세에서 한쪽 둔부만 노출시킨다.

② 옆으로 누운자세에서 무릎을 배에 닿게 한다.

③ 썸스자세에서 발끝을 내측으로 모은 체위를 취해준다.

④ 엎드려 누운자세에서 발가락을 안으로 모은 체위를 취해준다.

⑤ 서있는 자세에서 둔부의 힘을 빼도록 한다.

0432

근육주사하는 방법으로 적절한 것은?

① 주사부위의 피부준비는 주사부위로 선택된 부위에서 바깥쪽으로 둥글게 5cm 정도 닦는다.

② 주삿바늘은 선택된 부위에 45도 각도로 삽입한다.

③ 주사기 내관을 빼보아 주사기 안으로 혈액이 들어오면 바른 속도로 약물을 주입한다.

④ 약을 주입한 후 천천히 바늘을 빼낸다.

⑤ 근육주사 후에는 주사 맞을 때의 자세로 5분간 그대로 있게 한다.

정답 429 ④ 430 ⑤ 431 ④ 432 ①

MeMo

핵심문제

0433

피하주사보다 근육주사를 선택하게 되는 경우는?

보기
가. 약의 양이 2cc 이상일 때
나. 피하조직에 자극이 심한 약물일 때
다. 더 빠른 흡수를 기대할 때
라. 근육층의 발달이 더 좋은 경우

① 가, 나, 다 ② 가, 다 ③ 나, 라
④ 라 ⑤ 가, 나, 다, 라

0434

근육주사 시 주사기에 용액을 채운 후 주사기 속에 적은 양의 공기를 넣었다면 이유는?

① 공기방울은 근육 속으로 용액이 잘 흡수되도록 하는 데 도움이 된다.
② 바늘 속에 있는 약물을 근육조직 속으로 밀어내고 약물이 역류되어 나오지 않도록 하기 위함이다.
③ 환자가 느끼는 불편감을 감소하는데 공기방울이 도움이 된다.
④ 공기방울은 바늘을 찌르는 동안 피하조직으로 약물이 새는 것을 방지한다.
⑤ 주사기 내의 약의 여부를 확인하는데 도움이 된다.

0435

근육주사 시 주입 가능한 최대 용량은?

① 2cc ② 5cc ③ 7cc ④ 10cc ⑤ 12cc

0436

Z-track방법 사용의 이점은?

① 약물이 빨리 흡수된다.
② 신경과 혈관손상의 위험성이 감소한다.
③ 공기주입이 적다.
④ 주입된 약물의 누출을 막아준다.
⑤ 합병증이 적게 발생한다.

정답 433 ① 434 ② 435 ② 436 ④

0437

오일이나 왁스를 함유한 근육용 약물을 혈관내로 잘못 주사한 경우 어떤 증상이 나타나는가?

보기

가. 기침　　나. 청색증　　다. 호흡곤란　　라. 특이한 미각

① 가, 나, 다　　② 가, 다　　③ 나, 라
④ 라　　⑤ 가, 나, 다, 라

0438

제3형 당뇨환자에게 인슐린 투여에 관한 설명으로 옳은 것은?

보기

가. 주사부위를 시계방향의 반대로 교차해서 시행한다.
나. 약의 적당한 용량은 단위에 따라 달라질 수 있다.
다. 동일부위에 계속 주사하면 조직손상을 일으킬 수 있다.
라. 동일부위에 주사할 때는 간격을 두고 시행한다.

① 가, 나, 다　　② 가, 다　　③ 나, 라
④ 라　　⑤ 가, 나, 다, 라

0439

인슐린 피하주사 시 동일부위에 계속 주사할 경우 올 수 있는 문제점은?

보기

가. 피하지방의 위축　　나. 피부함몰　　다. 조직손상　　라. 혈종 가능성

① 가, 나, 다　　② 가, 다　　③ 나, 라
④ 라　　⑤ 가, 나, 다, 라

정답　437 ⑤　438 ⑤　439 ①

핵심문제

0440

피내주사 투여가 옳은 것은?

보기

가. 투베르쿨린 반응검사　　나. BCG 예방접종
다. 페니실린 피부반응검사　　라. NPH 인슐린 주사

①가, 나, 다　②가, 다　③나, 라
④라　⑤가, 나, 다, 라

0441

결핵 피부반응검사에 관한 설명으로 옳은 것은?

보기

가. Manteaux test는 48-72시간 후에 판독한다.
나. Manteaux test 결과 음성이란 경결의 직경이 0~4mm 이내인 경우를 말한다.
다. Manteaux test 결과 경결의 직경이 10mm 이상일 경우는 결핵에 걸렸음을 의심하여 반드시 chest X-ray를 찍는다.
라. 주사부위는 상완의 측후면, 전반의 내측면, 흉곽의 상부, 견갑골 하부 등에서 선택한다.

①가, 나, 다　②가, 다　③나, 라
④라　⑤가, 나, 다, 라

0442

피내주사의 투여 목적은?

보기

가. 결핵균의 감염 여부를 검사할 수 있다.
나. 균혈증이나 패혈증 환자의 독소를 해독하기 위함이다.
다. 알레르기 검사 등의 진단 목적이다.
라. 약을 희석해서 천천히 주기 위함이다.

①가, 나, 다　②가, 다　③나, 라
④라　⑤가, 나, 다, 라

정답　440 ①　441 ①　442 ②

0443

정맥주사의 장점은?

보기
가. 효과가 신속하게 나타남
나. 약물의 치료적 혈중농도를 일정하게 유지할 수 있다.
다. 수분과 전해질 균형을 유지하고 영양을 공급할 수 있다.
라. 정맥 주입경로를 확보한 다음 여러 차례에 걸쳐서 투약할 수 있다.

① 가, 나, 다　② 가, 다　③ 나, 라
④ 라　⑤ 가, 나, 다, 라

0444

정맥주사의 단점은?

보기
가. 국소 및 전신적 감염이 형성된다.
나. 부작용이 급속히 발생하여 투약사고 시 중화하기 어렵다.
다. 계속적인 수액주입과 관련된 수액과잉 부담이나 전해질 불균형이 초래된다.
라. 혈관, 신경 및 조직의 손상 등이 올 수 있다.

① 가, 나, 다　② 가, 다　③ 나, 라
④ 라　⑤ 가, 나, 다, 라

0445

응급실에 환자를 보는 중 갑자기 심정지를 일으켰다면 CPR을 진행하면서 가장 먼저 준비해야 할 주사방법은 무엇인가?

① 정맥주사　② 피내주사　③ 근육주사
④ 정맥주사의 side shooting　⑤ 피하주사

0446

소아환자에게 500cc 1:4 용액을 5시간 내에 줄려고 한다면 1분에 몇 방울씩 투여해야 하는가?(점적통의 ml당 방울수는 15)

① 15방울　② 20방울　③ 25방울　④ 30방울　⑤ 35방울

정답　443 ⑤　444 ⑤　445 ①　446 ③

핵심문제

0447

몸무게가 50kg인 천식 환자에게 aminophyllin 0.5mg/kg/hr의 속도로 투여하라는 처방이 나왔다. 5% 포도당 500cc 용액에 aminophyllin 250mg을 혼합했을 때 알맞은 주입 속도는?

① 10ml/h　② 50ml/h　③ 100ml/h　④ 150ml/h　⑤ 200ml/h

0448

몸무게가 50kg인 천식 환자에게 aminophyllin 0.5mg/kg/hr의 속도로 투여하라는 처방이 나왔다. 5% 포도당 500cc 용액에 aminophyllin 250mg을 혼합했을 때 1분당 방울수는 얼마인가?(점적통의 ml당 방울수는 15)

① 10방울　② 13방울　③ 20방울　④ 23방울　⑤ 30방울

0449

정맥투여를 하는 대상자에게 부주의로 IV-set를 통해 공기가 많이 들어갔을 때 어떻게 해야 하는가?

보기

가. 적절한 치료의 냉습포를 대준다.
나. 기구에 있는 공기를 완전히 제거하고 이물질 삽입 여부를 확인하여야 한다.
다. 혈관확장제를 공급하고 환자상태를 주의깊게 관찰하도록 한다.
라. 증상이 나타나면 대상자의 머리부분을 낮추고 좌측위를 취한다.

① 가, 나, 다　② 가, 다　③ 나, 라
④ 라　⑤ 가, 나, 다, 라

정답 447 ② 448 ② 449 ③

MeMo

0450

부주의에 의해 수액이 정맥내로 주입되지 않고 주위조직으로 침윤되는 경우 어떻게 해야 하는가?

보기

가. 주삿바늘의 삽입 부위를 수시로 확인한다.
나. 주사부위를 바꾸고, 부위를 마사지해준다.
다. 혈관확장제를 공급하고 환자상태를 주의깊게 관찰하도록 한다.
라. 부위는 높여 주면서 냉습포로 불편감을 해소시킨다.

①가, 나, 다 ②가, 다 ③나, 라
④라 ⑤가, 나, 다, 라

0451

말초정맥으로 수액주입을 받고 있는 환자에게 수액의 조직 유출의 경우 필요한 활동은?

보기

가. 수액세트의 바늘 교체 나. 수액주입중단
다. 다른 정맥에 재주사 라. 수액병 교체

①가, 나, 다 ②가, 다 ③나, 라
④라 ⑤가, 나, 다, 라

0452

정맥주입 중 side shooting하는 방법으로 옳은 것은?

보기

가. 수액세트의 투약주입구를 확인한다.
나. 투약주입구 또는 고무관보다 위쪽에서 세트를 구부리거나 조절기로 막아서 수액주입이 멈추도록 한다.
다. 투약주입구나 수액세트의 고무연결부위를 잡고 주삿바늘을 찌른다.
라. 주사기 내관을 약간 당겨보아 혈액이 나오지 않으면 천천히 약물을 주입한다.

①가, 나, 다 ②가, 다 ③나, 라
④라 ⑤가, 나, 다, 라

정답 450 ④ 451 ① 452 ①

핵심문제

0453

수혈 시에 필요한 혈액의 종류가 아닌 것은?

① 전혈(whole blood)

② 농축적혈구(packed red blood cell)

③ 혈장(plasma) & 혈장성분(albumin, gammaglobulin)

④ 백혈구(white blood cell)

⑤ 혈소판(platelet)

0454

외상으로 심한 출혈 시 필요한 혈액 종류는?

① 전혈(whole blood) ② 혈장(plasma) ③ 농축적혈구(packed red blood cell)

④ 혈소판(platelet) ⑤ 알부민(albumin)

0455

급성 탈수와 화상으로 용적은 부족하나 적혈구 수는 정상일 때 혈량증가를 위해 사용하는 혈액성분은?

① 전혈(whole blood) ② 혈장(plasma) ③ 농축적혈구(packed red blood cell)

④ 혈소판(platelet) ⑤ 알부민(albumin)

0456

생물학적 사망과 관련된 설명으로 옳은 것은?

보기

가. 심장정지가 발생한 직후의 상태

나. 심장정지 상태에서 심폐소생술이 시작되지 않고 4~5분이 경과하며 초래된다.

다. 혈액순환이 회복되면 심장정지 이전의 중추신경기능을 회복할 수 있는 상태

라. 조직이 비가역적으로 손상되어 회복될 수 없는 상태

① 가, 나, 다 ② 가, 다 ③ 나, 라

④ 라 ⑤ 가, 나, 다, 라

정답 453 ④ 454 ① 455 ② 456 ③

0457

뇌사를 나타내는 것에 포함되는 것은?

보기

가. 혼수 및 뇌의 무반응성　　나. 무호흡
다. 산대된 동공　　라. 뇌파의 소실

① 가, 나, 다　② 가, 다　③ 나, 라
④ 라　⑤ 가, 나, 다, 라

0458

다음과 같은 상황으로 옳은 것은?

보기

- 자발호흡유지　• 자력이동 불능　• 자력음식섭취 가능
- 발성이 가능하나 의미있는 대화불능의 상태로 어떤 치료를 계획하여도 더 향상되지 않는 상태로 3개월 이상 경과

① 임상적 사망　② 생물학적 사망　③ 뇌사
④ 식물상태　⑤ 혼수상태

0459

식물상태에서 나타나는 것은?

보기

가. 두뇌반사 소실　나. 혼수　다. 뇌파소실　라. 자발호흡유지

① 가, 나, 다　② 가, 다　③ 나, 라
④ 라　⑤ 가, 나, 다, 라

정답 457 ⑤　458 ④　459 ④

0460

Kubler-Ross의 임종을 앞둔 환자가 경험하는 심리적 과정으로 옳은 것은?

① 부정-분노-우울-협상-수용
② 분노-부정-우울-현상-수용
③ 부정-분노-협상-우울-수용
④ 분노-부정-협상-우울-수용
⑤ 부정-우울-분노-협상-수용

0461

Kubler-Ross의 임종환자의 심리단계 중 환자가족들이 환자에게 무엇을 말하고 행동해야 할지 몰라 당황하게 되어 가장 많은 가족간호가 요구되는 단계는?

① 부정단계
② 분노단계
③ 협상단계
④ 우울단계
⑤ 수용단계

0462

죽음에 임박한 환자에게 나타나는 신체적 징후는?

보기
가. 근육긴장도 상실
나. 사지의 반점형성과 청색증
다. 혈압하강
라. 감각상실

① 가, 나, 다
② 가, 다
③ 나, 라
④ 라
⑤ 가, 나, 다, 라

0463

가장 임박한 죽음을 알리는 지표가 되는 것은?

① 느리고 얕은 호흡
② 고정되고 확대된 동공
③ 안면근 긴장
④ 갑작스런 혈압상승
⑤ 느려진 맥박

정답 460 ③ 461 ① 462 ⑤ 463 ②

MeMo

0464

임종환자의 신체적 관리로 옳게 연결된 것은?

보기
가. 실금으로 인한 욕창예방이 필요하다.
나. 기도 분비물 흡인으로 호흡을 용이하게 한다.
다. 조명은 가능한 밝게 한다.
라. 청각은 가장 늦게까지 유지되므로 유의한다.

① 가, 나, 다 ② 가, 다 ③ 나, 라
④ 라 ⑤ 가, 나, 다, 라

0465

임종 시 나타나는 신체적 징후와 그 이유로 옳은 것은?

보기
가. 말초 순환저하로 피부가 차가워진다.
나. 근육긴장도가 상실되어 안면근이 이완된다.
다. 혈액순환 지연으로 사지에 반점이 형성된다.
라. 연동운동이 증가되어 설사를 한다.

① 가, 나, 다 ② 가, 다 ③ 나, 라
④ 라 ⑤ 가, 나, 다, 라

0466

임종 시 임상적 징후는?

보기
가. 근육긴장도 상실
나. 순환속도 저하
다. 맥박이 느려지고 약해짐
라. 뇌파의 무반응

① 가, 나, 다 ② 가, 다 ③ 나, 라
④ 라 ⑤ 가, 나, 다, 라

정답 464 ⑤ 465 ① 466 ⑤

0467

임종 시 임상적 징후에 대한 설명으로 옳은 것은?

보기
가. 안면근 이완으로 턱이 늘어짐
나. 연하곤란
다. 구토반사 상실
라. 괄약근 조절 감소로 대·소변 실금

① 가, 나, 다 ② 가, 다 ③ 나, 라
④ 라 ⑤ 가, 나, 다, 라

0468

죽음에 대한 정의를 내릴 때 기준으로 사용되는 것은?

① 호흡정지, 심장정지, 일직선의 뇌파
② 호흡정지, 심장정지, 동공이완
③ 호흡정지, 반사소실, 동작불능
④ 심장정지, 일직선의 뇌파, 동공이완
⑤ 심장정지, 반사소실, 동공이완

0469

사후처리 행위는?

보기
가. 사후강직이 오기 전에 바른 자세를 유지해 준다.
나. 반지를 제거하고 가벼운 화장을 할 수 있다.
다. 외부로 연결된 모든 구멍을 막는다.
라. 체위는 앙와위를 유지해 머리를 낮추고 중립체위를 유지한다.

① 가, 나, 다 ② 가, 다 ③ 나, 라
④ 라 ⑤ 가, 나, 다, 라

0470

갑작스럽게 죽음을 경험한 가족에게 응급구조사가 할 수 있는 것은?

① 충고 ② 지지 ③ 동정 ④ 옹호 ⑤ 협상

정답 467 ⑤ 468 ① 469 ① 470 ②

0471

사망을 나타내는 신체적 징후로 옳은 것은?

보기
가. 반사가 없음　　　　나. 체온하강
다. 뇌파가 일직선으로 나타남　　　　라. 동공축소

① 가, 나, 다　　② 가, 다　　③ 나, 라
④ 라　　⑤ 가, 나, 다, 라

0472

사후처리에 대한 설명으로 옳은 것은?

보기
가. 의치를 제거했었다면 끼우고 입을 다물게 하여 눈을 감긴다.
나. 필요시 침상목욕과 몸단장을 해준다.
다. 가족에게 보관하였던 의류와 귀중품을 내주고 서명을 받는다.
라. 항문, 질, 상처 등을 닦아주고 막아서는 안된다.

① 가, 나, 다　　② 가, 다　　③ 나, 라
④ 라　　⑤ 가, 나, 다, 라

0473

사후처치 시 주의할 점으로 옳은 것은?

보기
가. 의사의 사망진단을 확인한다.　　　　나. 체위를 반듯이 해준다.
다. 의치를 끼워주고 입을 다물게 한다.　　　　라. 사체는 상온에 보관한다.

① 가, 나, 다　　② 가, 다　　③ 나, 라
④ 라　　⑤ 가, 나, 다, 라

정답　471 ①　472 ①　473 ①

핵심문제

0474

사망 후 법적으로 반드시 보호자의 승인이 있어야만 수행이 가능한 것은?

보기
가. 전염병 신고 나. 부검 다. 전신목욕 라. 장기이식

① 가, 나, 다 ② 가, 다 ③ 나, 라
④ 라 ⑤ 가, 나, 다, 라

0475

현장에 도착하였더니 환자 상태가 매우 중하여 응급처치를 시행하였으나 이송 도중 환자상태는 계속 중증이다. 운행기록지는 언제 작성해야 하는가?

① 응급처치를 1인이 시행하고 다른 1인은 기록지를 작성한다.
② 응급처치를 시행한 후에 기록지를 작성하면서 환자를 이송한다.
③ 응급처치의 종류가 바뀔 때 시행한 사람이 기록지를 작성한다.
④ 환자상태가 안정될 때까지 기록지 작성이 지연되어도 된다.
⑤ 응급의료진의 지시가 있은 후에 기록지를 작성한다.

0476

특별한 보고서를 써야 할 경우는?

① 심폐소생술을 시행할 경우
② 이송 도중 환자 상태의 변화가 매우 심한 경우
③ 응급의료진의 지시에 의해 응급처치를 시행한 경우
④ 외국인을 치료한 경우
⑤ 성폭행당한 환자를 처치하고 이송하였을 경우

정답 474 ③ 475 ② 476 ②

0477

응급구조사가 출동하면서부터 응급처치를 시행한 사항까지 간략하게 기록한 기록지는?

① 임시기록지 ② 운행보고서 ③ 특수보고서

④ 영구기록지 ⑤ 사건보고서

0478

기록지 작성에 관한 설명으로 옳지 않은 것은?

① 운행보고서는 1인당 2부식 작성하여야 한다.

② 의무기록은 각종 분야의 법적 자료가 될 수 있다.

③ 기록지에는 임시기록지, 운행보고서, 특수보고서가 있다.

④ 응급처치가 기록지 작성보다 중요하다.

⑤ 기록지 작성 시에는 가급적 의학용어를 사용한다.

0479

운행기록지에 관한 설명으로 옳지 않은 것은?

① 응급구조사의 운행기록지는 법으로 정해진 형식에 의해 기록하여야 한다.

② 작성된 운행기록지 중 1부는 법적기간 동안 보관하여야 한다.

③ 작성된 운행기록지 중에 1부는 응급환자의 진료의사에게 제출한다.

④ 운행기록지는 환자의 비밀이므로 환자의 보호자에게 교부되어서는 안 된다.

⑤ 연락을 받고 현장을 출동하여 환자를 치료한 경우 반드시 작성하여야 한다.

0480

환자가 사람, 시간, 장소 등에 대하여 말할 수 있으면 어디에 속하는가?

① A-Alert ② V-Verbal ③ P-Pain

④ U-Unresponse ⑤ C-Coma

정답 477 ① 478 ① 479 ④ 480 ①

0481

23세 환자가 교통사고로 머리를 다쳤다. 현장에 출동한 응급구조사 의식수준을 알아보기 위하여 묻는 말에 대답하지 못하였다. 조금 심한 자극을 주었을 때 아픈 표정과 태도를 나타내었다. 이 환자의 의식수준은?

① A-Alert ② V-Verbal ③ P-Pain
④ U-Unresponse ⑤ C-Coma

0482

보고서를 작성할 때 이학적 소견에 해당하지 않는 것은?

① 환자의 응급상태 ② 생체징후 ③ 주증상을 일으킨 시간
④ 맥박 ⑤ 환자의 상처부위

0483

이송 도중 심폐소생술을 시행한 경우 다음 어느 난에 기록해야 하는가?

① 주요 응급처치 ② 응급의료진의 지시사항 ③ 응급구조자의 소견
④ 현병력 ⑤ 이학적 소견

0484

20세 남자가 비출혈로 구조요청을 해왔다. 환자의 집에 도착해 보니 대상자는 침대에 걸터앉아 있다. 혈압은 120/80, 맥박 80/분, 호흡수 24회/분이었다. 응급정도는?

① 긴급 ② 응급 ③ 비응급 ④ 지연 ⑤ 사망

정답 481 ③ 482 ① 483 ① 484 ③

0485

50세의 남자가 사무실에서 심한 흉통을 호소하여 동료직원이 119에 구조요청을 해왔다. 사무실에 도착해 보니 환자는 통증으로 책상에 엎드려 있고 통증이 가시지 않은 상태라고 한다. 혈압은 110/60, 맥박은 60회, 호흡 26회, 체온은 36.6℃였다. 응급정도는?

① 긴급 ② 응급 ③ 비응급 ④ 지연 ⑤ 사망

486-492. 다음 상황을 보고 물음에 답하시오.

> 28세 남자가 공사현장에서 추락하였다는 신고를 받고 출동하였다. 사고자는 웅덩이에 빠져 사고 당시 잠시 의식을 잃었으나 응급구조사가 도착 당시 우측 대퇴부와 우측 손목의 통증을 호소하며 괴로워하였다. 혈압은 110/70, 맥박 86/분, 호흡 18회/분, 체온 36.7℃ 였다.

0486

환자 발생 구분은?

① 사고 ② 재해 ③ 급성질환 ④ 만성질환 악화 ⑤ 천재지변

0487

위 환자를 이송 중 살펴보니 우측 대퇴부와 우측 손목에 부종이 있고 심한 통증으로 움직임이 제한되었다. 응급정도는?

① 긴급 ② 응급 ③ 비응급 ④ 사망 ⑤ 지연

0488

위 환자의 의식수준은?

① A-Alert ② V-Verbal ③ P-Pain ④ U-Unresponse ⑤ C-Coma

정답 485 ② 486 ① 487 ② 488 ①

핵심문제

0489

위 환자가 우측 대퇴부 및 손목의 통증을 호소한 것은 어느 난에 기록해야 하는가?

① 주증상　② 현병력　③ 과거력
④ 관찰소견　⑤ 응급구조사 소견

0490

위 환자의 활력징후를 이송 중 여러 번 측정하였다. 측정한 결과 가운데 어떤 것을 기록하여야 하는가?

① 첫번째　② 두번째　③ 세번째　④ 마지막 것　⑤ 모두다

0491

위 환자가 2년 전 복부 수술한 자국이 있다. 이것은 어디에 기록해야 하는가?

① 주증상　② 현병력　③ 과거력
④ 관찰소견　⑤ 응급구조사 소견

0492

위 환자에 관한 사항 중 운행기록지에 기록할 필요가 없는 것은?

① 주위 사람들이 웅덩이에서 끌어 올리려다 실패한 사실
② 환자가 잠시 의식을 잃은 사실
③ 환자가 전에 수술을 받은 병원에 가자고 한 사실
④ 병원의 응급의료진이 MAST를 착용해 주라고 한 사실
⑤ 응급구조사가 시행한 이학적 소견

0493

특수보고서를 작성하지 않아도 되는 경우는?

① 환자가 폭행을 당한 경우　② 환자가 응급처치를 거부한 경우
③ 전염병 환자인 경우　④ 환자가 약물 중독자인 경우
⑤ 환자가 외국인인 경우

정답　489 ①　490 ⑤　491 ③　492 ①　493 ⑤

0494

응급구조사가 작성하는 기록지에 대한 것이다. 환자를 이송할 때마다 응급구조사가 반드시 기록하지 않아도 되는 사항은?

① 심폐소생술을 시행한 시각과 방법
② Mast를 착용한 시각과 압력
③ 지혈대로 사지를 묶은 시각
④ 환자가 응급처치를 거부한 시각
⑤ 생체징후를 측정한 시각과 측정치

0495

신생아 확인기록지 내용으로 옳은 것은?

보기
가. 엄마의 엄지손가락 지문
나. 부모성명
다. 신생아 발바닥 도장
라. 질병유무

① 가, 나, 다
② 가, 다
③ 나, 라
④ 라
⑤ 가,나,다,라

0496

신생아 출생기록지 중 산모의 병력 내용으로 옳은 것은?

보기
가. 출산력
나. 연령
다. 혈액형
라. 임신기간

① 가, 나, 다
② 가, 다
③ 나, 라
④ 라
⑤ 가, 나, 다, 라

0497

신생아 출생기록지 중 현 분만상태 내용으로 옳은 것은?

보기
가. 태아의 위치
나. 임신 기간
다. 양수막 파열상황
라. 임신합병증

① 가, 나, 다
② 가, 다
③ 나, 라
④ 라
⑤ 가, 나, 다, 라

정답 494 ④ 495 ① 496 ① 497 ①

0498

산전기록지 중 이전 임신력 표시으로 옳은 것은?

① G - 임신횟수　② P - 유산횟수　③ L - 사망 수
④ D - 출산　⑤ A - 생존아 수

0499

단기간 입원기록지에 포함해야 할 내용은?

보기
가. 환자 인적사항　나. 신체검진 결과　다. 치료내용　라. 퇴원 요약지

① 가, 나, 다　② 가, 다　③ 나, 라
④ 라　⑤ 가, 나, 다, 라

0500

신생아기록지 중 출생기록지에 포함해야 할 내용은?

보기
가. 산모의 병력　나. 현 분만상태　다. 신생아 기록　라. 신체검진 기록

① 가, 나, 다　② 가, 다　③ 나, 라
④ 라　⑤ 가, 나, 다, 라

0501

장기를 이식하는데 있어서 가장 큰 윤리적인 문제는?

① 이식 장기의 보존 문제　② 사망확인서 발급 여부의 문제
③ 가족들의 진실을 알 권리　④ 안락사의 인정에 대한 문제
⑤ 죽음의 정의에 대한 문제

정답　498 ①　499 ①　500 ⑤　501 ⑤

0502

대상자가 사망한 후 가족을 간호하는데 가장 적절한 표현은?

① 동정 ② 지지 ③ 옹호 ④ 부정 ⑤ 충고

0503

환자의 활력증상 측정 시 부정맥이 발견되어 요골동맥과 심첨부에서 박동수를 측정하려고 한다. 무엇을 알기 위한 것인가?

① 청진상 괴리 ② 맥압 ③ 서맥 ④ 결손맥 ⑤ 빈맥

0504

폐렴으로 입원한 생후 8개월 된 남자 영아이다. 호흡곤란과 기침으로 계속 울고 있는 상태인데 체온측정부위로 가장 적합한 것은?

① 유리체온계 - 구강 ② 유리체온계 - 직장 ③ 고막체온계 - 고막
④ 체온감지테이프 - 액와 ⑤ 전자체온계 - 액와

0505

체온측정에 관한 설명으로 옳은 것은?

보기
가. 신생아는 다른 시기에 비해 액와체온이 높게 측정될 수 있다.
나. 직장체온은 미주신경을 자극하여 심부정맥을 초래할 수 있다.
다. 구강체온은 흡연할 경우 20분 후에 측정한다.
라. 가장 용이하고 대상자에게 편한 부위는 구강체온이다.

① 가, 나, 다 ② 가, 다 ③ 나, 라
④ 라 ⑤ 가, 나, 다, 라

정답 502 ② 503 ④ 504 ③ 505 ②

MeMo

핵심문제

0506

체온에 영향을 미치는 요인을 옳게 설명한 것은?

보기
가. 스트레스는 체온을 하강시킨다.
나. 연령이 증가하면서 정상 체온 범위가 감소된다.
다. 배란시에는 체온이 0.3~0.6°C 하강된다.
라. 심한 운동을 한 후의 체온은 30~41°C까지 오를 수 있다.

① 가, 나, 다　　② 가, 다　　③ 나, 라
④ 라　　⑤ 가, 나, 다, 라

0507

맥박에 영향을 주는 요인을 옳게 설명한 것은?

보기
가. 운동 선수의 맥박은 정상보다 느리다.
나. 체온 상승은 맥박률을 증가시킨다.
다. 출혈은 맥박률을 증가시킨다.
라. 사춘기 이후는 여자의 맥박이 남자보다 느리다.

① 가, 나, 다　　② 가, 다　　③ 나, 라
④ 라　　⑤ 가, 나, 다, 라

0508

쇼크가 예상되는 환자가 응급실에 왔다. 요골맥박이 잘 잡히지 않는다면 어디에서 맥박을 측정해야 하는가?

① 상완맥박　　② 심첨맥박　　③ 경동맥
④ 족배동맥　　⑤ 대퇴동맥

정답　506 ②　507 ①　508 ③

MeMo

0509

심첨맥박을 측정하려고 청진기를 흉부에 얹었다. 아무 소리도 들리지 않을 때 하는 간호행위로 적절한 것은?

보기

가. 청진기를 대는 부위가 5번째 늑간과 좌측 중앙쇄골선이 만나는 지점인지 확인한다.
나. 심박동이 정지되었을 거라고 판단하고 응급구조를 실시한다.
다. 다른 청진기로 다시 측정한다.
라. 결손맥이 있는지 확인하기 위해 요골맥박을 측정한다.

① 가, 나, 다 ② 가, 다 ③ 나, 라
④ 라 ⑤ 가, 나, 다, 라

0510

심첨맥박의 측정 방법으로 옳은 것은?

보기

가. 청진기의 끝을 손바닥으로 따뜻하게 하여 적용한다.
나. 청진기를 대는 곳은 좌측 4번째 늑골에서 전액와선이 만나는 지점이다.
다. 심첨맥박은 규칙적이면 30초간 측정하여 2배하고 불규칙적이면 1분간 잰다.
라. 입원환자 모두 심첨맥박을 재야 한다.

① 가, 나, 다 ② 가, 다 ③ 나, 라
④ 라 ⑤ 가, 나, 다, 라

0511

호흡기전에서 폐포와 혈액세포 사이의 산소와 탄산가스가 교환되는 현상은?

① 내호흡 ② 확산 ③ 환기 ④ 관류 ⑤ 전도

정답 509 ② 510 ② 511 ②

핵심문제

Q512

호흡기질환으로 내과병실에 입원한 30세 남자 환자이다. 활력징후 측정결과 혈압은 140/85, 맥박은 90회/분, 호흡수는 28회/분이었다. 환자는 다소 피곤한 모습을 보이고 있다. 이 환자의 호흡은 어떤 상태인가?

① 안정된 호흡을 하고 있다.
② 과다환기를 하고 있다.
③ 환기능이 저하된 상태이다.
④ 더 빠르게 숨을 쉬도록 한다.
⑤ 정상적인 범주에 속하는 상태이다.

Q513

당뇨병의 케톤산증이 있을 때 나타날 수 있는 호흡은?

① 체인스톡호흡
② biot - 호흡
③ orthopnea
④ kussmaul호흡
⑤ 호흡항진

Q514

앙와위로 누워서 안정 중이던 심부전 환자가 가슴이 답답함을 호소하며 불안정한 모습을 보여 활력징후를 측정한 결과 호흡수가 26회/분, 맥박이 100회/분이었다. 이 환자에게 간호사가 독자적으로 취해줄 수 있는 간호활동은?

① 숨을 더욱 빠르게 쉬게 한다.
② 앉은 자세를 취한 후 천천히 숨 쉬게 한다.
③ 불안을 말로 표현하도록 한다.
④ lassix 1ml를 투여한다.
⑤ valium 1ml를 투여한다.

정답 512 ③ 513 ④ 514 ②

0515

호흡에 영향을 주는 요인을 옳게 설명한 것은?

보기
가. 열이 있는 사람은 호흡률이 증가한다.
나. 반듯이 선 자세가 폐환기량이 가장 크다.
다. 코카인과 같은 약물은 호흡률과 깊이를 상승시킨다.
라. 만성 흡연자는 호흡률이 증가된다.

①가, 나, 다　②가, 다　③나, 라
④라　⑤가, 나, 다, 라

0516

다음 상황 중 대상자의 환기를 증가시키는 요인에 해당하는 것은?

보기
가. 등산, 수영　나. 진통제 투여, 발열
다. 스트레스　라. 만성 호흡기 질환

①가, 나, 다　②가, 다　③나, 라
④라　⑤가, 나, 다, 라

0517

뇌수술을 받고 올라온 환자다. 환자의 호흡양상 중 의사에게 보고해야 할 호흡양상으로 옳은 것은?

보기
가. 호흡수가 분당 30회 넘는다.
나. 환자가 숨쉬기 힘들어하고 얼굴에 땀이 흐르고 있다.
다. 심한 늑간퇴축과 부속근의 움직임을 확인할 수 있다.
라. 청진 시 '쉬' 하는 바람소리를 흉곽전체에서 들을 수 있다.

①가, 나, 다　②가, 다　③나, 라
④라　⑤가, 나, 다, 라

정답　515 ⑤　516 ②　517 ①

MeMo

핵심문제

0518

맥압의 정의로 옳은 것은?

① 수축기압에서 이완기압을 뺀 것이다.

② 심첨맥박에서 요골맥박수를 뺀 것이다.

③ 흡기 시에 수축기압이 하강하고 호기에 혈압이 정상으로 돌아오는 것이다.

④ 대퇴에서 혈압을 측정한 값이다.

⑤ 수축기압에 이완기압을 더한 것이다.

0519

혈압을 결정하는 요인으로 옳은 것은?

보기

가. 심박출량　　나. 연령　　다. 말초혈관량　　라. 평상시 운동량

① 가, 나, 다　　② 가, 다　　③ 나, 라

④ 라　　⑤ 가, 나, 다, 라

0520

혈압이 상승되는 요인으로 옳은 것은?

보기

가. 출혈　　나. 뇌압상승　　다. 전신마비　　라. 급성 동통

① 가, 나, 다　　② 가, 다　　③ 나, 라

④ 라　　⑤ 가, 나, 다, 라

정답　518 ①　519 ②　520 ③

0521

정상보다 혈압이 상승할 것으로 예상되는 상황으로 옳은 것은?

보기

가. 스트레스 상황에서 혈압이 올라간다.
나. 갱년기 여성은 같은 연령의 남성보다 혈압이 높다.
다. 아침보다 저녁에 혈압이 높다.
라. 나이가 증가할수록 혈압이 하강한다.

① 가, 나, 다　　② 가, 다　　③ 나, 라
④ 라　　⑤ 가, 나, 다, 라

0522

약품명에 관한 설명이다. 올바르게 표현한 것은?

보기

가. 화학명: 약물의 화학적 주성분에 따라 붙여진 이름이다.
나. 속명: 공식적인 약전명이 있기 전 생물분류상의 이름이다.
다. 상품명: 제약회사에서 만들어낸 이름이다.
라. 약전명: 약전에 기록되며 비공식적인 이름이다.

① 가, 나, 다　　② 가, 다　　③ 나, 라
④ 라　　⑤ 가, 나, 다, 라

0523

통증 감소를 위해 아스피린을 사용하는 경우와 같은 질병 자체의 치료에는 영향을 미치지 않으나 질병을 감소시키는 목적으로 투여되는 약물은 무엇인가?

① 완화제　　② 치료제　　③ 지지제
④ 대용제　　⑤ 화학요법제

정답　521 ①　522 ①　523 ①

0524

알레르기반응에 관한 설명으로 옳은 것은?

보기
가. 알레르기반응은 모든 약물 반응 중 5-10%를 차지한다.
나. 아나필락틱 반응은 생명을 위협하지 않는다.
다. 알레르기반응의 일반적 증상은 두드러기, 습진, 소양증, 오심과 구토 등이다.
라. 알레르기반응은 이전에 투여된 약물에서 항원이 생성되어 나타난다.

① 가, 나, 다 ② 가, 다 ③ 나, 라
④ 라 ⑤ 가, 나, 다, 라

0525

약물의 체내작용에 관한 설명으로 옳지 않은 것은?

① 장기간 복용했을 때 용량을 증가해야만 치료효과를 볼 수 있는 것을 내성이라고 한다.
② 축척효과는 약물흡수가 너무 빨라서 혈중 또는 조직에 약물이 쌓이는 것을 의미한다.
③ 두 종류 이상의 약물을 동시에 투여했을 때 효과가 감소하는 것을 길항작용이라 한다.
④ 두 종류 이상의 약물을 동시에 투여했을 때 효과가 증대하는 것을 상승작용이라 한다.
⑤ 고혈압 대상자에게 이뇨제와 혈관확장제를 같이 투여하여 상승작용이 일어난다.

0526

심리적인 효과를 기대하여 실제의 약리작용은 없는 약을 투여하는 것을 무엇이라고 하는가?

① placebo ② efficacy ③ elimination
④ biotransformation ⑤ Anesthesia

정답 524 ② 525 ② 526 ①

0527

신체역학의 원리이다. 옳지 않은 것은?

① 작은 근육을 사용하는 것이 큰 근육을 사용하는 것보다 덜 피로해진다.

② 근육은 평상시에도 약간 이완된 상태를 유지하고 있다.

③ 물체를 미는 것이 드는 것보다 힘이 더 든다.

④ 기저면이 넓어질수록 최대의 노력으로 균형이 유지된다.

⑤ 중심선이 기저면을 지나면 균형이 유지되고 근육의 과도한 긴장을 줄일 수 있다.

0528

손바닥이 천장 쪽을 향하도록 회전하는 운동은?

① 회내운동　② 회외운동　③ 외번운동

④ 내번운동　⑤ 순환운동

0529

팔꿈치의 가동범위 운동은?

보기

가. 굴곡　나. 회전　다. 신전　라. 과신전

① 가, 나, 다　② 가, 다　③ 나, 라

④ 라　⑤ 가, 나, 다, 라

0530

고관절의 가동범위 운동은?

보기

가. 굴곡　나. 신전　다. 과신전　라. 회전

① 가, 나, 다　② 가, 다　③ 나, 라

④ 라　⑤ 가, 나, 다, 라

정답　527 ⑤　528 ②　529 ①　530 ⑤

0531

부동으로 인한 심맥관계 문제이다. 옳은 것은?

보기	
가. 체위성 저혈압	나. 혈전
다. 정맥혈 정체	라. Valsalva maneuver 사용 감소

① 가, 나, 다　② 가, 다　③ 나, 라
④ 라　⑤ 가, 나, 다, 라

0532

부동으로 인한 비뇨기계 문제이다. 옳은 것은?

보기	
가. 소변의 pH 감소	나. 요정체
다. 방광 근육긴장도 증가	라. 요로결석

① 가, 나, 다　② 가, 다　③ 나, 라
④ 라　⑤ 가, 나, 다, 라

0533

반 Fower씨 체위(반반좌위, semi-Fowler's position) 시 머리부분의 각도는?

① 15°　② 30°　③ 45°　④ 60°　④ 90°

0534

통증 반응 시 부교감신경 반응인 것은?

① 동공이완　② 근육긴장 증가　③ 발한
④ 경계심 증가　⑤ 구토

정답　531 ①　532 ③　533 ②　534 ⑤

0535

비약물적 통증관리이다. 아닌 것은?

① 이완 ② 피부자극 ③ 관심전환
④ 자기조절 진통방법 ⑤ Lamaze 방법

0536

수면에 영향을 미치는 요인 중 옳지 않은 것은?

① 갑상선기능저하증은 NREM 4단계 수면이 증가한다.
② 많은 양의 알코올은 REM 수면을 방해한다.
③ 우유, 쇠고기에 함유된 아미노산 L-tryptophan은 수면을 촉진한다.
④ 갑상선 기능항진증은 NREM 2단계와 4단계 수면시간을 감소시킨다.
⑤ 지친 사람일수록 첫 번째 주기의 REM 시간이 짧다.

0537

외상 환자의 생명유지에 절대적으로 필요한 응급처치는?

보기
가. 기도유지 나. 호흡기능 유지 다. 순환기능 유지 라. 경부고정

① 가, 나, 다 ② 가, 다 ③ 나, 라
④ 라 ⑤ 가, 나, 다, 라

0538

증상이 아닌 것은?

① 팔이 아프다 ② 어지럽다 ③ 속이 메스껍다
④ 빈맥이다 ⑤ 소화가 안 된다

정답 535 ④ 536 ① 537 ⑤ 538 ④

0539

현장에서 사용할 수 있는 진단도구가 아닌 것은?

① 손전등 ② 질경 ③ 손목시계 ④ 청진기 ⑤ 혈압기

0540

임상적 징후는?

보기
가. 모세혈관 재충혈 나. 동공반사 다. 의식상태 라. 운동기능

① 가, 나, 다 ② 가, 다 ③ 나, 라
④ 라 ⑤ 가, 나, 다, 라

0541

맥박을 촉지하기 가장 좋은 곳은?

① 경동맥 ② 요골동맥 ③ 족배동맥 ④ 대퇴동맥 ⑤ 후경골동맥

0542

활력징후 설명 중 맞는 것은?

① 동시에 양쪽 경동맥 맥박을 촉지해야 한다.
② 청진기 귀마개는 검사자의 뒤쪽을 향하게 하여 귀에 꽂는다.
③ 호흡은 심혈관계 기능상태를 예측할 수 있는 중요한 지표이다.
④ 응급상황에서는 경동맥을 반드시 확인해야 한다.
⑤ 마라톤 선수는 정상 성인보다 분당 호흡수가 빠르다.

정답 539 ② 540 ⑤ 541 ② 542 ④

0543

활력징후 설명 중 틀린 것은?

① 빈맥은 120회 이상이다.

② 서맥은 60회 이하이다.

③ 정상호흡은 12~20회이다.

④ 정상혈압은 120/80mmHg이다.

⑤ 정상체온은 37℃이다.

0544

정상 맥박이 아닌 것은?

① 성인: 60-80회　② 청소년: 60-105회　③ 5-12세: 60-120회

④ 1-5세: 80-150회　⑤ 유아: 100-170회

0545

맥박에 관한 설명 중 틀린 것은?

① 분당 맥박수를 측정하는 방법은 15초 동안 계측한 맥박수에 4를 곱한다.

② 양쪽 경동맥을 동시에 압박할 경우 뇌혈류가 차단되어 의식을 소실할 수 있다.

③ 빠르고 약한 맥박은 혈압이 상승할 때 나타난다.

④ 맥박이 촉지되지 않는 경우는 심한 쇽상태를 의미한다.

⑤ 맥박이 불규칙하게 박동하면 부정맥이 있다는 신호이다.

0546

맥박이 촉지되지 않는 경우는?

보기

가. 혈관이 막혔을 경우　나. 심근 수축력이 감소된 경우

다. 심장이 정지된 경우　라. 심한 쇽인 경우

① 가, 나, 다　② 가, 다　③ 나, 라

④ 라　⑤ 가, 나, 다, 라

정답　543 ①　544 ⑤　545 ③　546 ⑤

0547

호흡에 관한 설명 중 틀린 것은?

① 느리고 깊은 호흡은 쇽과 관계가 있다.

② 깊고 힘든 호흡은 기도폐쇄를 나타낸다.

③ 흉부좌상 시 가래에 피가 섞인 거품을 볼 수 있다.

④ 당뇨성 케톤산증 시 달콤한 과일 냄새가 난다.

⑤ 기관기염이 있는 환자는 여러 가지 색깔의 짙은 가래를 뱉어낸다.

0548

혈압을 떨어뜨리는 원인이 아닌 것은?

① 심한 출혈 ② 심장의 손상 ③ 신경계통의 마비

④ 동맥경화증 ⑤ 심혈관수축기능의 부전

0549

수축기압과 이완기압의 차이는?

① 교대맥 ② 맥압 ③ 결손맥 ④ 청진상 괴리 ⑤ 빈맥

0550

혈압측정 방법 중 맞는 것은?

① 커프의 폭이 팔의 직경보다 적어도 10%는 큰 것을 골라야 한다.

② 정상 커프로 비만인 사람을 측정 시 혈압이 낮게 나온다.

③ 청진상 혈압은 촉진보다 30mmHg 정도 높다.

④ 남자의 경우 여자보다 10mmHg 정도 낮다.

⑤ 청진기에서 처음으로 소리가 들리는 지점이 이완기압이다.

정답 547 ① 548 ④ 549 ② 550 ③